专病中西医结合诊疗丛书

功能性胃肠病的中西医结合治疗

沈 洪 朱 磊 主编

科学出版社

北京

内 容 简 介

本书是关于功能性胃肠病中西医结合治疗的参考书。全书分上篇(基础篇)、中篇(疾病篇)和下篇(进展篇),内容主要包括功能性胃肠病的定义、流行病学、病理机制、相关检查、中医认识、诊断与治疗、预防调护、常见功能性胃肠病中西医结合治疗、名医经验、临床和基础研究进展。本书突出中医药和中西医结合特色,力求反映最新研究进展。

本书内容丰富、新颖、实用,可供消化科、肛肠科、胃肠外科等临床医师、相关专业人员和研究生参考。

图书在版编目(CIP)数据

功能性胃肠病的中西医结合治疗／沈洪,朱磊主编.
北京：科学出版社,2025.3.--(专病中西医结合诊疗
丛书).--ISBN 978-7-03-081231-5

Ⅰ.R57

中国国家版本馆 CIP 数据核字第 2025A3L666 号

责任编辑:陆纯燕/责任校对:谭宏宇
责任印制:黄晓鸣/封面设计:殷 靓

科学出版社 出版
北京东黄城根北街 16 号
邮政编码:100717
http://www.sciencep.com

南京文脉图文设计制作有限公司排版
上海锦佳印刷有限公司印刷
科学出版社发行 各地新华书店经销

*

2025 年 3 月第 一 版　开本:787×1092　1/16
2025 年 3 月第一次印刷　印张:12 3/4
字数:302 000
定价:90.00元
(如有印装质量问题,我社负责调换)

《功能性胃肠病的中西医结合治疗》
编委会

前言

功能性胃肠病是一组由生理、精神心理和社会因素相互作用而产生的一种功能性消化系统疾病，缺乏器质性病理改变，目前也被称为肠-脑互动异常。功能性胃肠病发病率高，临床常见，占消化科就诊人群中的40%~60%。其临床表现多样，病程较长，反复发作，且症状常叠加出现，多合并精神心理异常，严重影响生活质量，造成就医率高及医疗花费大等社会问题。因此，缓解功能性胃肠病临床症状，提高生活质量一直是面临的临床挑战之一。

功能性胃肠病的发病机制尚未完全阐明，随着研究的不断深入，对发病机制的认识由单一的消化道动力异常、功能改变逐渐转变为包括神经心理异常和脑-肠互动等多方面异常。人类肠道微生态系统十分复杂，微生物和宿主的相互作用，包括宿主的免疫和代谢反应都与功能性胃肠病的发生相关。功能性胃肠病相关检查主要包括内镜、压力测定、pH监测、胃排空、胃容受性、胃电图、结肠转运时间、球囊逼出试验、排便造影、肛管括约肌和盆底功能评估等，近来随着新技术的出现，如高分辨食管测压、无线动力胶囊、内镜下功能性腔内成像探针，功能性胃肠病的诊断准确性进一步提高。目前功能性胃肠病尚无根治方法，治疗目标以缓解症状、提高生活质量为主。治疗方法主要包括一般治疗、药物治疗、心理干预、神经调节、中医中药治疗等。在生物-心理-社会医学模式指导下，功能性胃肠病的治疗更加关注患者的心理因素，建立良好的医患关系，提倡多学科协作诊治。

中医治疗功能性胃肠病具有特色优势。中医古籍中并没有功能性胃肠病这一病名，但根据不同临床症状，可归属于中医"痞满""胃脘痛""嘈杂""反酸""腹痛""泄泻""便秘"等范畴。其病机主要为脾胃虚弱，气机郁滞，运化失司，升降失常，故而治疗上强调以通为要，以降为顺，以恢复脾胃升降功能。需要注意的是，功能性胃肠病是典型的身心疾病，精神情志因素在发病中常起着重要作用，故而除药物治疗外，调畅情志、以情胜情也是重要的治疗方法。同时也可以联合针刺、电针、艾灸、穴位贴敷、穴位埋线等中医外治法进行综合治疗。

全书分上篇（基础篇）、中篇（疾病篇）和下篇（进展篇）。

基础篇结合研究进展，详细介绍了功能性胃肠病的病理机制和相关检查；引经据典，探讨了中医对常见功能性胃肠病临床症状的认识；参考最新临床指南，介绍了功能性胃肠病的中西医诊断及治疗，为临床规范诊疗提供参考。

疾病篇选取了包括功能性烧心、癔球症、功能性吞咽困难、功能性消化不良、嗳气症、恶心和呕吐症、肠易激综合征、功能性便秘、功能性腹泻和功能性腹胀在内的10个临床常见的功能性胃肠病,除介绍中医、西医规范诊治外,凸显中西医结合治疗优势,强调中医和西医优势互补,重点介绍中西医结合治疗进展,以培养临床医生的中西医结合诊疗思维。另外,加强名医传承,对功能性胃肠病的名医经验进行了挖掘和梳理,注重理论知识与临床实践有机结合,有助于提高临床诊疗水平。

进展篇内容与时俱进,以求反映最新研究进展。临床方面,综述了有关新药临床试验与评价方法、临床循证研究进展和治疗药物研发现状;基础方面,重点介绍了动物模型的制备与应用,发病机制相关研究和中医药治疗机制研究报道,给临床及科研工作者提供了思路方向和研究参考。

作者团队长期从事中西医结合诊治功能性胃肠病的临床和科研工作。在编写过程中,团队力求全面介绍中西医基础知识,规范中西医结合临床诊治,反映最新临床和基础研究进展。但由于知识不断更新,书中如有错漏,望读者提出宝贵意见,以便今后修订完善。希望本书能帮助提升临床医生、科研人员对功能性胃肠病的中西医临床和科研水平,提高功能性胃肠病临床疗效,造福广大功能性胃肠病患者。

沈 洪

2024 年 4 月

目录

上篇 基础篇

中篇　疾病篇

功能性胃肠病的中西医结合治疗

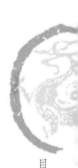

下篇　进展篇

功能性胃肠病的中西医结合治疗

上篇 基础篇

第一章 定义和流行病学

第一节 定 义

一、概述

功能性胃肠病(functional gastrointestinal disorders，FGIDs)是由生理、精神心理和社会因素相互作用而产生的,缺乏器质性病理改变,根据胃肠道症状分类的疾病,又称为脑-肠互动异常(disorder of gut-brain interaction)。虽然对FGIDs症状的描述至今已有数百年的历史,但直到近几十年才逐渐形成了诊断体系。

为了使其定义更具科学性及临床价值,罗马委员会采用Delphi决策法为FGIDs做出新定义,认为它是一类肯定的疾病(而不是在排除其他疾病后才考虑),并认为其症状的产生主要与动力紊乱、内脏高敏感、黏膜和免疫功能的改变、肠道菌群紊乱及中枢神经系统(central nervous system，CNS)处理功能异常等因素相关,这些病理生理机制部分或共同决定了FGIDs的症状特点,罗马Ⅳ标准正是基于这些特征性的症状将FGIDs进行分类。与此同时,对FGIDs病因和临床特征的理解也从二元回归模式转化为更加整体化的生物-心理-社会模式。

二、FGIDs罗马Ⅳ标准分类

FGIDs分类体系是罗马委员会经过查阅大量临床资料、患者和普通人群的流行病学资料反复修改后制定的,结合大数据的分析,推测脏器所在区域的疾病可能在诊断和治疗上具有一些共性特点,因此按器官区域(即食管、胃十二指肠、肠道、胆道、肛门直肠)对疾病进行分类(表1-1)[1]。

表1-1 功能性胃肠病(罗马Ⅳ标准)

A. 食管疾病	
A1. 功能性胸痛	A4. 癔球症
A2. 功能性烧心	A5. 功能性吞咽困难
A3. 反流高敏感	

B. 胃十二指肠疾病	
B1. 功能性消化不良(functional dyspepsia, FD)	B3. 恶心和呕吐症
B1a. 餐后不适综合征(postprandial distress syndrome, PDS)	B3a. 慢性恶心呕吐综合征(chronic nausea and
B1b. 上腹痛综合征(epigastric pain syndrome, EPS)	vomiting syndrome, CNVS)

B. 胃十二指肠疾病

B2. 嗳气症
B2a. 过度胃上嗳气
B2b. 过度胃嗳气

B3b. 周期性呕吐综合征（cyclic vomiting syndrome，CVS）
B3c. 大麻素剧吐综合征（cannabinoid hyperemesis syndrome，CHS）
B4. 反刍综合征

C. 肠道疾病

C1. 肠易激综合征（irritable bowel syndrome，IBS）
便秘型肠易激综合征（irritable bowel syndrome with constipation，IBS-C）
腹泻型肠易激综合征（irritable bowel syndrome with diarrhea，IBS-D）
混合型肠易激综合征（irritable bowel syndrome-mixed，IBS-M）
未定型肠易激综合征（irritable bowel syndrome-unsubtyped，IBS-U）

C2. 功能性便秘（functional constipation，FC）
C3. 功能性腹泻（functional diarrhea，FDr）
C4. 功能性腹胀（functional abdominal bloating，FAB）/功能性腹部膨胀（functional abdominal distension，FAD）
C5. 非特异性功能性肠病
C6. 阿片相关便秘（opioid-induced constipation，OIC）

D. 中枢介导的胃肠道疼痛病

D1. 中枢相关腹痛综合征（centrally mediated abdominal pain syndrome，CAPS）

D2. 麻醉剂肠道综合征（narcotic bowel syndrome，NBS）/阿片引起的胃肠道痛觉过敏

E. 胆囊和奥狄括约肌（oddi sphincter）疾病

E1. 胆源性疼痛
E1a. 胆囊功能障碍
E1b. 胆管奥狄括约肌功能障碍

E2. 胰管奥狄括约肌功能障碍

F. 肛门直肠疾病

F1. 大便失禁
F2. 功能性肛门直肠疼痛
F2a. 肛提肌综合征
F2b. 非特异性功能性肛门直肠疼痛
F2c. 痉挛性肛门直肠疼痛

F3. 功能性排便障碍
F3a. 排便推进力不足
F3b. 不协调性排便

G. 儿童功能性胃肠病：婴儿/幼儿

G1. 婴儿反胃
G2. 反刍综合征
G3. 周期性呕吐综合征
G4. 婴儿腹绞痛

G5. 功能性腹泻
G6. 婴儿排便困难
G7. 功能性便秘

H. 儿童功能性胃肠病：儿童/青少年

H1. 功能性恶心呕吐病
H1a. 周期性呕吐综合征
H1b. 功能性恶心和功能性呕吐
H1b1. 功能性恶心
H1b2. 功能性呕吐
H1c. 反刍综合征
H1d. 吞气症

H2. 功能性腹痛病
H2a. 功能性消化不良
H2a1. 餐后不适综合征
H2a2. 上腹痛综合征
H2b. IBS
H2c. 腹型偏头痛
H2d. 功能性腹痛综合征——非其他特指
H3. 功能性排便障碍
H3a. 功能性便秘
H3b. 非潴留性大便失禁

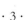

在 2016 年之前，人们对 FGIDs 的认识仍停留在不明原因、不确定的疾病；而 2016 年罗马Ⅳ标准的发表打破了这种传统的认识，对罗马Ⅲ标准的分类和具体内容进行了部分变更，增加了一些具有明确病因的病症，并删减了一些不必要或具有文化异质性的词汇。对于这些有明确病因的病症，罗马Ⅳ标准主要基于以下几方面考虑：①这些病症的特征是中枢神经系统或肠神经系统功能异常，这符合肠-脑互动异常的新定义；②这些病症是近年才认识的，还没有当作特定的疾病群对其特点进行充分地研究；③如大麻素剧吐综合征的临床表现与 FGIDs 类似，因此需要与功能性疾病相鉴别；④这些病症还没有达到需要考虑用另外的疾病来诊断的程度。临床医师在做出诊断前应使用多维度临床资料剖析的方法，通过对患者症状进行多方位(心理社会、临床、生理、生活质量及其影响层面)的梳理和整合，从生物-心理-社会模式角度去认识 FGIDs 患者症状的多变性和复杂性，从而为患者制定个体化的治疗方案。

第二节 流 行 病 学

一、功能性食管病

1. 功能性胸痛

人群调查数据显示非心源性胸痛的患病率在 19%～23%。无明显性别差异，但在 45～55 岁年龄段的人群中患病率更高。在非心源性胸痛患者人群中，50%～60% 为胃食管反流病(gastroesophageal reflux disease，GERD)，15%～18% 为食管动力障碍，仅 32%～35% 为功能性胸痛。虽然非心源性胸痛与功能性胸痛患者的疾病行为、医学消耗和生活质量可能极其相似，但因功能性胸痛研究非常有限，目前缺乏针对功能性胸痛的数据。

2. 功能性烧心

有报道，功能性烧心占烧心患者的 10%～40%，在难治性烧心患者中占 21%～53%。国内一项单中心回顾性研究表明，233 例烧心患者中，功能性烧心患者为 78 例，占 34%。但因为该病症状与 GERD 症状重叠，且该病确诊需要行内镜检查和 24 h pH 监测，而患者对检查的接受度较低，故该病的流行率难以估计。

3. 反流高敏感

其流行病学和患病率尚不清楚，因其症状属于 GERD 范畴，且研究显示 37%～60% 的非糜烂性反流疾病(non-erosive reflux disease，NERD)患者食管动态 pH 监测结果是正常的，而低于 10% 患者食管动态 pH 监测结果提示酸敏感，且这些食管酸暴露正常的非糜烂性反流疾病患者质子泵抑制剂(proton pump inhibitor，PPI)治疗效果差。因此，罗马Ⅳ标准根据非糜烂性反流疾病患病率推断反流高敏感患病率较低，其可能低于功能性烧心。

4. 癔球症

癔球症临床常见，但其流行病学及其发病学特征的报道罕见。国外研究发现，普通人群中 45.6% 的人在其一生中曾经历过癔球症症状。我国广州地区大样本人群流行病学调查发现，癔球症症状的终生患病率为 21.46%，且占耳鼻喉科门诊新就诊患者的 1.28%。2018 年丹麦一项为期一年的前瞻性队列研究发现,3 251 例耳鼻喉科门诊就诊患者中,有 122 例最终诊断为癔球症,占门诊总量的 3.75%。癔球症发病高峰在 34~59 岁,在 24 岁以下及 75 岁以上人群中少见,在就诊者中女性占 3/4。有研究发现,50 岁以下女性的患病率是男性的 3 倍,而在 50 岁以上男女的患病率无明显差异。其可能与女性患者更倾向于到医院就医有关,并且具有明显城乡差异,可能与城市人群生活压力大、生活节奏快,或与生活环境有关。

5. 功能性吞咽困难

一项研究对普通人群进行问卷调查发现,7%~8% 的受访者存在吞咽困难症状,但就诊者不足一半。在亚洲人群进行的罗马 Ⅱ 诊断问卷效度研究显示,1 012 例 FGIDs 患者中仅 0.6% 患者有吞咽困难症状,并且其中超过 3/4 患者经过食管检查后可能确诊为结构性或黏膜性病变。在功能性食管疾病中,功能性吞咽困难患病率最低。

二、功能性胃十二指肠病

普通人群中至少 20% 因胃十二指肠功能紊乱导致慢性临床症状,其中大多数并非消化道器质性疾病导致。消化不良是胃十二指肠疾病最常见和最具有代表性的症状,其主要症状包括进食后的饱胀不适、早饱,以及上腹痛或烧灼感,伴随症状包括上腹胀、恶心或过度嗳气。

1. 功能性消化不良

功能性消化不良(FD)发病率较高,大规模的研究报道 FD 全球患病率为 10%~30%。一项包括亚洲 9 个国家和地区的多中心研究显示,1 115 例未经检查的消化不良患者经胃镜检查后,43% 诊断为 FD。国内相关报道中,分别有 69%、51% 消化不良患者最终诊断为 FD,FD 患者常合并存在其他功能性胃肠疾病的症状,尤其是 GERD。据统计,美国 FD 的患病率为 12%~12%,而近 25% 的美国人有 GERD 症状。FD 合并 IBS 患者也很常见,但由于诊断标准、研究人群的选择和文化背景不同,重叠综合征在不同国家的患病率差异较大,如来自中国(3 014 名)和日本(5 330 名)采用罗马Ⅲ标准的研究,FD 合并 IBS 患病率分别为 5% 和 2.2%。

2. 恶心和呕吐症(nausea and vomiting disorder)

恶心和呕吐症分为慢性恶心呕吐综合征(CNVS)、周期性呕吐综合征(CVS)和大麻素剧吐综合征(CHS)。CVS 以固定的模式发作(通常是夜间或者清晨发作)并持续。在成人不能解释的恶心和呕吐中有 3%~14% 为 CVS,其发生平均年龄为 30~35 岁,男女均可发病,但男性患病率较高。不明原因的慢性恶心常与胃十二指肠其他功能性疾病相关,特别是很难与 FD 相鉴别,故 CNVS 患病率尚不清楚。

三、功能性肠病

1. 肠易激综合征

肠易激综合征(IBS)在所有功能性肠病中研究最多,但关于 IBS 流行病学调查研究报道的患病率差异较大,除与研究对象的选择有关外,还可能与采用的调查方法和诊断标准不同有关。2021 年发表的罗马委员会开展的全球性调查研究发现,经互联网调查符合罗马Ⅲ标准和罗马Ⅳ标准的中国人群 IBS 患病率分别为 7.4% 和 2.3%,而经入户调查符合罗马Ⅲ标准和罗马Ⅳ标准的中国人群 IBS 患病率分别为 3.8% 和 1.4%。由于不同研究所处社会环境结构各异,所以对于社会特征与 IBS 患病率的关系尚不能得出倾向性结论。总体而言,世界范围内女性 IBS 的患病率要高于男性;另外,女性患者更倾向于罹患 IBS-C,男性患者则更倾向于罹患 IBS-D,性别对 IBS-M 的易患性影响不大。IBS 症状可发生于任何年龄段人群,各年龄段人群的患病率有所不同,中青年(年龄为 18~59 岁)患病率较高,其中 30~59 岁人群的 IBS 患病率为 6.9%,老年人(年龄≥60 岁)的 IBS 患病率有降低的趋势。

2. 功能性便秘

功能性便秘(FC)的患病率呈上升趋势。我国 2011 年的一项多地区大样本的调查显示,FC 患病率为 6%,其中上海地区 FC 患病率为 2.9%、台湾地区为 8.5%、香港地区为 14.3%;城市女性 FC 患病率为 15.2%,农村女性为 10.4%,城市女性高于农村女性。FC 女性患病率为 8%,明显高于男性的 4%。目前国内有关 FC 发病率的报道患病率存在差异,除与地域不同有关外,抽样方法和所应用诊断标准的不统一亦有影响。

3. 功能性腹泻

功能性腹泻(FDr)发病率和患病率的研究很少,采用病例配对对照研究的方法,FDr 的发病率估计为每年 5/100 000。根据既往报道,FDr 患病率为 1.5%~17%。应用罗马Ⅱ标准,伊朗的门诊患者中 FDr 占 2%;与之相比,中国成人 FDr 患病率为 1.54%。采用罗马Ⅲ标准,在德黑兰 18 180 名成年居民进行的横断面调查表明,FDr 的患病率为 11.1%。

4. 功能性腹胀

目前缺乏大宗的前瞻性研究来评估功能性腹胀(FAB)的患病率,但有关腹胀患病率的研究已有较多资料。在美国对成人进行的电话调查(2 510 例)资料显示,15.9%受访者在受调查前 1 个月内有腹胀或腹部膨胀症状,女性更多见(女性 19.2%,男性 10.5%),自认为严重腹胀的女性受访者约为男性的 2 倍(女性 23.8%,男性 13.9%),老年人(年龄>60 岁)报告有腹胀和腹部膨胀的比例低于年轻人。国内研究显示功能性腹胀患病率约 22.25%,且女性多见,其发病率有逐年上升的趋势,受到人们的重视。

四、胆囊和奥狄括约肌疾病

奥狄括约肌最早由医学生鲁杰罗·奥狄(Ruggero Oddi)在 1889 年描述,虽有较长的研究历史,但胆囊和奥狄括约肌功能障碍的发病率、诊断和治疗仍存在大量争议。一项早年的研究发现奥狄括约肌功能障碍的患病率约为 0.8%,女性患病率明显高于男性(2.3% : 0.6%)。较新的奥狄括约肌功能障碍数据来自经内镜逆行胆胰管成像(endoscopic retrograde cholangiopancreatography,ERCP)系列的回顾性研究,结果发现女性患者数是男性患者的 5 倍(约 83% : 17%)。

──────────────────── 参 考 文 献 ────────────────────

[1] Drossman DA. 罗马Ⅳ:功能性胃肠病肠-脑互动异常:原书第 4 版(第 2 卷)[M].方秀才,侯晓华,主译.北京:科学出版社,2016.

第二章 病理机制

第一节 动力异常

胃肠动力异常是功能性胃肠病(FGIDs)的主要发病机制。

胃动力异常包括胃排空延迟和胃舒张功能受损。功能性消化不良(FD)患者中有 20%～50%存在胃排空障碍,约 40%存在胃容受性舒张功能障碍。临床研究探讨 FD 患者的胃排空、胃内食物分布情况及其与消化不良症状之间的关系,发现 23 例(38%)患者的固体及液体排空时间均延迟,40 例(67%)患者至少存在一项胃内固体食物分布异常[1]。

容受性舒张指进食后胃底反射性扩张以容纳食物,约40%的 FD 患者容受性舒张功能下降,进而产生早饱、餐后饱胀等症状。胃容受性舒张功能由一氧化氮(NO)介导的迷走神经反射调节,一氧化氮可以使平滑肌舒张,增加胃底容积,迷走神经受损会导致胃容受性舒张受损,从而引起 FD 患者的早饱症状。研究发现,FD 常表现为胃窦收缩力减弱或完全缺乏、胃窦收缩数目减少、胃窦收缩幅度降低、幽门开闭异常而延迟排空、十二指肠运动迟缓或运动无规律,甚至出现逆蠕动,最终导致胃窦-幽门-十二指肠协调运动减少[2-4]。

引起胃肠动力异常的原因涉及肠神经系统(enteric nervous system, ENS)、胃肠激素等。临床研究分析 FD 患者异常胃动力与胃肠激素的相关性,FD 患者存在胃肠激素变化,表现为空腹胃动素(motilin, MTL)降低,生长抑素(somatostatin, SST)、NO 升高、P 物质(substance P, SP)变化不明显等,进而导致胃排空和胃电图的异常[5-7]。

IBS-C 患者的结肠传输速度明显减慢,而 IBS-D 则恰恰相反。由于排便习惯异常是 IBS 的主要症状之一,所以胃肠动力异常一直是 IBS 病理生理研究的热点。部分 IBS 患者可检查到胃肠运动的异常,如胃肠道收缩频率的增加和不规则,肠道传输时间延迟。IBS 患者的结肠反射运动存在异常,结肠扩张引起的直肠反射性收缩节律减低。动力障碍不仅仅发生在肠道,IBS 患者的食管、胃、小肠甚至是胆囊在一定程度上也存在动力学异常[8-10]。

HR-EGG 发现以腹痛为主要症状的 IBS 患者存在高幅度收缩波、慢波频率增加。产生慢波电位的卡哈尔间质细胞(interstitial cell of Cajal, ICC)在胃肠动力的异常患者中有结构改变和数量异常,可导致慢波和肠道动力的改变、内脏高敏感性。消化间期胃和小肠的主要运动形式为移行性复合运动(migrating motor complex, MMC),胃移行性复合运动是指消化间期的胃运动呈现以间歇性强力收缩,伴有较长的静息期为特征的周期性活动,最具特征的是第Ⅲ期,调查发现 FD 约 30%的症状与 MMC 异常有关。研究发现 IBS 患者存在小肠移行性复合运动异常,IBS-C 患者 MMC 的收缩幅度和速度均降低,而 IBS-D 患者 MMC 的收缩幅度增加、速度增快[11]。

第二节　内脏高敏感

内脏高敏感是 FGIDs 重要的发病机制之一,研究显示高达 60% 的 FGIDs 患者存在内脏敏感性增加。内脏高敏感导致腹痛、腹部不适症状,控制内脏高敏感可改善症状。肠道黏膜炎症、神经内分泌活性的改变和管腔内代谢过程都可能导致内脏高敏感的发生[12]。

目前对内脏高敏的评估,常用的方法是在不同部位使用等压球囊扩张,并量化压力阈值和(或)疼痛。对 FGIDs 患者进行痛性或无痛性直肠扩张时,较低阈值的扩张可以引起 FGIDs 患者的不适症状。IBS 患者对结肠气囊扩张的感知阈值比正常人要低。其中以腹泻为主的 IBS 患者对直肠扩张更敏感,以便秘为主者对扩张敏感性稍增加。

IBS 模型大鼠内脏痛觉感受阈值明显降低,内脏传入神经元兴奋性明显升高。动物研究发现 IBS 模型小鼠肠腔注射高渗性盐水,小鼠肠腔内渗透压升高可以使内脏运动反射出现过度反应。临床研究发现 IBS 患者和对照组进行直肠扩张试验,并通过功能磁共振成像(functional magnetic resonance imaging, fMRI)来测量脑皮质功能的活性,低阈值的直肠刺激即可引起 IBS 患者腹痛或腹部不适等症状,与对照组相比,其对直肠扩张的疼痛阈值明显降低[13-14,1]。

内脏高敏感的发生机制复杂,刺激发生时,FD 患者的内脏和躯体感觉阈值较正常人群显著下降,更易引起痛觉的唤醒。FD 患者内脏高敏性主要表现为胃肠道对化学性刺激或机械性扩张的阈值降低,如对酸、温度感觉过敏,近端胃对机械扩张的敏感性增加等。肠黏膜及黏膜下的内脏传入神经末梢兴奋阈值降低及传出神经对传入信息的负反馈抑制的调控能力减弱均可能是内脏高敏感的病理机制。肠壁内有多个压力感受器,应激之后感受器会将刺激信号沿着传入神经传递至脊髓背根神经元,再传至中枢内脏感觉调控区域,从而产生相应的内脏感觉[15-17]。

第三节　黏膜屏障受损和免疫失衡

正常的肠黏膜屏障对维持肠道内微生物的稳定,防止肠道内细菌和毒素移位,以及适当的细菌免疫防御反应有重要作用。

肠上皮细胞屏障功能主要依赖肠上皮细胞间的紧密连接。上皮细胞紧密连接由紧密连接蛋白构成。屏障功能的改变和免疫激活在 FGIDs 的发生发展中起到作用。紧密连接蛋白的表达改变,包括 ZO-1 和 claudin-1 提示肠道屏障受损。研究发现与对照组相比,FD 中 ZO-1 的表达降低。

肠黏液层是有效防御肠道细菌与有害物质侵入的一个重要屏障,肠黏液层的主要成分为黏蛋白(mucin),黏蛋白减少,黏液层薄弱,会导致肠黏膜机械屏障受损,从而造成 FD 的发生。IBS 的产生与肠黏膜通透性关系密切,肠黏膜通透性增加,病原菌、内毒素等有害物质就能侵入上皮细胞,引起相应的腹泻、腹胀、排便紊乱等 IBS 症状[18-20]。

肠道的免疫屏障由免疫蛋白和肠道免疫细胞构成。胃肠道免疫细胞组成了肠道相关淋巴组织(gut-associated lymphoid tissues, GALT),主要是淋巴滤泡、派尔集合淋巴结(Peyer patch, PP)和肠系膜淋巴结。GALT 的发育和成熟,起到对肠道菌群的耐受和对病原菌的免疫反应的作用。分泌型免疫球蛋白 A(SIgA)分布于黏膜表面,SIgA 能中和毒素、细菌和其他生物活性抗原,在补体等作用下溶解细菌,与之形成抗原抗体复合物,阻止细菌与肠上皮细胞吸附。

D-乳酸是细菌代谢、裂解的产物。肠通透性增加,肠道中 D-乳酸经过受损黏膜入血,测定血浆 D-乳酸含量能反映肠黏膜损伤程度。动物研究发现感染后 2 周组小鼠 D-乳酸水平和 SIgA 水平明显升高,表明 D-乳酸含量及 SIgA 水平升高可能是导致感染后 IBS 小鼠肠黏膜通透性增加的原因[21]。

通过光镜及电镜下观察 IBS 患者结肠黏膜细胞超微结构的改变,发现部分 IBS 患者的乙状结肠黏膜上皮细胞间隙明显增宽,微绒毛分度不均、长短不一,有微绒毛断裂现象,说明 IBS 患者肠黏膜屏障中完整的肠上皮细胞及其细胞间连接构成的机械屏障发生改变,肠通透性增高。由胃肠相关淋巴样组织及分泌的抗体所构成的免疫屏障受损[22-23]。

肠黏膜生物屏障主要是指与人体共生的肠道定植菌,生物屏障具有防止肠黏膜受致病菌的侵袭,调整免疫系统,帮助消化吸收营养物质的作用。研究表明,FD 患者肠道微生物数量及结构发生显著变化,包括肠道菌群失衡及小肠细菌过度生长(small intestinal bacterial overgrowth, SIBO),有害菌本身或细菌产生的各种毒性物质可刺激肠道免疫细胞分泌促炎细胞因子,导致肠道黏膜免疫激活,内脏敏感性增高[24-29]。

第四节　肠道菌群紊乱

肠道宿主微生物相互作用是 FGIDs 发病机制中的重要因素。

肠道菌群与人体处于相对平衡的状态,正常的菌群结构对维持人体代谢、免疫、内分泌等生理功能十分重要,IBS 患者存在肠道菌群紊乱,其构成比例和代谢产物活性改变与 IBS 症状相关。

基于 16s rRNA 的分析结果,IBS 患者存在肠道菌群多样性及构成比例的改变。其中主要是以肠道有益菌如嗜血杆菌、乳酸杆菌、酪酸杆菌、双歧杆菌等的数量减少,而肠道潜在致病菌如肠杆菌、拟杆菌和梭状芽孢杆菌等的数量增加为主。另有研究报道了 IBS 患者肠道内的乳酸杆菌和双歧杆菌占比与对照组相比减少,而厚壁菌门和拟杆菌门占比增加[30-33]。

临床研究探讨了 IBS 患者肠黏膜菌群特征及其与肠黏膜肥大细胞(mast cell, MC)活化的关系。结果显示,IBS 患者肠道黏膜菌群以变形菌、厚壁菌、拟杆菌为主,部分菌群丰度发生改变。IBS 患者肠黏膜 MC 脱颗粒率明显升高,且与菌群丰度存在一定相关性。临床观察发现部分急性细菌性胃肠炎感染后人群会发展成为 IBS,即感染后肠易激综合征(postinfectious irritable bowel syndrome，PI-IBS），有肠道感染史人群较无肠道感染史人群发生 IBS 的概率高。

肠道菌群及其代谢产物可直接或间接影响内脏敏感性、胃肠动力、肠黏膜屏障及免疫功能。动物研究报道，将 IBS 患者的粪便菌群移植给大鼠可增加大鼠的内脏敏感性。研究发现当健康小鼠服用抗生素后，随之出现了一系列 IBS 症状，肠杆菌上调、乳酸菌和拟杆菌下调、肠道低度炎症、内脏高敏感等。肠道菌群失调能够破坏肠道黏膜屏障完整性，通过改变肠黏膜结构蛋白表达，下调 ZO-1 和 occludin 表达，增强肠黏膜通透性；促进炎症因子释放和炎症细胞活化，直接破坏肠道黏膜屏障的完整性[34-39]。

代谢产物是肠道微生物发挥作用的重要方式，与 IBS 症状产生相关。短链脂肪酸（short-chain fatty acid，SCFA）是由肠道微生物发酵膳食纤维生成的碳原子数<6 的有机脂肪酸，主要包括乙酸、丙酸和丁酸。越来越多的研究发现，FD 患者肠道菌群比健康人群明显异常，SCFA 含量降低，导致免疫调节异常，肠黏膜屏障破坏。基于 16s rRNA 发现，与健康对照组相比，IBS 患者的粪便 SCFA 中的丙酸比例增加，产生丁酸盐的细菌的丰度较低，尤其是 IBS-D，IBS-C 患者粪便中丙酸和丁酸的比例降低，丁酸和产丁酸细菌能减轻内脏高敏感，补充产丁酸细菌可能对 IBS 患者有益。

靶向肠道菌群已成为 FGIDs 治疗的方向。抗菌药物利福昔明可调节肠道菌群结构，降低内脏敏感性。短期使用利福昔明可改善非 IBS-C 患者的腹胀和总体症状。多个试验研究发现，益生菌可缓解 IBS 患者腹胀、腹痛、腹泻和总体症状。有研究报道粪菌移植（fecal microbiota transplant，FMT）对难治性 FD 有效[40-41]。

第五节　神经心理异常

FGIDs 是消化系统心身疾病之一，影响患者的工作、学习、生活和心理健康，降低患者的生活质量和社会功能。频繁到医院就诊的 FGIDs 患者大多是由于长时间症状无明显缓解，且多有心理障碍，焦虑、抑郁、神经质、感情脆弱、情绪易激动等心理异常，以及睡眠障碍。

精神心理因素对 IBS 的作用非常重要，IBS 患者常伴抑郁、焦虑等表现。发病前仅有 IBS 症状的患者随访发现其焦虑、抑郁的风险增加。在合并心理异常的 IBS-D 患者中，腹痛或腹部不适的频次及严重程度的比例均高于无心理异常的患者。经历严重精神创伤或早年不良生活事件的个体常对应激产生过度反应，增加 IBS 易感性。研究发现，IBS 患者精神症状表现越显著，其肠道症状发生频率越高，程度越严重，生活质量越低。研究证实，IBS 患者的生活质量明显降低，精神心理因素是影响其生活质量的重要因素[42-44]。

临床研究发现 FD 患者合并精神心理障碍，主要表现为焦虑、抑郁和睡眠障碍。对 72 例 FD 患者，84 例器质性消化不良及 197 例其他器质性疾病的住院患者进行焦虑抑郁量表调查，发现 FD 合并焦虑抑郁（54.2%）较器质性消化不良（19.0%）和其他器质性疾病（28.9%）明显升高，较健康人群 FD 患者合并焦虑抑郁（15.5%）亦明显升高。广州的一项临床研究发现 FD 与精神心理障碍的共患率较高，其中患者年龄、婚姻状况、负性生活事件、生活质量评分及合并其他功能性胃肠病是影响 FD 和焦虑、抑郁共病的独立危险因素[45-47]。

FD 患者精神心理反应可通过神经免疫系统和自主神经系统影响自身的肠道黏膜屏障功能、胃肠道动力和内脏高敏感。而且临床治疗也发现通过精神性的药物治疗症状会明显好转。症状严重而顽固的 FD 患者,经一般治疗和药物治疗无效者应考虑予以心理行为治疗。这些疗法包括心理治疗、认知疗法、催眠疗法、生物反馈等。罗马Ⅳ标准提出,对 FD 首先进行包括心理症状、躯体化及对生活质量影响的筛查,如是否存在沮丧和情绪低落及自伤的念头(抑郁)、是否感到紧张或易激动(焦虑)、是否存在躯体化症状[48-49]。

第六节　脑-肠轴

脑-肠轴是中枢神经系统与胃肠道功能相互作用的双向调节轴,其包括中枢神经系统(CNS)、自主神经系统(autonomic nervous system, ANS)、下丘脑-垂体-肾上腺轴(hypothalamic-pituitary-adrenal, HPA)、肠神经系统(ENS)等结构,各部分功能相互协调。多数 FGIDs 患者伴有 HPA 异常分泌和 ANS 功能紊乱。

ENS 由胃肠道中存在的中间神经元、感觉神经元和支配胃肠效应的运动神经元共同组成,包括肠肌间神经丛和黏膜下神经丛,前者支配肠道平滑肌运动;后者调控肠黏膜感觉、分泌和吸收。ENS 的感觉神经元、中间神经元和运动神经元相互连接形成独立的、具有与脑和脊髓类似的整合和处理信息的功能。ANS 是联络 CNS 和 ENS 之间的桥梁,通过交感神经、副交感神经和迷走神经途径来完成对胃肠功能的调节作用。CNS 由脑的各级中枢和脊髓接受内外环境变化时传入的各种信息,整合后由 ANS 和神经-内分泌系统将其调控信息传递至 ENS 或直接作用于胃肠效应细胞,调控胃肠道功能,并完成内脏感觉、情感产生、认知过程等[50-52]。

脑肠肽是参与脑-肠轴功能的重要介质,具有激素和神经递质或调质双重作用,在中枢和外周水平广泛参与胃肠道功能调节,包括 SP、血管活性肠肽(vasoactive intestinal peptide, VIP)、胆囊收缩素(cholecystokinin, CCK)、降钙素基因相关肽(calcitonin gene-related peptide, CGRP)、NO、5-羟色胺(5-hydroxytryptamin, 5-HT)等。脑肠肽的分布与分泌紊乱和 FD 的发病相关。IBS-C 型患者血液中的 VIP 有不同程度的升高,而在 IBS-D 型患者中神经肽 Y 表现为高表达。脑-肠轴通过 CNS、ANS、ENS 等途径与 FD 多种发病机制相关联。

胃肠道既有感觉又有运动功能,是机体中能够同时被中枢神经系统、肠神经系统及自主神经系统调控的器官。给予 IBS 患者直肠球囊刺激时,中枢神经系统对肠道刺激的感知发生异常,前扣带回皮质、顶下小叶和额中回脑区被激活。利用 fMRI 技术研究大脑的功能发现,IBS 患者大脑皮质的活动性与内脏感觉、IBS 症状呈现同步改变的现象[53-55]。

IBS 是多因素共同引起的肠-脑互动异常的结果。内脏高敏感、胃肠道动力异常、肠道感染和免疫因素、精神心理因素和肠道微生态等因素刺激 CNS 产生异常感知及处理,在特定区域表现出大脑活动的改变,唤醒疼痛感。肠道菌群与中枢神经系统存在交互,通过脑-肠轴进行双向调节,肠道菌群与肠-脑相互作用,构成菌群-肠-脑轴,研究发现肠道菌群和脑-肠轴可相互影响,改变肠道通透性[56-59]。

第七节　低度炎症和环境因素

一、低度炎症

IBS 患者并无肉眼可见的肠道结构改变,仅有轻微的显微镜下炎症,即数量不多的免疫细胞存在,这种炎症常被称为低度炎症。IBS 的低度炎症介于生理性和病理性炎症之间,影响肠道动力、内脏高敏感。

IBS 患者肠黏膜活检组织在显微镜下可见非特异性炎症改变,如中性粒细胞、MC 和 T 细胞浸润。结肠黏膜中免疫细胞的数量明显增加,表明部分 IBS 患者存在肠黏膜低度炎症和免疫细胞功能活化。

IBS 患者肠黏膜炎症一般较轻微且非特异性。这种低度炎症通过激活肠道免疫-神经系统参与 PI-IBS 和 IBS-D 的发病。IBS 患者外周血中的促炎因子增加,而抗炎因子 IL-10 水平降低,结肠内也有类似表现。IBS-D 患者的肠黏膜低度炎症表现较为明显。这些细胞因子作用于肠道神经和免疫系统,削弱肠黏膜的屏障功能,引发 IBS 症状[60-61]。

FD 患者胃窦黏膜中脱颗粒嗜酸性粒细胞和 MC 增多,且 MC 密度与胃排空延迟和餐前胃电节律障碍相关。虽然大多数 FD 患者的黏膜常规组织学检查并无异常,但近年来指出肠道低度炎症参与 FD 的发生发展。MC 是肠道主要的抗原感受器,调节肠道免疫状态。研究表明,FD 患者十二指肠黏膜 MC 和嗜酸性粒细胞的数量与黏膜损伤呈正相关,存在以脱颗粒为主要表现的低度炎症。目前 FD 患者发生胃肠道低度炎症的原因尚未明确,急性肠道感染、菌群失调及肠黏膜屏障功能受损可能在其中发挥重要作用[62]。

二、环境因素

(一) 饮食因素

食物因素对 IBS 的发病有直接关联,食物不耐受与食物过敏在 IBS 中的作用受到广泛关注。部分患者中发现 IBS 症状会因饮食诱发或加重。食物过敏反应可以在胃肠道不同部位的黏膜引起炎症细胞浸润及活化。出现食物过敏时,食物抗原暴露诱导 IgE 和肥大细胞介导的炎症反应导致肠黏膜通透性增加。研究表明,不良饮食习惯,包括空腹、不规律进食、暴饮暴食、食用刺激性食物与 FD 症状存在相关性。

《2020 年中国肠易激综合征专家共识意见》指出饮食因素可诱发或加重 IBS 症状,且与亚型无关。研究显示,摄入不能被完全吸收的碳水化合物类食物、富含生物胺的食物、刺激组胺释放的食物、油炸类和高脂肪食物与 IBS 症状有关。有文献报道,富含发酵性寡糖、双糖、单糖和多元醇(fermentable oligosaccharide, disaccharide, monosaccharide and polyol,

FODMAP)的食物在 IBS 的发病中起作用。FODMAP 难以被小肠吸收,会升高肠腔渗透压,在结肠中易被发酵产生气体,从而引起腹痛、腹胀、腹部不适等 IBS 症状,故低 FODMAP 饮食能够缓解这类症状。

(二)负性生活事件

有报道认为 IBS 患者较健康人负性生活事件积分显著升高,2/3 的 IBS 患者有生活中的不幸事件和某些社会问题。负性应激事件可影响神经、内分泌系统和自主神经系统而导致胃肠道功能和内分泌功能的变化。负性应激事件对大脑中枢及胃肠道自主神经系统的刺激,从而影响胃肠激素的分泌,引起胃动力异常和内脏高敏感性。

创伤性生活经历,尤其是虐待被公认为是 FD 相关的因素。FGIDs 患者 30%~56% 在儿童或成年时期遭受过多种虐待,发生率明显高于对照人群;有受虐史的 FD 患者可能经历更严重的胃肠道症状。

(三)应激反应

应激在 IBS 的发病中越来越受到重视,研究证实了应激可诱发或加重 IBS 症状。出现应激事件时下丘脑-垂体-肾上腺轴(hypothalamic-pituitary-adrenal axis, HPA)兴奋,通过升高糖皮质激素等激素水平参与应激反应。促肾上腺皮质激素释放因子(corticotropin-releasing factor, CRF)作为神经递质与中枢神经元结合,影响内脏敏感性。

急性和慢性应激均可影响 IBS 的症状,导致肠道敏感性增加、炎症水平升高、HPA 紊乱、生活质量降低。应激可引起痛觉相关的高级中枢、脊髓通路和内脏传入神经的致敏,在多个水平上促使肠道对正常刺激的高敏感反应。慢性应激可增加肠黏膜屏障通透性,造成内毒素血症和肠道或全身低度炎症。

IBS 病理生理学机制复杂,尚未被完全阐明,目前认为是多种因素共同作用。各种不同病因及具体机制有待于进一步深入研究[63-64]。

------------------------------ 参 考 文 献 ------------------------------

[1] 中华医学会消化病学分会胃肠功能性疾病协作组,中华医学会消化病学分会胃肠动力学组.2020 年中国肠易激综合征专家共识意见[J].中华消化杂志,2020,40(12):803-818.

[2] 李彦楠,杨丽旋,赵钟辉,等.《2020 年中国肠易激综合征专家共识意见》解读[J].中国临床医生杂志,2021,49(10):1151-1155.

[3] 段姝婷,刘文滨,丁瑞峰,等.功能性消化不良发病机制的研究进展[J].临床荟萃,2019,34(10):958-960.

[4] 方秀才.肠易激综合征发病机制研究进展[J].胃肠病学,2020,25(6):321-325.

[5] 刘秋月,严祥.功能性消化不良胃肠动力研究进展[J].国际消化病杂志,2013,33(5):319-321.

[6] 王治铭,伍丽萍,孙晓滨,等.功能性消化不良发病机制研究进展[J].医学研究杂志,2021,50(6):161-164.

[7] 沈少英,许丰.功能性消化不良病理生理机制及治疗进展[J].现代实用医学,2021,33(1):138-140.

[8] 刘新光.功能性消化不良与胃肠动力异常[J].中华消化杂志,2002(1):40-41.

[9] DuPont AW, Jiang ZD, Harold SA, et al. Motility Abnormalities in Irritable Bowel Syndrome[J]. Digestion,2014, 89(2):119-123.

[10] 乔肖伟,王甦.功能性消化不良胃肠动力异常与胃肠激素的相关性[J].中国老年学杂志,2022,42(5):1093-1096.

[11] 唐海英,王英德,张延军,等.功能性消化不良患者的胃排空和胃内食物分[J].世界华人消化杂志,2006(3):

350-353.

[12] 李兆申.肠易激综合征内脏高敏感性研究现状和展望[J].第二军医大学学报,2003(2):120-123.

[13] 古巧燕,张军.肠易激综合征发病机制研究新进展[J].胃肠病学和肝病学杂志,2017,26(12):1420-1423.

[14] 罗小雨,钟良.肠易激综合征发病机制的研究进展[J].国际消化病杂志,2010,30(6):321-324,342.

[15] Simrén M, Törnblom H, Palsson OS, et al. Visceral Hypersensitivity is Associated with GI Symptom Severity in Functional GI Disorder: Consistent Findings from Five Different Patient Cohorts[J]. Gut, 2018, 67(2): 255-262.

[16] Törnblom H, Van Oudenhove L, Tack J, et al. Interaction between Preprandial and Postprandial Rectal Sensory and Motor Abnormalities in IBS[J]. Gut, 2014, 63(9): 1441-1449.

[17] 成家飞,朱滢,许丰.功能性消化不良不同亚组焦虑抑郁和胃容受性及内脏敏感性研究[J].中国中西医结合消化杂志,2018,26(11):955-960.

[18] 毛靖伟,王英德.肠黏膜屏障在炎症性肠病中作用机制的研究进展[J].世界华人消化杂志,2010,18(7):695-698.

[19] 王爱丽,武庆斌,孙庆林.肠道菌群与肠道黏膜免疫系统的相互作用机制[J].中国微生态学杂志,2009,21(4):382-385.

[20] 许月月,陈敏,谢欣,等.从"脾为之卫"浅析腹泻型肠易激综合征肠黏膜机械屏障损伤机制[J].陕西中医,2021,42(8):1096-1099.

[21] 左戎,王巧民,张旭,等.感染后肠易激综合征患者结肠黏膜超微结构的变化与肠黏膜屏障功能障碍的关系[J].蚌埠医学报,2012,37(2):171-172,175.

[22] 邓昌玉,张乐,蓝程,等.肠黏膜生物屏障与肠易激综合征的治疗[J].检验医学与临床,2015,12(16):2473-2475.

[23] 刘涛,刘霞,张弛,等.肠黏膜机械屏障与肠易激综合征的关系[J].中国中医药现代远程教育,2018,16(11):141-144.

[24] 常颖,冯鑫利,邸权伟,等.感染后肠易激综合征小鼠肠道黏膜屏障功能的动态改变[J].临床消化病杂志,2021,33(6):428-432.

[25] 牛鹏飞,王延召,曾庆敏,等.肠黏膜屏障功能及损伤机制研究进展[J].中华临床医师杂志(电子版),2020,14(9):735-739.

[26] Burns G, Pryor J, Holtmann G, et al. Immune Activation in Functional Gastrointestinal Disorders[J]. Gastroenterology & Hepatology, 2019, 15(10): 539.

[27] Keely S, Walker M M, Marks E, et al. Immune Dysregulation in the Functional Gastrointestinal Disorders[J]. European Journal of Clinical Investigation, 2015, 45(12): 1350-1359.

[28] Piche T. Tight Junctions and IBS-the Link between Epithelial Permeability, Low-Grade Inflammation, and Symptom Generation? [J]. Neurogastroenterology & Motility, 2014, 26(3): 296-302.

[29] 吕宾.肠黏膜屏障与肠功能障碍[J].现代消化及介入诊疗,2013,18(4):232-234.

[30] 陈坚,邱志兵,张会禄,等.小肠细菌过度生长与肠易激综合征[J].上海医药,2019,40(15):7-10.

[31] 何旭霞,李景南.肠道菌群对脑-肠轴和功能性消化不良的影响[J].胃肠病学,2018,23(10):622-625.

[32] 林璋,祖先鹏,谢海胜,等.肠道菌群与人体疾病发病机制的研究进展[J].药学学报,2016,51(6):843-852.

[33] 李娟娟,王凤云,唐旭东,等.肠道菌群失调与功能性消化不良的相关性研究[J].中国中西医结合消化杂志,2019,27(1):77-81.

[34] 胡静怡,朱磊,连紫宇,等.白头翁汤对溃疡性结肠炎模型小鼠肠道菌群及短链脂肪酸的影响[J].南京中医药大学学报,2021,37(6):817-822.

[35] 杨芳,严晶,刘丽娜,等.肠易激综合征病因及发病机制研究的新进展[J].河北医科大学学报,2020,41(8):987-992.

[36] 卢璐,袁建业,费晓燕,等.肠易激综合征发病机制研究及治疗进展[J].中国中西医结合消化杂志,2015,23(9):661-665.

[37] Simrén M, Barbara G, Flint HJ, et al. Intestinal Microbiota in Functional Bowel Disorders: A Rome Foundation Report[J]. Gut, 2013, 62(1): 159-176.

[38] Ford AC, Spiegel BMR, Talley NJ, et al. Small Intestinal Bacterial Overgrowth in Irritable Bowel Syndrome: Systematic Review and Meta-Analysis[J]. Clinical Gastroenterology and Hepatology, 2009, 7(12): 1279-1286.

[39] Thabane M, Kottachchi DT, Marshall JK. Systematic Review and Meta-Analysis: the Incidence and Prognosis of Post-Infectious Irritable Bowel Syndrome[J]. Alimentary Pharmacology & Therapeutics, 2007,26(4): 535-544.

[40] 陈坚,邱志兵,罗忠光,等.肠易激综合征患者50例的小肠细菌过度生长和低度炎症反应[J].中华消化杂志,2018,38(11):769-773.

[41] 柯少雄,杨长青,陈俊杰,等.肠易激综合征患者肠道菌群特征及其与肠黏膜肥大细胞活化的关系[J].山东医药,2020,60(2):31-34.

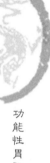

功能性胃肠病的中西医结合治疗

［42］李岩.功能性消化不良的心理评估及治疗策略［J］.中国实用内科杂志,2020,40(2):96-99.

［43］贾佳,吴万春.肠易激综合征与心理因素及睡眠障碍的关系［J］.国际消化病杂志,2014,34(1):15-17.

［44］陈锋文,何宏梅,吴斌,等.功能性消化不良和神经精神心理因素的共病分析［J］.重庆医学,2016,45(23):3220-3222.

［45］曹佳懿,侯晓华.功能性消化不良与精神心理因素［J］.中国实用内科杂志,2006(7):538-540.

［46］李瑜元,聂玉强,沙卫红,等.社会心理因素和功能性消化不良的关系:流行病学调查(英文)［J］.Chinese Medical Journal,2002(7):122-124,155.

［47］宋怡然,梁笑楠,李忱阳,等.《2020年中国肠易激综合征专家共识意见》解读［J］.临床荟萃,2021,36(7):628-631.

［48］Ly HG, Weltens N, Tack J, et al. Acute Anxiety and Anxiety Disorders are Associated with Impaired Gastric Accommodation in Patients with Functional Dyspepsia［J］. Clinical Gastroenterology and Hepatology, 2015, 13(9): 1584-1591. e3.

［49］吴艳芳,方秀才,贾艳楠,等.抗抑郁药治疗肠易激综合征疗效荟萃分析及治疗适应证探讨［J］.中国实用内科杂志,2020,40(3):218-224.

［50］杜海燕,王迎寒,张晓峰.脑-肠轴及其在肠易激综合征发病机制中的作用［J］.承德医学院学报,2014,31(2):151-153.

［51］张磊,宋军,侯晓华.脑-肠轴失调在肠易激综合征发病中作用的研究进展［J］.胃肠病学,2014,19(11):688-691.

［52］张宇迪,刘纯伦.功能性消化不良与脑-肠轴［J］.胃肠病学和肝病学杂志,2019,28(8):939-941,946.

［53］陆英杰,连至诚.胃肠激素对胃肠动力的影响［J］.免疫学杂志,2006(S1):94-96.

［54］李宁宁,方秀才.脑-肠轴在肠易激综合征发病中的作用［J］.胃肠病学和肝病学杂志,2013,22(2):163-166.

［55］黄更珍,张耀丹,贺国斌.脑-肠轴在功能性胃肠病中的作用及其研究进展［J］.医学综述,2013,19(24):4473-4475.

［56］何旭霞,李景南.肠道菌群对脑-肠轴和功能性消化不良的影响［J］.胃肠病学,2018,23(10):622-625.

［57］夏德雨,王景杰,黄裕新.IBS神经机制研究现状及展望［J］.胃肠病学和肝病学杂志,2008(6):503-505.

［58］Drossman DA, Hasler WL. Rome IV—Functional GI Disorders: Disorders of Gut-Brain Interaction［J］. Gastroenterology, 2016, 150(6): 1257-1261.

［59］Margolis KG, Cryan JF, Mayer EA. The Microbiota-Gut-Brain Axis: from Motility to Mood［J］. Gastroenterology, 2021, 160(5): 1486-1501.

［60］王承党.重视黏膜低度炎症在肠易激综合征发病机制中的作用［J］.胃肠病学,2008(9):513-515.

［61］李群华,贺国斌.胃肠道黏膜低度炎症在功能性消化不良中的研究进展［J］.胃肠病学,2015,20(11):698-700.

［62］李培菌,温红珠,卞慧,等.十二指肠低度炎症在功能性消化不良发病中的作用［J］.现代消化及介入诊疗,2021,26(2):276-279.

［63］Francisconi CF, Sperber AD, Fang X, et al. Multicultural Aspects in Functional Gastrointestinal Disorders(FGIDs)［J］. Gastroenterology, 2016,150(6): 1344-1354. e2.

［64］王小美,董智瑀,展婷婷,等.早期负性生活事件对成人肠易激综合征发病的影响［J］.胃肠病学,2019,24(3):139-143.

第三章 相 关 检 查

第一节 内 镜

功能性胃肠病(FGIDs)的评估中,内镜检查主要用于排除器质性疾病,尤其针对年龄>40岁、具有报警症状,或者常规药物治疗无效的患者。根据检查部位不同,内镜主要包括胃镜、十二指肠镜、小肠镜、胶囊内镜、结肠镜、腹腔镜、胆道镜、胰管镜等。其中胃镜和结肠镜临床上最常用,用于大多数胃肠道疾病的诊断。这里主要介绍胃镜、结肠镜、胶囊内镜及小肠镜。

一、胃镜

(一)适应证

凡怀疑上消化道(包括食管、胃、十二指肠)疾病或普查人群无禁忌证者。

(二)禁忌证

1. 绝对禁忌证

(1)严重心脏病,如严重心律失常、心肌梗死活动期、重度心力衰竭。

(2)严重肺部疾病、哮喘、呼吸衰竭不能平卧者。

(3)严重高血压、精神病及意识明显障碍不能合作者。

(4)食管、胃、十二指肠急性穿孔。

(5)急性重症咽喉部疾患,胃镜不能插入者。

(6)腐蚀性食管损伤的急性期。

2. 相对禁忌证

(1)急性或慢性病急性发作,经治疗可恢复者,如急性扁桃体炎、咽炎、急性哮喘发作期等。

(2)心肺功能不全。

(3)消化道出血,血压波动较大或不稳定。

(4)严重高血压患者,血压偏高。

(5)严重出血倾向,血红蛋白低于 50 g/L 或 PT 延长超过 1.5 s 以上。

(6)高度脊柱畸形。

(7)消化道巨大憩室。

二、结肠镜

（一）适应证

（1）血便原因不明，钡剂灌肠不能确诊者。
（2）慢性腹泻疑有溃疡性结肠炎、克罗恩病、慢性痢疾等结肠病变。
（3）疑有结肠肿瘤、息肉者。
（4）银剂灌肠造影检查疑有病变者或发现病变不能确定性质者。
（5）银剂灌肠造影检查阴性，但有明显肠道症状或疑有恶性变者。
（6）结肠癌术后需复查者或药物治疗后观察疗效。
（7）适于结肠镜治疗者，如息肉电凝切除者。

（二）禁忌证

（1）严重心脏病或极度衰竭者、严重高血压、肺功能不全者。
（2）腹膜炎、疑有结肠穿孔、急性重症肠炎。
（3）曾做腹部或盆腔手术而有广泛粘连者。
（4）妊娠。
（5）精神疾病患者或不能合作者。

三、胶囊内镜

小肠疾病的传统检查方法敏感性和特异性较差，无法满足临床需求，胶囊内镜改变了传统内镜插管的方法，可以在无创情况下获得患者小肠的影像学资料，是一种无创性检查[1]。

（一）适应证

（1）不明原因消化道出血。
（2）不明原因缺铁性贫血。
（3）疑似克罗恩病或监测并指导克罗恩病的治疗。
（4）疑似小肠肿瘤。
（5）监控息肉病综合征小肠病变的发展。
（6）疑似或难以控制的吸收不良综合征（如乳糜泻等）。
（7）检测非甾体类消炎药相关性小肠黏膜损害。
（8）临床上需要排除小肠疾病者。

（二）禁忌证

1. 绝对禁忌证
无手术条件或拒绝接受任何腹部手术者（一旦胶囊滞留将无法通过，需手术取出）。

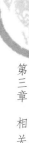

2. 相对禁忌证

（1）已知或怀疑胃肠道梗阻、狭窄及瘘管。

（2）心脏起搏器或其他电子仪器植入者。

（3）吞咽障碍者。

（4）孕妇。

四、小肠镜

目前,我国临床应用最广泛的小肠镜是双气囊小肠镜和单气囊小肠镜,因两者均有气囊辅助,故又统称为气囊辅助小肠镜[2]。

（一）适应证

（1）潜在小肠出血（以及不明原因缺铁性贫血）。

（2）疑似克罗恩病。

（3）不明原因腹泻或蛋白丢失。

（4）疑似吸收不良综合征（如乳糜泻等）。

（5）疑似小肠肿瘤或增殖性病变。

（6）不明原因小肠梗阻。

（7）外科肠道手术后异常情况（如出血、梗阻等）。

（8）临床相关检查提示小肠存在器质性病变可能。

（9）已确诊的小肠病变（如克罗恩病、息肉、血管畸形等）治疗后复查。

（10）小肠疾病的治疗,如小肠息肉切除术、小肠异物（如胶囊内镜等）取出术、小肠血管病变治疗术、小肠狭窄扩张术等。

（11）困难结肠镜无法完成的全结肠检查。

（12）手术后消化道解剖结构改变导致十二指肠镜无法完成的。

（二）禁忌证

1. 绝对禁忌证

（1）严重心、肺等器官功能障碍者。

（2）无法耐受或配合内镜检查者。

2. 相对禁忌证

（1）小肠梗阻无法完成肠道准备者。

（2）有多次腹部手术史者。

（3）孕妇。

（4）其他高风险状态或病变者（如中度以上食管-胃静脉曲张者、大量腹水等）。

（5）低龄儿童（<12岁）。

第二节　压　力　测　定

消化道测压是广泛使用的评价消化道功能的检查手段,根据测压部位不同,可分为食管测压、肛门直肠测压、胃测压、小肠测压(十二指肠、空肠、回肠测压)、奥狄括约肌测压及结肠测压。目前临床上开展较多的是食管测压和肛门直肠测压。测压方式经历了水灌注测压和固态测压两种模式,20 世纪末 21 世纪初,高分辨率测压(high resolution manometry, HRM)的诞生在测压发展史上具有里程碑意义。这里主要介绍高分辨率固态测压。

一、食管高分辨测压

(一)适应证[3]

(1)食管动力障碍性疾病诊断:①不明原因的吞咽困难、非心源性胸痛症状;②疑有贲门失弛缓症、远端食管痉挛、食管体部高压,如高收缩食管,又称为 Jackhammer 食管;③疑有非特异性食管动力障碍;④疑有系统性疾病伴食管症状,如系统性硬化症、糖尿病、慢性特发性假性小肠梗阻等。

(2)难治性 GERD 的原因探查。

(3)GERD、贲门失弛缓症等疾病的手术前评估。

(4)动力障碍性疾病的疗效评估。

(5)其他任何需要了解和评价食管和贲门动力的情况。

(6)pH 监测或阻抗-pH 值监测前食管下括约肌(lower esophageal sphincter, LES)的定位。

(二)禁忌证

(1)绝对禁忌证:①鼻咽部或食管梗阻、肿瘤等致导管无法插入;②严重心肺疾病,如急性心肌梗死、严重心律失常、重度心力衰竭、哮喘发作、呼吸衰竭不能平卧等;③不耐受迷走神经刺激;④主动脉瘤;⑤严重凝血功能障碍;⑥上消化道出血特别是食管出血或有出血风险,如食管静脉曲张等;⑦腐蚀性食管炎急性期、未经修补的气管食管瘘、已知或可疑的内脏穿孔;⑧精神或意识障碍不能合作。

(2)相对禁忌证:①明显脊柱畸形;②体质过度虚弱;③急性肝炎、消化道传染病。

(三)操作前准备

(1)停用影响食管运动的药物 48 h(如促动力药、镇静剂、泻剂、抗抑郁药、抗胆碱能药物)。

(2)禁食 6 h,禁水 2 h。

(3)签署知情同意书。

（四）结果分析

食管测压结果采用芝加哥标准4.0[4-6]进行分析,该标准主要基于10次5 mL水吞咽的食管动力进行诊断。在对每次水吞咽诱发的食管蠕动波进行诊断时,主要依据4 s整合松弛压(integrated relaxation pressure, IRP)、远端收缩积分(distal contraction integral, DCI)和远端潜伏期(distal latency, DL)的参数。主要食管动力障碍诊断标准见表3-1。

表3-1 芝加哥标准4.0对食管动力的综合诊断

分类		参数指标
贲门失弛缓症（AC）	Ⅰ型	IRP升高,100%失收缩
	Ⅱ型	IRP升高,100%失收缩且≥20%的吞咽有全食管增压
	Ⅲ型	IRP升高(卧位或坐位),100%失收缩且≥20%的吞咽见早熟型收缩
食管胃交界处出口梗阻		2种体位IRP均升高,仰卧位≥20%吞咽食团内增压升高,有正常蠕动,有吞咽困难和(或)非心源性胸痛,且至少1项辅助检查支持EGJ松弛异常诊断
蠕动障碍	失蠕动	IRP正常,100%蠕动失败
	远段食管痉挛	IRP正常且≥20%吞咽为早熟型收缩,并有吞咽困难和(或)非心源性胸痛
	高收缩食管	IRP正常且≥20%仰卧位高收缩吞咽,并有吞咽困难和(或)非心源性胸痛
	无效食管动力	IRP>70%的无效吞咽或≥50%的蠕动失败

注:IRP为整合松弛压;EGJ为胃食管连接部。

二、肛门直肠测压

肛管直肠测压(anorectal manometry, ARM)是最常用的肛直肠生理功能检测方法[7]。

（一）适应证

（1）绝对适应证:慢性便秘、大便失禁。

（2）相对适应证:评估药物、生物反馈、手术等疗效,以及制定先天性巨结肠、分娩后肛直肠损伤等疾病的治疗方案。

（二）检查前准备

不常规进行肠道准备。如果直肠指检发现大便,则给予灌肠。从灌肠插入到探针放置至少需要30 min。

（三）结果分析

肛门直肠测压常用参数包括肛管静息压、肛管收缩压、直肠肛管抑制反射、模拟排便反射和直肠感觉阈值等[8]。肛门直肠功能障碍的伦敦分型主要包括4个部分:①直肠肛门抑制反射异常;②肛门张力及收缩力异常;③肛门直肠协调障碍;④直肠感觉异常。

第三节　pH　监　测

24 h 食管阻抗－pH 值监测是从患者鼻腔插入一阻抗－pH 值监测电极,放在食管下括约肌上 5 cm 处,体外与记录仪连接,连续记录 24 h 食管 pH 和(或)阻抗值的变化,从而了解食管环境酸碱度、食管排空情况的一种方法[9]。

(一) 适应证

(1) 需明确症状或食管黏膜损伤是否与反流相关。

(2) 具有反流相关症状,但抑酸剂治疗效果不佳。

(3) 评估反流的严重程度,以指导患者用药和预测疗效。

(4) 胃食管手术相关的评估,如抗反流手术的术前和术后评估,以及经口内镜食管下括约肌切开术(peroral endoscopic myotomy, POEM) 术后评估等。

(5) FGIDs 的鉴别,如嗳气症、癔球症。

(二) 禁忌证

(1) 鼻咽部或食管存在解剖结构明显异常的患者。

(2) 无法耐受导管的患者。

(3) 患有精神心理疾病或意识不清无法合作者,以及自行拔管不配合检查的患者。

(4) 严重凝血功能障碍、重度食管静脉曲张、心肺功能不全者。

(三) 检查前准备

(1) 检查前需停用抗酸药(如铝碳酸镁、硫糖铝等)>1 天,停用胃肠道动力药物(如多潘立酮、莫沙必利、伊托必利等) 和 H_2 受体拮抗剂(如雷尼替丁、法莫替丁等) ≥3 天,停用质子泵抑制剂(如埃索美拉唑、奥美拉唑、兰索拉唑、泮托拉唑、艾普拉唑等) 和钾离子竞争性酸阻滞剂 ≥7 天。

(2) 检查前禁食 6~8 h。对于有明显吞咽困难的患者,检查前 1 天晚餐应进流食,必要时延长禁食时间。

(四) 结果分析[10~11]

(1) 食管酸暴露情况:主要指标为食管酸暴露时间百分比(esophageal acid exposure time percentile),定义为 24 h 内食管 pH<4 的时间百分比,中国人通常以食管酸暴露时间百分比>4%作为异常酸反流的标准。

(2) DeMeester 评分:是由总食管酸暴露时间百分比、立位食管酸暴露时间百分比、卧位食管酸暴露时间百分比、酸反流次数、长酸反流次数、最长反流时间 6 个食管酸暴露参数组成的综合评分。DeMeester 评分≥14.72 提示食管存在病理性酸暴露。

（3）症状-反流相关性评价参数：症状-反流相关性评价参数包括症状指数（symptom index，SI）和症状相关可能性（symptom association probability，SAP）。SI≥50%为阳性，提示患者症状与酸反流可能相关；SAP>95%为阳性，提示症状与酸反流相关的可能性大。

（4）其他参数：食管阻抗-pH值监测过程中反流后吞咽诱导蠕动波指数（postreflux swallow induced peristaltic wave index，PSPW index）可反映患者的食管收缩储备情况，辅助GERD诊断并有效鉴别反流性食管炎（reflux esophagitis，RE）、NERD、功能性烧心和健康人。平均夜间基线阻抗（mean nocturnal baseline impedunce，MNBI）反映食管黏膜的完整性和通透性，可辅助GERD诊断，鉴别RE、非糜烂性反流疾病、功能性烧心和健康人，并可预测抗酸治疗疗效。

第四节　胃　排　空

多种方法可用于评估胃排空，主要包括放射性核素显像、同位素呼气试验、无线动力胶囊（wireless motility capsule，WMC）、超声和磁共振成像（magnetic resonance imaging，MRI）检查。

一、适应证

有餐后饱胀、上腹胀、上腹痛、早饱、嗳气、厌食等症状。

二、检查前准备

停止服用可能影响胃排空的药物48~72 h。

三、检查方法

（一）放射性核素显像

放射性核素显像是目前评估胃排空的金标准，最为公认[12]。通常，在不同时间点使用γ相机拍摄摄入^{99m}Tc标记的固体食物后的胃区域。一般认为，胃潴留率1 h>90%，2 h>60%，4 h>10%为固体排空延迟。4 h胃潴留率>10%对胃排空延迟诊断的敏感性为100%，特异性为70%。放射性核素显像可重复性强[13]。测试餐、成像时间、血糖、计量方法等因素会影响放射性核素显像结果。放射性核素显像还有几个缺点：一是某些患者无法耐受固体食物；二是它具有轻微的放射暴露；三是全球范围内，核医学科并未广泛普及。此外，价格昂贵。

（二）呼气试验

放射性核素显像无法开展时，呼气试验是一种替代方法。在测试过程中，将^{13}C标记的

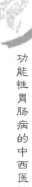

底物(通常为辛酸或螺旋藻)掺入固体食物中。该试验的基本原理:通过呼气中$^{13}CO_2$来反映固体食物中^{13}C标记底物的胃排空率。试验前应禁食 8 h,耗时 4 h,其结果具有可重复性,可与放射性核素显像相媲美。呼气试验的敏感性和特异性分别在 75% ~ 86% 和 80% ~ 86% 之间[14]。由于呼气试验是非侵入性的、易于操作,且没有放射暴露,所以,特别适合重复检查、孕妇或哺乳期妇女及儿童。缺点在于许多因素可能会影响检查结果。例如,由于多种身体因素(如走路、吸收不良、小肠细菌过度生长、胰腺外分泌功能不全,以及严重的肝脏、心脏或肺部疾病)导致的内源性CO_2排出量变化。

(三)无线动力胶囊

无线动力胶囊已获得 FDA 的批准用于检测胃排空。胶囊在测试餐后摄入,然后将 pH、压力和温度信息无线传输到外部的记录仪。它通过胶囊在酸性胃内的停留时间来评估胃排空。无线运动胶囊的胃排空时间与闪烁扫描术 4 h 的胃排空时间总体相关性为 0.73。该方法无放射性,相对安全,并可以测量整个肠道传输时间。但是,它不能直接测量进餐的生理性胃排空,因为胶囊通常是在第 3 时相,空腹状态下,当胃完全排空时,由移行性复合运动排出。

第五节　胃容受性

胃容受性是指当咀嚼和吞咽时,食物对口、食管等外感受器的刺激,可通过迷走神经反射性地引起近端胃舒张,从而使胃更好地容受和储存食物。评估胃容受性有以下几种方法。

一、电子恒压器

目前,评估胃容受性的金标准是电子恒压器。电子恒压器由一个双腔聚乙烯管和一个最大容量为 1~1.2 L 的聚乙烯气囊组成,聚乙烯气囊被放置在胃近端以检测胃底容积的变化。胃电子恒压器在消化不良患者和健康受试者中均显示出优良的可重复性。然而,该技术是侵入性的、耗时、大多数受试者会感到不适,限制了其在临床中的应用。另外,胃气囊会干扰胃的正常生理过程,气囊在胃壁上施加的直接刺激可能会导致胃窦过度松弛并改变胃内食物分布[15]。

二、超声检查

二维和三维超声检查已用于评估胃容受性。超声检查系非侵入性且耐受性良好。但是,腹部气体的干扰给操作带来了技术上的难度,并且检查费时费力。其评估胃容受性的可靠性和准确性需要进一步评估。

三、MRI

与超声类似,MRI 是一种无创测量胃容受性的方法,但更耗时。它一般用于科研目的,在评估胃容受性中的应用尚未得到充分证实。

四、单光子发射计算机断层扫描

单光子发射计算机断层扫描(single photon emission computed tomography, SPECT)最初是由妙佑医疗国际(Mayo Clinic)提出用于测量胃容受性[16]。该技术通过静脉注射[99m]锝标记的高锝酸盐,高锝酸盐被胃的壁细胞和黏液分泌细胞摄取,然后由无创 SPECT γ 照相机拍摄来获取胃壁图像。SPECT 是一种非侵入性检查,与恒压器测量相比,具有可靠性和可重复性。但是,该检测需要昂贵的设备和特殊的软件,存在放射性暴露,需要仰卧位操作,且仅在很少的专业中心可获得。

五、液体营养餐试验

液体营养餐试验是一种简单、无创的测量胃容受性的方法[15,17]。检测时,要求受试者以缓慢的恒定速度饮用液体营养餐,如 Nutridrink® 和 Ensure®,直到达到最大饱腹感。该检测的原理基于以下假说:胃容受性受损导致胃容量下降,表现为最大耐受量降低。液体营养餐试验具有很高的可重复性,并与胃的电子恒压器检测结果具有很好的相关性。另外,其易于操作,无须特殊设备,受试者耐受性好,易于实施。

第六节　胃　电　图

胃电图指置于上腹部表面胃的投影部位的电极记录到的胃电活动,是一种胃电信号的非侵入性的无创检测方法,能反映胃电活动及异常[18]。

一、适应证

(1)功能性消化不良。
(2)胃轻瘫。
(3)不能解释的恶心和呕吐。
(4)怀疑有胃动力紊乱。
(5)观察药物或手术对胃肌电活动的影响。

二、禁忌证

不能静坐或静卧的患者。

三、检查前准备

（1）禁食一晚后于清晨进行检查。
（2）检查前48 h停用影响胃肌电活动药物。
（3）向患者解释检查全过程，取得合作。
（4）嘱患者注意电极及其他无线电波的干扰（移动电话等）。

四、胃电图异常类型

（1）根据胃电频率分类：①胃电节律过缓；②胃电节律过速；③混合性胃电节律紊乱（指既有过速，又有过缓）；④胃电过速节律紊乱；⑤无胃电节律。
（2）根据胃电节律紊乱发生的时间分类：①餐前、后胃电节律正常；②餐前胃电紊乱、餐后正常；③餐前正常、餐后胃电紊乱；④餐前、后胃电均紊乱4种类型。
（3）根据胃电功率分类：①餐后功率增加；②无变化；③降低。

第七节　结肠传输时间

结肠传输时间是指通过测量内容物通过结肠所需的时间来评估,有助于慢传输型便秘的诊断。主要检查方法包括不透X线标志物法、无线动力胶囊和放射性核素显像,3种方法检测结果具有较好的相关性[19-22]。

一、不透X线标志物法

不透X线标志物法具有价廉、无创、易于开展等优点,是目前最广泛接受、最常用的评估结肠传输时间的方法[23]。结肠传输时间是根据服用不透X线标志物后几天内固定时间点获取的腹部放射图像计算的。检查时,患者通常在第0天摄入含有24个不透X线标志的胶囊,分别于6 h、24 h、48 h和72 h拍摄腹部X线片。一般认为,72 h后如果结肠中残留超过20%标志物,则判定为结肠传输时间异常,必要时可进行多次检查。

二、无线动力胶囊

无线动力胶囊无放射性,能连续监测消化道内 pH、压力和温度[24]。这种胶囊通过检测肠道中 pH 的变化来测量结肠传输时间,并可同时检测胃排空和小肠传输时间。在禁食一晚后患者服用胶囊,佩戴射频接收器,胶囊发出的信号传输到接收器,患者通过按接收器按钮记录 3~5 天内的事件(如饮食、排便、症状),并记录日记。无线动力胶囊检查发现:正常结肠运输时间<59 h,全肠道传输时间<73 h。

三、放射性核素显像

放射性核素显像采用连续几天内拍摄的放射性同位素重复成像来计算整个和节段结肠传输时间[25]。常用的放射性核素是^{111}In-DTPA,以树脂包被的胶囊形式吞入,在 pH 为 7.4 时溶于回肠远端,释放^{111}In-DTPA,受试者在摄入后 24 h 和 48 h 进行 γ 相机扫描成像,以识别信号分布。由于价格昂贵,需要专门设备,放射性同位素半衰期短,目前该方法难以普及。

虽然这 3 种方法测量结肠传输时间是同样准确的,但只有放射不透明标记和放射性核素显像可以评估节段结肠传输。

第八节 球囊逼出试验

球囊逼出试验是将带有球囊的导管插入直肠,并且要求受试者在预设时间内将球囊排出,可反映肛门直肠对球囊的排出能力。该试验简单、易行[22, 26]。

一、适应证

该检查作为功能性排便障碍的筛查方法[27]。

二、操作方法

患者取左侧卧位,屈髋屈膝,操作者将球囊润滑后随导管送入直肠中,向球囊中注入50 mL 温水,随后患者转为坐位,在私密的卫生间中尝试将球囊排出。操作者记录患者排出球囊的时间[6]。

三、结果判断

健康者可在 1~2 min 内排出球囊,超过 1~2 min 通常被认为异常。男性通常排出时间较短,排出时间随年龄的增长而延长。

球囊逼出试验敏感性、特异性差别较大,分别为 68%～94%、71%～81%,结果正常并不能完全排除功能性排便障碍;并且它与其他肛门直肠生理检查和排粪造影缺乏相关性[7]。此外,无法判断是否存在与排便障碍相关的解剖异常,如直肠膨出或闭塞性肠套叠。因此,还需要同时进行其他相应的肛门直肠功能检查。

第九节　排　粪　造　影

排便造影是检测模拟排便过程中直肠和盆底活动的影像学技术,能评估肛门直肠和盆底的功能和结构,可以直观地判断排便障碍的器质性或功能性原因[20]。检查方法包括钡剂X线排粪造影(Barium X-ray defecography, BD)与磁共振排粪造影(MRI defecography, MRD)[19, 26]。

一、适应证

(1)难治性便秘。
(2)大便失禁伴盆底器官脱垂。
(3)评估手术疗效,如肛门直肠或盆底病变的手术修复。

二、操作方法

(1)钡剂X线排粪造影:患者取左侧卧位,150 mL硫酸钡与增稠剂混合后灌入直肠刺激排便,随后患者改为坐位并尝试将混合物排出,记录静息及排空时肛门直肠透视图像,可测量直肠参数(长度、直径和容积)、直肠肛管角度、直肠壁形态特征、会阴下降率及排空率[6]。

(2)磁共振排粪造影:磁共振排粪造影可以同时评估盆底解剖、动态运动和直肠排空,能实时显示直肠肛门的运动和排空情况,同时能清晰显示耻骨直肠肌、肛提肌、肛门内括约肌,以及直肠和肛门周围的软组织。与钡剂X线排粪造影相比,磁共振排粪造影不涉及辐射暴露,且更精确,测量结果可重复,但造影剂排空困难可能会降低直肠肠套叠的检测灵敏度。

三、诊断价值

排粪造影的诊断价值尚不明确[28],当肛管直肠测压和球囊逼出试验结果不一致时,或测压正常但球囊逼出时间延长时,常使用钡剂X线排粪造影作为辅助试验[29]。

［1］中华医学会消化内镜学分会.中国胶囊内镜临床应用指南［J］.中华消化内镜杂志,2014,31(10):549-558.

［2］中华医学会消化内镜学分会小肠镜和胶囊内镜学组.中国小肠镜临床应用指南［J］.中华消化内镜杂志,2018,35(10):693-702.

［3］中国医师协会消化医师分会胃食管反流病专业委员会.中国高分辨率食管测压临床操作指南(成人)［J］.中华消化杂志,2020,40(1):3-8.

［4］Yadlapati R, Kahrilas PJ, Fox MR, et al. Esophageal Motility Disorders on High-Resolution Manometry: Chicago Classification Version 4.0©［J］. Neurogastroenterol Motil, 2021, 33(1): e14058.

［5］李飞,王美峰,汤玉蓉,等.《食管动力障碍的测压(第4版芝加哥分类)》更新点解读［J］.中华消化杂志,2021,41(7):492-497.

［6］Carrington EV, Heinrich H, Knowles CH, et al. The International Anorectal Physiology Working Group (IAPWG) Recommendations: Standardized Testing protocol and the London Classification for Disorders of Anorectal Function［J］. Neurogastroenterol Motil, 2020, 32(1): e13679.

［7］王艳,俞汀,汤玉蓉,等.肛门直肠功能检测方法进展［J］.中华全科医学,2020,18(7):1177-1180,1189.

［8］Lee TH, Bharucha AE. How to Perform and Interpret a High-resolution Anorectal Manometry Test［J］. J Neurogastroenterol Motil, 2016, 22(1): 46-59.

［9］中华医学会消化病学分会.2020年中国胃食管反流病专家共识［J］.中华消化杂志,2020,40(10):649-663.

［10］丁雨,俞汀,张灵,等.2018年《胃食管反流病里昂共识》更新点解读［J］.中华消化杂志,2019,39(2):141-144. DOI:10.3760/cma.j.issn.0254-1432.2019.02.017.

［11］中华医学会消化病学分会胃肠动力学组,大中华区消化动力联盟.食管动态反流监测临床操作指南(成人)［J］.中华消化杂志,2021,41(3):149-158.

［12］Tougas G, Eaker EY, Abell TL, et al. Assessment of Gastric Emptying Using a Low Fat Meal: Establishment of International Control Values［J］. Am J Gastroenterology, 2000, 95(6): 1456-1462.

［13］Abell TL, Camilleri M, Donohoe K, et al. Consensus Recommendations for Gastric Emptying Scintigraphy: A Joint Report of the American Neurogastroenterology and Motility Society and the Society of Nuclear Medicine［J］. Am J Gastroenterol, 2008, 103(3): 753-763.

［14］Sangnes DA, Søfteland E, Teigland T, et al. Comparing Radiopaque Markers and 13C-Labelled Breath Test in Diabetic Gastroparesis Diagnostics［J］. Clin Exp Gastroenterol, 2019, 12: 193-201.

［15］Mundt MW, Hausken T, Samsom M. Effect of Intragastric Barostat Bag on Proximal and Distal Gastric Accommodation in Response to Liquid Meal［J］. Am J Physiol Gastrointest Liver Physiol, 2002, 283(3): G681-G686.

［16］Breen M, Camilleri M, Burton D, et al. Performance Characteristics of the Measurement of Gastric Volume Using Single Photon Emission Computed Tomography［J］. Neurogastroenterol Motil, 2011, 23(4): 308-315.

［17］Tack J, Caenepeel P, Piessevaux H, et al. Assessment of Meal Induced Gastric Accommodation by a Satiety Drinking Test in Health and in Severe Functional Dyspepsia［J］. Gut, 2003, 52(9): 1271-1277.

［18］柯美云.胃电图检查及其评判标准(草案)［J］.中华消化杂志,2000,20(6):401.

［19］中华医学会消化病学分会胃肠动力学组,中华医学会消化病学分会功能性胃肠病协作组.中国慢性便秘专家共识意见(2019,广州)［J］.中华消化杂志,2019,39(9):577-598.

［20］中华医学会外科学分会结直肠外科学组.中国成人慢性便秘评估与外科处理临床实践指南(2022版)［J］.中华胃肠外科杂志,2022,25(1):1-9.

［21］Bharucha AE, Lacy BE. Mechanisms, Evaluation, and Management of Chronic Constipation［J］. Gastroenterology, 2020, 158(5): 1232-1249. e3.

［22］Rao SS, Rattanakovit K, Patcharatrakul T. Diagnosis and Management of Chronic Constipation in Adults［J］. Nat Rev Gastroenterol Hepatol, 2016, 13(5): 295-305.

［23］Sharma A, Rao SSC, Kearns K, et al. Review Article: Diagnosis, Management and Patient Perspectives of the Spectrum of Constipation Disorders［J］. Aliment Pharmacol Ther, 2021, 53(12): 1250-1267.

［24］Tillou J, Poylin V. Functional Disorders: Slow-Transit Constipation［J］. Clin Colon Rectal Surg, 2017, 30(1): 76-86.

［25］Bharucha AE, Anderson B, Bouchoucha M. More Movement with Evaluating Colonic Transit in Humans［J］. Neurogastroenterol Motil, 2019, 31(2): e13541.

［26］Carrington EV，Scott SM，Bharucha A，et al. Expert Consensus Document：Advances in the Evaluation of Anorectal Function［J］. Nat Rev Gastroenterol Hepatol. 2018，15（5）：309-323.

［27］中华医学会消化病学分会胃肠动力学组,中华医学会消化病学分会功能性胃肠病协作组. 中国慢性便秘专家共识意见(2019,广州)［J］.中华消化杂志,2019,39（9）:577-598.

［28］Patcharatrakul T，Rao SSC. Update on the Pathophysiology and Management of Anorectal Disorders［J］. Gut Liver. 2018，12（4）：375-384.

［29］Rao SS，Bharucha AE，Chiarioni G，et al. Functional Anorectal Disorders［J］. Gastroenterology. 2016，25：S0016-5085（16）00175-x10. 1053/j. gastro. 2016. 02. 009.

第三章 相关检查

第四章 诊断与治疗

第一节 西医诊断

功能性胃肠病(FGIDs)诊断需要根据病因、病史、临床表现及各项检查进行综合判断[1-2]。

一、病因

(一)心理、社会因素是功能性胃肠病发病的重要原因

精神、心理因素在本病的发生、发展中起举足轻重的作用。现代化的生活节奏,人群面临的工作生活压力,生活应激事件,过度劳累,一时的困难、矛盾等得不到及时的疏解和沟通,均可干扰高级神经的正常活动,影响自主神经功能,常诱发和加重功能性胃肠病的发生和发展。

(二)心理、社会因素是加重功能性胃肠病患者胃肠道表现的主要因素

焦虑、抑郁、恐惧、兴奋、愤怒、厌恶等各种情绪都直接导致胃肠道功能的异常反应,如低动力导致便秘加重,高动力导致腹泻加重等,因此,要特别注意患者近期的情绪变化对疾病的影响,从而对疾病的治疗有一个方向性的指导。

二、病史

(一)现病史

询问患者的症状是否有规律,与饮食关系,上消化道有无上腹部不适或疼痛、早饱、咽部异物感、食欲不振、反复发作的嗳气、两肋和上腹部的胀闷、呃逆、口干、口苦、胸闷,以及是否反酸、厌食、恶心、呕吐、剑突下烧灼感等症状;下消化道有无腹痛、腹胀、腹部膨隆、便秘、腹泻或便秘腹泻交替,以及有无排便困难、排便次数减少或排便不尽感,特别询问患者有无焦虑、抑郁、恐惧、失眠、头痛、注意力不集中等精神症状,还有精神症状与本病的关系,发病前有无不良的生活应激事件,如工作紧张、家庭不和等。

(二)既往史

有无其他消化道器质性病变,有无肝炎、血吸虫病史,如有类似病症,应注意询问既往的

症状、诊断治疗经过及治疗效果,尤其是患者做过的胃镜、X线钡餐透视、腹部B超、肠镜等辅助检查结果。

三、临床表现

(一)咽部异物感

咽部异物感,又称癔球症,以中老年女性多见,表现为咽部的阻塞、胀满感,常有强迫症等精神症状,经常做吞咽动作来缓解症状,但在进食时症状基本消失,无吞咽困难,检查咽喉部及食管段也无器质性病变,但主观感觉明显。

(二)神经性呕吐及神经性厌食

患者呕吐时会伴随条件反射或强烈的癔症等症状,以及某些特定的情境、食物、气味等,伴随夸张的动作、表情,可突然发生,突然中止,间歇期正常。厌食者以青年女性居多,常伴闭经、拒食和剧烈的体重减轻的表现,但难究其病因,自觉良好,无不适感,可能与青年女性以企图节食来保持身材苗条、美观为主要目的有关,长此以往,导致神经性厌食,常伴神经内分泌失调、低体温、低血压等表现。

(三)嗳气

反复发作,在人前尤为频繁发生,此症常伴随癔症的表现。

(四)FD

在临床上,FD无特征性表现,与其他疾病引起的消化不良的症状大体相符,包括上腹痛、早饱、上腹胀、嗳气、恶心、呕吐等症,可单独或多症并发,同时也多伴有明显的精神症状,如失眠、焦虑、头痛、抑郁、注意力不集中等。

(五)IBS

IBS多见于青壮年,老年人少见。典型症状:①腹痛或腹部不适,可持续数分钟至数小时,排气或排便后缓解,腹痛无固定位置,且腹痛不进行性加重。症状白天多见,夜间不发作。②腹泻:多为稀溏便或水样便,腹泻次数每日不等,腹泻一般发生于白天,极少因腹泻而干扰睡眠。常伴有异常紧迫的便急感及受精神紧张或情绪变化的影响,不会发生排便失禁。可同时伴腹胀、肠鸣、排气等增多,但患者一般状态良好,无体重减轻。③便秘:患者诉大便干结或质干如栗,或常诉排便困难,伴有排便不净感,多次如厕仅有少量或无大便排出。④自主神经功能紊乱的症状:除有上述症状外,患者还伴有心悸、胸闷、气短、面红、手足多汗等自主神经功能紊乱的症状。

四、体格检查及实验室检查、器械检查

(1)常无阳性体征或仅有腹部轻压痛。

（2）血常规、尿常规、大便常规、肝功能、肾功能等检测均无异常，多次粪便常规及培养均阴性(至少3次)，粪便隐血试验阴性。

（3）胃镜检查无器质性病变征象，或仅有轻度慢性浅表性胃炎。

（4）X线钡餐检查：无消化性溃疡、胃癌、肠癌等器质性病变，有时可有排空过缓或排空过快等现象，或有结肠激惹现象。

（5）肠镜检查无器质性病变，组织学检查基本正常。

五、诊断

（一）诊断程序[3]

在全面病史采集和体格检查的基础上，应先判断患者有无下列提示器质性疾病的"报警症状和体征"：45岁以上，近期出现消化不良等症状；有消瘦、贫血、呕血、黑便、吞咽困难、持续性腹泻、夜间腹泻、大便中带血、顽固性腹胀、贫血、低热、腹部肿块、黄疸等；消化不良等症状进行性加重。对有"报警症状和体征"者，必须进行全面检查直至找到病因。对年龄在45岁以下且无"报警症状和体征"者，可选择基本的实验室和器械检查。亦可先予经验性治疗2~4周观察疗效，对诊断可疑或治疗无效者有针对性地进一步检查。

（二）FGIDs的诊断参考

目前FGIDs诊断主要参考不断更新的罗马诊断标准[4-6]。FGIDs的罗马委员会分类主要依据症状，而非生理学标准，因为它在临床实践中有用而备受青睐，有限的生理学紊乱(如动力)证据就可完全解释患者的症状，而正是这些症状促使患者就医的。但是，如在直肠肛门功能障碍等疾病中，生理学标准如能增加诊断的精准度，则仍然可被接受。以解剖区域(如食管、胃十二指肠、肠道、胆道和直肠肛门)做疾病分类的前提是假设具有相同的特点，以这些特点为基础做出诊断，并根据相关的器官位置进行治疗。

FGIDs诊断可参考罗马Ⅳ标准或者国内FGIDs相关指南共识意见，具体可见本书相关内容。

第二节 西医治疗

FGIDs病情多呈慢性病程、反复发作，目前尚无根治方法。治疗目的以缓解症状、提高生活质量为主。西医治疗措施主要如下[7]。

一、一般治疗

通过详细询问病史、日常饮食、生活习惯，寻找发病病因、诱因并设法去除。向患者详细解释疾病的性质、特点及注意事项，建立、恢复、增加信心。此外，对不良生活及饮食结构、生活方式予以指导,嘱患者饮食不偏嗜、规律、定量,注意营养均衡,避免过量烟酒及生冷刺激性食物。

二、药物治疗

(1)促胃动力药目前常用多巴胺受体拮抗剂,如多潘立酮、甲氧氯普胺等。

(2)抑制胃酸分泌药包括 PPI,如雷贝拉唑、兰索拉唑、奥美拉唑等。还有 H_2 受体拮抗剂,如西咪替丁、雷尼替丁、法莫替丁等。

(3)内脏感觉过敏药物如 5-HT 类制剂,外周 K 受体激动剂,速激肽受体阻滞剂。临床上较常用的有 5-HT$_3$ 受体拮抗剂,如阿洛司琼、恩丹西酮、昂丹司琼;5-HT$_4$ 受体激动剂,如莫沙必利、普芦卡必利;5-HT$_1$B/D 受体激动剂,如舒马曲坦。阿片受体激动剂是一种存在于胃肠黏膜和黏膜下的吗啡样神经活性物质,临床常用的如纳洛酮、爱维莫潘。

(4)胃肠激素是一种高效能生物活性物质,如胃泌素、促胰液素、MLT 受体激动剂(如琥乙红霉素或大环内酯类激动剂)、CCK、SS、SP 等。

(5)消化酶和微生物制剂临床常用于改善与进餐相关的腹胀,肠道菌群失调所致的腹泻、便秘等症状。改善肠道菌群微生物制剂,如双歧杆菌三联活菌制剂、乳酸杆菌片、地衣芽孢杆菌活菌制剂等。肠道微生态制剂在改善腹泻、腹胀、腹痛等症状的同时还可改善患者焦虑、抑郁等症状。

三、心理干预

治疗包括心理治疗、认知行为治疗、放松治疗、催眠治疗、生物反馈治疗等。治疗上可采用抗抑郁药物,如三环类制剂,常用丙咪嗪、阿米替林;5-羟色胺选择性再摄取抑制剂(serotonin-selective reuptake inhibitor, SSRI),如帕罗西汀、盐酸氟西汀等。采用心理治疗对于 FGIDs 并不是以达到治愈为目的,而是消除对疾病的恐惧心理,进而缓解临床症状,减少症状发作的频率和严重程度,提高生活质量。

近年来的研究结果显示,脑-肠轴失调是 FGIDs 重要发病机制。脑-肠轴与精神心理因素、胃肠动力障碍、内脏高敏感、肠道菌群失调等方面均有联系[8]。

目前临床上多用低剂量抗抑郁药物联合常规药物治疗 FGIDs 以避免常规剂量抗抑郁药物的不良反应。小剂量三环类抗抑郁药阿米替林联合促胃动力药和抑酸药可有效缓解 FD 患者的症状,同时改善焦虑抑郁情绪和睡眠质量。可应用于常规药物治疗无效后的难治性 FD 患者。黛力新是三环类抗抑郁复合制剂。研究发现常规胃肠药物联合应用黛力新的治疗效果更佳,且可提高患者的睡眠质量。除应用抗抑郁药物治疗功能性脾胃病的焦虑、抑郁问题,目前主张采取认知行为干预疗法,包括认知行为教育、情绪作用认识 ABC 理论、识别负性想法、认知重建等内容。认知行为干预疗法可持续有效地提高功能性脾胃病患者生活质量。

中枢神经系统通过 HPA 对胃肠功能进行调节。刺激 HPA 可引起生长激素释放肽、5-HT 等多种脑-肠肽的变化[9]。实验[10]发现 FD 患者的生长激素释放肽水平低于正常人,生长激素释放肽可通过迷走神经促进胃动力,并加快胃排空,表明生长激素肽可以通过促进胃肠道动力而缓解 FD 患者的胃肠道症状。应用 5-HT 制剂可改善患者临床症状,如 SSRI 帕罗西汀联合心理干预可改善伴有抑郁症的 FD 患者的抑郁心理,提高胃排空率,并且有较高安全性。

四、神经调节

神经调节主要通过外周药理学靶向性作用或电刺激神经系统不同水平或者直接刺激肠道肌层从而改变胃肠道状态,争取恢复脑-肠神经系统平衡。电刺激法,又称胃肠起搏,临床上用胃肠起搏治疗功能性脾胃病可明显改善胃肠症状,收效甚佳。

第三节　中医治则治法

中医中并没有功能性胃肠病这一病名,但根据患者的不同临床症状,该病可归属于中医"痞满""胃脘痛""嘈杂""反酸""腹痛""泄泻""便秘"等脾胃病范畴,其病位主要在脾、胃、肠,与心、肾、肝、胆诸多脏腑均有密切联系[11-14]。病因与感受外邪、饮食不节、劳逸失度、情志失调、禀赋不足相关。病机多为中焦气机不利,脾胃升降失职,肝胆疏泄失常[15-16]。

一、功能性胃肠病的辨证要点

(一)辨病结合辨证

首先要辨明是什么疾病,明确中西医对应诊断,结合现代医学的理论知识,整体把握该病的发生、发展及预后,尤其要排除消化道恶性肿瘤,以免贻误病情。在此基础上,强调辨证论治,总结患者目前所处阶段的病理变化本质,明确证候,从而制定对应治则治法,再进行选方用药[17]。

(二)辨明受病脏腑

以脏腑为纲的辨证主要用以明确病位,进而有侧重的治疗[18]。

1. 脾胃气机升降失常

脾胃气机升降失常可出现胃气不降、胃气上逆、脾气不升、脾气下陷等证候,胃气不降则糟粕不能下传,多出现上腹胀闷、食欲不佳、便秘的症状;胃气上逆可见呃逆、反胃、呕吐等症状;脾气不升则湿浊阻滞,可见脘腹满闷、肢体困倦或面色萎黄、神疲懒言、头晕目眩等症状;而脾气下陷则可见脘腹下坠、大便稀薄、脱肛等症状[19]。

2. 肝胆疏泄失常

肝木横逆乘土表现为胃脘胀满、纳呆、便溏等症状;肝郁日久,化热犯胃表现为胃脘灼痛、口干、吞酸、烦躁失眠等症状;肝虚胃寒,厥阴浊阴上逆表现为胃脘疼痛、四肢不温、干呕、吐涎沫等症状。

3. 心主神志功能失常

心神失调,脾胃纳运功能异常,就会出现纳呆、脘胀、便溏或便秘等症状,同时会伴随胸闷、心烦、失眠、焦虑等心失所养的症状[20]。

4. 肾主水谷代谢功能失常

《素问·水热穴论》曰:"肾者,胃之关也。关门不利,故聚水而从其类也。"在水液代谢方面,如果肾不布水,就会出现浮肿、癃闭;如果肾不摄水,就会出现尿失禁、遗尿、消渴等;在谷物代谢方面,如果肾虚失于推动,就会使得胃气上逆,进而出现嗳气、反酸、胃脘痛、腹胀、恶心、呕吐、呃逆等;如果肾虚失于固摄,脾不升清,就会出现久泻、滑脱等症状。

(三)辨别寒热

寒证可见脘腹冷痛,遇寒则重,得温则缓,或大便艰涩,或大便清稀,完谷不化,可兼见手足不温,口淡不渴,舌淡苔白,脉沉迟等;热证可见脘腹灼痛,来势急迫,遇热加重,得寒则缓,或大便干结,或泻下臭秽急迫、肛门灼热,可兼见身热,面红心烦,口干欲饮,口臭,小便短赤,舌红苔黄,脉数等。

临床上寒热错杂亦多见。上热下寒或胃热肠(脾)寒者可见胃脘痞满伴肠鸣、大便稀溏或上腹部灼热、嘈杂,口干口苦,同时兼有畏寒怕冷,受凉后胃脘胀满、隐痛加重,舌苔黄白相间等;上寒下热者可见胃脘冷痛、恶心、呕吐清涎,舌苔白,同时兼有腹胀便秘、尿频、尿痛、小便短赤等[21]。

(四)分清虚实

本病虚者多为气虚,实则有气滞、血瘀、食积、痰饮等。虚证可见脘腹疼痛绵绵、痛处不定,喜温喜按,或胃脘痞塞不舒,食少纳呆,或大便溏薄,反复发作,兼见神疲肢冷,口不渴,小便利,舌淡苔白,脉虚无力;实证可见脘腹疼痛拒按,固定不移,或胃脘痞塞,纳多胀甚,空腹则缓,常伴便秘,或急性暴泻,泻后痛减,兼见舌苔厚腻,脉实有力。FGIDs因其病程较长,在病性方面以虚证居多,亦可出现因虚致实、因实致虚、上实下虚、上虚下实等虚实夹杂之证。

二、FGIDs 的治疗原则

FGIDs因脾胃虚弱,气机郁滞,运化失司,升降失常所致,故而治疗上以通为要,以降为顺,调理脾胃升降,疏肝理气、开郁散滞,寒热平调。从健脾入手,辨证论治,兼顾脾胃与五脏六腑,根据寒热虚实,实者泻之、虚者补之、寒者热之、热者寒之。若病情处于寒热虚实兼夹或互相转化时,当随证而施治。

FGIDs是典型的身心疾病,精神情志因素在发病中常起着重要作用,故而除药物治疗外,调畅情志、以情胜情也是重要的治疗方法。同时也可以联合针刺、电针、艾灸、穴位贴敷、穴位埋线等中医外治法进行综合治疗[22-24]。

三、FGIDs 的常用中医治法

（一）调和脾胃升降

脾病常用的治法有补脾、温脾、滋脾、升阳、化湿等，以温补为主。胃病常用的治法包括和降、泻下、温胃、清胃、养阴、消导等，以通降为顺[25-26]。

1. 健脾益气法

健脾益气法多用于脾胃虚弱，中气不足证。患者主要表现为疲劳乏力、四肢酸软、腹胀、便溏或便秘、纳差等症状，舌淡红或边有齿痕、苔薄或腻，脉细软无力或细滑。

2. 温阳健脾法

温阳健脾法多用于脾胃虚寒证。患者主要表现为肢体畏冷、厌食生冷、腹痛绵绵、喜温喜暗、大便稀溏或完谷不化、纳差、早饱、神疲乏力等症状，舌质淡胖或有齿痕、苔白滑，脉沉迟无力。

3. 燥湿健脾法

燥湿健脾法多用于湿浊困脾证。患者主要表现为脘腹痞闷，腹痛便溏，口腻纳呆，泛恶欲呕，头身困重，面色晦黄，或肢体浮肿、小便短少等，舌淡胖苔白腻，脉濡缓或沉细。

4. 清热化湿法

清热化湿法多用于湿热蕴脾证。患者多见脘腹痞闷，腹痛，呕而口苦，纳呆食少，大便秘结，或溏泄不爽，或伴肛门灼热，小便短黄等，舌红苔黄腻，脉滑或濡数。

5. 和胃降逆法

和胃降逆法多用于胃气上逆证。患者主要表现为恶心反酸、呃逆、烧心、呕吐、腹胀、情绪烦躁等，舌红苔薄或腻，脉弦滑。

6. 温胃散寒法

温胃散寒法多用于寒邪客胃证，临床表现有虚有实。实寒者表现为胃痛绵绵，泛吐清水，或脘胀疼痛，持续不已，感寒或饮冷后加重，怕冷喜热，得温稍舒，或见呃逆，舌苔薄白而滑，脉来沉弦；治疗上当以温中散寒为主。虚寒者表现为胃脘隐痛，饥饿时明显，食后减轻，喜温喜按，多食则不易消化，泛吐清水，大便溏软，舌淡苔白，脉细软无力；治疗上以温胃益气，缓中补虚为主。

7. 消食导滞法

消食导滞法多用于饮食积滞证。患者多见脘腹胀满、疼痛不舒，嗳腐酸臭，不思饮食，或腹痛肠鸣，大便或溏或结，或泻下粪便臭如败卵，泻后痛减，或伴见潮热汗出、口疮、牙痛等症状。

（二）调和生克制化

土虚木乘、肝木克土在 FGIDs 中尤为常见。治疗上要实现肝、脾、胃正常的生克制化，以复脏腑生理功能。调肝理脾、疏肝和胃都是临床常用的 FGIDs 的治法。同时脾与心、肾、肺之间也同样存在着生克制化的密切联系，调整太过与不及，分清主次，控制传变，确立有效的治则与治法。

1. 抑肝扶脾法

抑肝扶脾法多用于肝郁脾虚证。患者多表现为心下痞满,食欲不振,恶心,腹痛欲泻,泻后痛减,肠鸣,大便溏结不调,因情志因素诱发或加重症状,胁肋或胀或痛,急躁易怒,精神紧张焦虑抑郁,善太息,心烦不寐,舌胖大,边有齿痕,苔薄,脉弦细等症状。

2. 疏肝和胃法

疏肝和胃法多用于肝胃不和证。患者多表现为脘腹胀满为甚,疼痛连及胸胁,嗳气呃逆,吞酸嘈杂,或情志抑郁,善太息,急躁易怒,舌红苔薄或腻,脉弦,因情志因素致病或加重病情。

3. 益火补土法

益火补土法多用于脾肾阳虚证。患者多表现为脘腹痞满冷痛,晨起腹泻或五更泻,多因遇冷诱发或加重,得温后症状可缓解,食欲不振,饮食不化,小便不利,夜尿频,腰酸膝冷,腰膝无力,手足冷,畏寒,舌淡胖,苔白滑,脉沉等症状。

4. 调和心脾法

调和心脾法多用于心脾两虚证。患者多表现为食少纳呆、脘腹胀满、便秘或腹泻、乏力、四肢沉重等脾胃运化功能失常的症状之外,还会出现心悸、心烦、失眠多梦等心失所养、心神不安的症状。

5. 调肺理脾法

调肺理脾法多用于肺脾气虚证。患者常见食少、腹痛、腹胀、肠鸣、便秘等症状;多伴有呼吸急促,咳嗽等肺失宣肃的症状。

（三）调和寒热虚实

调和寒热虚实多用于寒热错杂、虚实夹杂证,患者可见胃脘痞满,大便稀溏、肠鸣或上腹部灼热,恶心干呕,嗳气反酸,嘈杂,口干口苦,同时兼有畏寒怕冷,受凉后胃脘胀满、隐痛加重,舌苔黄白相间等症状。治疗多以辛开苦降、寒温并调为主。张仲景首创的辛开苦降法是根据脾胃的生理、病理特点制定的,是调和脾胃寒热的第一大法,由此形成的代表方——半夏泻心汤,可使阴寒得散,寒热协调,上下气机升降有序而病愈。

---------------------------------- **参 考 文 献** ----------------------------------

［1］Drossman DA. 罗马Ⅳ:功能性胃肠病肠-脑互动异常:原书第4版(第2卷)[M].方秀才,侯晓华,主译.北京:科学出版社,2016.

［2］张海青.功能性胃肠病的诊断和治疗[J].大家健康(学术版),2015,9(14):288-289.

［3］葛均波,徐永健,王辰.内科学[M].第9版.北京:人民卫生出版社,2022.

［4］徐三荣.功能性胃肠道疾病罗马诊断标准的历史变迁及标准Ⅳ[J].中华诊断学电子杂志,2016,4(3):184-190.

［5］安婧,刘诗.功能性胃肠病罗马Ⅳ诊断标准解读[J].医学新知杂志,2017,27(5):501-502.

［6］方秀才.中国功能性胃肠病规范化诊治的特殊性[J].胃肠病学和肝病学杂志,2019,28(4):361-364.

［7］王作玉,杜锦辉.功能性胃肠病的中西医结合诊治进展[J].内蒙古中医药,2020,39(4):163-165.

［8］贾文君,杜锦辉.中西医在功能性胃肠病的临床应用与进展[J].实用中医内科杂志,2021,35(5):99-102.

［9］张宇迪,刘纯伦.功能性消化不良与脑-肠轴[J].胃肠病学和肝病学杂志,2019,28(8):939-941,946.

［10］黄婷,黄适,赵海燕,等.生长激素释放肽与功能性消化不良相关性研究进展[J].吉林中医药,2018,38(10):1237-1240.

［11］张声生,钦丹萍,周强,等.消化系统常见病功能性消化不良中医诊疗指南(基层医生版)［J］.中华中医药杂志,2019,8:3619-3625.

［12］黄穗平,孟立娜,唐旭东,等.消化系统常见病功能性腹胀中医诊疗指南(基层医生版)［J］.中华中医药杂志,2019,9:4148-4154.

［13］魏玮,尹璐,刘力,等.消化系统常见病功能性腹泻中医诊疗指南(基层医生版)［J］.中华中医药杂志,2020,3:1360-1364.

［14］温艳东,李保双,王彦刚,等.消化系统常见病肠易激综合征中医诊疗指南(基层医生版)［J］.中华中医药杂志,2020,7:3518-3523.

［15］张声生,魏玮,杨俭勤.肠易激综合征中医诊疗专家共识意见(2017)［J］.中医杂志,2017,18:1614-1620.

［16］张声生,赵鲁卿.功能性消化不良中医诊疗专家共识意见(2017)［J］.中华中医药杂志,2017,6:2595-2598.

［17］杨旭.朱方石教授功能性胃肠病诊治经验及用药规律的整理研究［D］.南京:南京中医药大学,2021.

［18］马珑,陈松,刘溪泉.“五脏一体观”辨治功能性胃肠病躯体化障碍思路探讨［J］.吉林中医药,2020,12:1566-1568.

［19］温永天,王凤云,唐旭东,等.运用调中复衡理论诊治功能性胃肠病症状重叠的思路和方法［J］.中医杂志,2022,63(1):17-20.

［20］杨任,游绍伟,詹亚梅,等.从心胃相关理论探讨功能性胃肠病［J］.光明中医,2020,12:1805-1807.

［21］张声生,杨静.中医药治疗功能性胃肠病大有可为［J］.世界华人消化杂志,2007,33:3457-3461.

［22］滑永志,夏军权.和法在功能性胃肠疾病中的应用［J］.新中医,2014,6:243-244.

［23］宋先念.基于梁超教授学术思想治疗功能性胃肠病的经验挖掘分析［D］.成都:成都中医药大学,2017.

［24］陈坚翱.杨少山名中医学术思想总结及其诊治功能性胃肠病用药规律探析［D］.杭州:浙江中医药大学,2016.

［25］徐素美,陈鑫丽,张烁,等.国医大师葛琳仪从气论治功能性胃肠病［J］.中华中医药杂志,2020,7:3418-3420.

［26］王凤云,卞兆祥,康楠,等.从脾论治功能性胃肠病［J］.中医杂志,2014,11:920-923.

功能性胃肠病的中西医结合治疗

中篇 疾病篇

第五章 功能性烧心

功能性烧心（functional heartburn，FH）指发作性胸骨后烧灼样不适或疼痛，足量的抑酸治疗无效，且缺乏 GERD、黏膜的组织病理异常、主要的动力障碍性或结构性疾病的证据。功能性烧心的病理生理机制尚不清楚，主流研究围绕食管内脏敏感性、酸反流、精神心理因素、食管动力异常等。社区人群中烧心症状患者比例相对较高，西方国家可达 20%~40%，亚洲国家也有 5%~10%。但其流行病学调查中包含了大量的非糜烂性反流疾病，尚缺乏根据功能性烧心罗马Ⅲ标准进行的资料研究。

第一节　临床表现和相关检查

一、临床表现

功能性烧心以胸骨后烧灼样疼痛为主要表现，其症状往往白天明显，亦可伴嗳气、反胃、腹胀、上腹不适、早饱等。可由某种食物、卧位或腰带过紧等诱发或加重，并无非糜烂性反流疾病的其他临床症状。其主要表现：①胸骨后的烧灼感，严重者可表现为疼痛，部分患者可扩散至前胸、颈部，卧位或前躬位可加重症状。②饱餐后易发作，阿司匹林、白薯、咖啡、浓茶、尼古丁可诱发加重临床症状。③直立位、饮水或口服制酸药物可缓解。

二、相关检查

检查主要用于排除器质性病变，评估食管功能。

（一）内镜检查

应确保所有患者最终确诊为功能性烧心之前均接受过内镜检查。①推荐在>50 岁的烧心患者中进行内镜检查排除巴雷特食管（Barrett esophagus）；②在具有警报征象的烧心患者中排除严重的黏膜损伤和（或）肿瘤；③初始 PPI 治疗无效也可进行内镜检查。

（二）食管活检

即使内镜下食管黏膜正常仍需要进行食管活检排除嗜酸细胞性食管炎。食管黏膜组织病理学有助于鉴别非糜烂性反流疾病与功能性烧心。通过有经验的胃肠病理医生评估,可区分非糜烂性反流疾病和功能性烧心(敏感性为85%,特异性为63%,阳性预测值为71%,阴性预测值为80%)。

(三) 食管压力测定和食管阻抗-pH值监测

通常食管压力测定在反流监测前进行,可定位下食管括约肌,指导放置pH或者pH阻抗导管,并且可以排除贲门失弛缓症和主要的食管动力障碍疾病。

功能性烧心的定义基于对症状与反流事件在时相上的关系的评估结果的解读,包括症状指数(symptom index, SI)、症状相关概率(symptom association probability, SAP)或两者综合采用。SI和SAP的一致性较差,且这些指数的临床准确性尚不明确。此外,确定反流与症状因果关系的理想时间间隔仍存在争议。尽管已有报道使用双倍剂量PPI时食管阻抗-pH值监测的正常值,由于缺乏临床转归相关的研究数据,食管阻抗-pH值监测中反流次数对诊断功能性烧心的权重仍不明确。

第二节　西医诊断和鉴别诊断

一、西医诊断

必须包括以下所有条件:①胸骨后烧灼样不适或疼痛;②优化的抑酸治疗症状无减轻;③无胃食管反流或嗜酸细胞性食管炎导致该症状的证据;④无主要的食管动力障碍性疾病。

诊断前症状出现至少6个月,近3个月符合以上诊断标准,且症状出现频率为至少每周2日。

根据烧心症状与酸反流是否有关,功能性烧心分为2种亚型:①烧心症状与酸反流的相关性较好。其症状指数>50%,但这仅占少数,推测这些患者对生理性反流高度敏感。由于患者每天的胃食管反流情况不尽一致,食管阻抗-pH值监测技术上可能会漏诊某些病理性酸反流。②烧心症状与酸反流无关。这占功能性烧心的多数,其病因不明,可能与吞气所致的食管机械性扩张、胆盐和胰酶的反流、高度灌注食管等因素有关,需要进一步研究。

二、鉴别诊断

(一) GERD

烧心是GERD最常见症状,应行胃镜检查和(或)24 h食管阻抗-pH值监测予以鉴别。GERD患者食管中下段有红斑、渗出、黏膜变脆、糜烂、溃疡、狭窄等病变,病理活检示基底细胞层增厚,乳头向上皮腔延长,固有膜炎性细胞浸润、糜烂、坏死、巴雷特食管等病变。24 h食管阻抗-pH值监测示pH<4的时间在4%以上(或超过1 h)。

（二）非糜烂性反流疾病

非糜烂性反流疾病与功能性烧心在发病机制、临床特点及抑酸疗效等方面均有不同。若热心患者内镜检查无食管炎表现，但存在病理性反酸，高度考虑非糜烂性反流疾病；或其食管内酸反流在生理范围，临床症状与反流有关，考虑反流高敏感；或其食管内酸反流在生理范围，而临床症状与反流无关，但PPI治疗反应良好，也需考虑是与非糜烂性反流疾病相关的烧心。但烧心患者，镜下检查无食管阳性表现，食管内酸反流在生理范围内，临床症状与反流不相关，且PPI治疗不满意，则需考虑为功能性烧心。

（三）反流高敏感

总体来说，烧心患者进行内镜检查无异常发现（包括活检）后，若在停用PPI时进行的反流监测提示酸暴露增加，则可归入非糜烂性反流疾病；如果酸暴露正常，但酸或弱酸反流与症状相关，则可归入反流高敏感；如果这些情况都不存在，则可诊断为功能性烧心。

（四）贲门失弛缓症

贲门失弛缓症（AC）以吞咽困难为主要症状，部分患者亦可出现烧心、胸痛等症状。主要表现为食管不蠕动和LES不能完全松弛。它引起临床症状的可能机制：①食物潴留于食管内，引起食管扩张；②食管下括约肌压力明显增加；③食管体部出现高幅度的同步性收缩。

诊断贲门失弛缓症主要依靠食管吞钡造影和HRM。食管吞钡造影可见扩大弯曲的近端食管，远端逐渐变窄，呈现出"鸟嘴样"改变。食管测压的特点重点表现为在吞咽时食管下括约肌松弛障碍。

（五）弥漫性食管痉挛

弥漫性食管痉挛（diffuse esophageal spasm，DES）是一种高压型食管蠕动异常的食管动力障碍性疾病，以吞咽困难、胸痛为主要表现，部分患者可有烧心症状。食管吞钡造影提示食管下段蠕动波减弱或食管中下段出现强烈的痉挛性收缩，可存在食管呈串珠状或螺旋状狭窄。HRM的特征性表现为高幅宽大、畸形的蠕动波，其波幅>20 kPa、持续时间>6 s、食管体部蠕动速度减慢，而食管上括约肌和食管下括约肌功能基本正常。

（六）冠心病

冠心病以心绞痛为主要症状，但部分患者心绞痛呈灼痛，类似于烧心，可做心电图、运动试验等检查，必要时可作冠状动脉造影。

（七）高收缩食管

高收缩食管是一种以食管动力异常-症状性高动力性食管蠕动（高幅蠕动收缩并伴有收缩时限的延长）为主要特点的原发性食管运动障碍性疾病，40岁以后多见，女性多于男性。胸痛是高收缩食管的突出的临床症状，部分患者可有烧心症状。典型表现为胸痛，呈慢性、复发性或间断发作，常位于胸骨后或剑突下，程度多较剧烈，呈绞榨样痛。

（八）嗜酸细胞性食管炎

嗜酸细胞性食管炎（eosinophilic esophagitis，EoE）是一种慢性食管炎性疾病，临床上以食管功能障碍及食管壁大量嗜酸性粒细胞浸润为主要特征。诊断目前主要沿用2013年美国胃肠病学会（American College of Gastroenterology，ACG）提出EoE临床指南。该指南推荐诊断EoE需要具备以下标准：①有食管功能障碍的相关症状；②食管活检显示以嗜酸性粒细胞为主的炎症，且嗜酸性粒细胞计数≥15个/HP；③黏膜嗜酸性粒细胞增多仅存在于食管，且在PPI试验治疗后仍持续存在；④排除其他引起食管嗜酸性粒细胞增多的原因。因此，鉴别诊断主要依靠内镜下食管活检。

第三节 中医诊断和常见证型

一、中医诊断

中医学中尚无功能性烧心的病名，认为其大多属于吐酸、吞酸、嘈杂、食管瘅等范畴。功能性烧心患者以烧心、吐酸、嘈杂为主，常兼见胸骨后灼痛、咽喉不适、口苦、胃痛、嗳气、痞满、恶心、纳呆等症状。

二、常见证型

目前功能性烧心的证型尚无统一的认识，参考"吐酸"等的治疗及临床医家的经验，功能性烧心主要有以下常见中医证型。

（一）常见主证

1. 肝胃郁热证
主症：①烧心，胃脘灼痛；②心烦易怒。
次症：①口干口苦；②牙龈肿痛；③便干溲赤。
舌脉：①舌质红，苔黄；②脉弦滑。

2. 脾胃湿热证
主症：①烧心；②纳呆。
次症：①胃脘痞满，食后加重；②口中黏腻，头身困重；③大便不爽或便溏。
舌脉：①舌质红苔腻；②脉滑或弦滑。

3. 胃阴不足证
主症：①烧心；②口干。
次症：①胃脘隐隐作痛，尤以饥饿时甚；②纳呆或似饥而不食；③心烦少寐。
舌脉：①舌质嫩红少津，少苔或无苔；②脉细。

（二）常见兼证

1. 食滞

症见进食后烧心明显,伴见胃脘胀满,嗳腐吞酸,恶心时作,呕吐,呕吐物为胃中宿食。苔腻,脉滑。

2. 阳虚

症见烧心不甚,时发时止,或泛吐清水,喜温喜按,疲劳乏力,畏寒,便溏。舌淡苔薄白或白,脉沉细。

3. 瘀阻

症见烧心反复,日久不愈,夜间为甚,与饮食无关。舌质暗红,或有瘀点瘀斑,脉弦涩。

第四节 西 医 治 疗

一、抗酸及促动力治疗

功能性烧心的西医治疗可参考胃食管反流病。有烧心症状时,可选用抗酸药(如硫糖铝、铝碳酸镁等)。如这些药不能缓解症状可选用促动力药(如多潘立酮、莫沙必利等)、H_2 受体拮抗剂(如法莫替丁、雷尼替丁等)和 PPI(如奥美拉唑、兰索拉唑、泮托拉唑等)。

二、抗焦虑药或抗抑郁药治疗

有焦虑或抑郁的患者可用抗焦虑药或抗抑郁药治疗。因为功能性烧心的主要病理生理机制为内脏高敏感,因此疼痛调节剂,如小剂量的三环类抗抑郁药和 SSRI 的应用是合理的,用药方案可参考功能性胸痛。

第五节 中 医 治 疗

一、中医内治法

（一）常见主证辨证论治

1. 肝胃郁热证

治法:清肝和胃。

主方:左金丸合大柴胡汤。

药物:黄连、吴茱萸、柴胡、黄芩、芍药、半夏、枳实等。

加减:①肝郁化火明显,胸胁胀痛者可加牡丹皮、山栀子,或合丹栀逍遥丸加减;②反酸明显者,可加抑酸和胃之煅瓦楞子、海螵蛸等;③口干明显者加天花粉、石斛、麦冬。

2. 脾胃湿热证

治法:清热化湿和胃。

主方:连朴饮加减。

药物:黄连、厚朴、半夏、山栀、石菖蒲、淡豆豉等。

加减:①腹胀者,可加大腹皮、紫苏梗、枳壳、槟榔等;②伴食滞者,可加焦山楂、神曲、谷芽、麦芽、莱菔子等;③大便黏腻,苔垢,可加槟榔、草果、藿香等;④多酒食者,加葛花、枳椇子、砂仁等。

3. 胃阴不足证

治法:养阴和胃。

主方:沙参麦冬汤加减。

药物:沙参、麦冬、玉竹、天花粉、白扁豆、桑叶等。

加减:①烧心明显者,可加煅瓦楞子、乌贼骨、凤凰衣等;②伴食滞者,可加焦山楂、神曲、谷芽、麦芽等;③伴便溏者,可合参苓白术散加减;④伴便干者合增液承气汤加减。

(二)常见兼证加减用药

1. 食滞

食滞兼见于各个证型,加以消食导滞。常用方剂保和丸(神曲、山楂、茯苓、半夏、陈皮、连翘、莱菔子)。临证用药当讯何因所致,一般多取炒谷芽、炒麦芽、焦山楂、焦神曲,如酒食伤脾,加葛花、枳椇子、砂仁;瓜果或冷饮伤中,取草果仁、丁香、肉桂;豆制品积滞不消,用枳实、莱菔子;肉食或乳制品所伤,加草果,重用山楂;甜食所伤,选佩兰、炮姜、陈皮;腹胀,积滞明显,大便不畅,加枳实、木香、槟榔,甚者合以大黄。

2. 阳虚

阳虚多伴上腹痛,空腹易作,脉细弦,取黄芪建中汤(黄芪、桂枝、白芍、生姜、炙甘草、大枣、饴糖);烧心受寒易作,或加重,加高良姜、香附等。

3. 瘀阻

瘀阻兼见于各个证型,可伴上腹痛。正治不应,可合以活血化瘀以清瘀热,可选用牡丹皮、赤芍、蒲黄、五灵脂、莪术等。

(三)中成药治疗

1. 达立通颗粒

功能清热解郁,和胃降逆,通利消滞。用于肝胃郁热所致烧心,症见胃中灼热、嘈杂泛酸、脘腹疼痛,以及胃脘胀满、嗳气、纳差、动力障碍者。

2. 荆花胃康胶丸

功能理气散寒,清热化瘀。用于寒热错杂、气滞血瘀所致的反酸、嘈杂、口苦、胃痛或胀、嗳气。

3. 三九胃泰颗粒

功能清热燥湿,行气活血,柔肝止痛。用于湿热内蕴、气滞血瘀所致的胃痛、烧心,症见脘腹隐痛、饱胀反酸、恶心呕吐、嘈杂纳减。

4. 香砂平胃颗粒

功能健脾燥湿。用于脾虚湿蕴导致的烧心、嘈杂,多兼见胃脘胀痛,苔腻。

5. 丹栀逍遥丸

功能疏肝解郁,清热调经。用于肝郁化火所致烧心、嘈杂,症见胸胁胀痛,烦闷急躁,口干,或见月经不调,乳房胀痛。

6. 养胃舒颗粒

功能滋阴养胃。用于胃阴不足所致的胃脘灼热,隐隐作痛,口干等症。

二、针灸治疗

针刺治疗具有操作简单、费用低廉的特点,且并非单纯改善症状,根据经络穴位功能主治,辨证施治,同样可取得较好的疗效。可适当选用膻中、内关、足三里、太冲等穴位。

(1)膻中穴:为心包募穴、八会穴之气会穴,有疏肝解郁、开胸顺气之功。

(2)内关穴:为手厥阴心包经腧穴,有宁心安神、理气止痛之功。

(3)足三里穴:为足阳明胃经下合穴,主治一切胃肠疾患,配合内关穴,有和胃降逆、宽中利气之功。

(4)太冲穴:为足厥阴肝经腧穴,有疏肝解郁之功。

(5)内庭穴:为足阳明胃经的荥穴,刺之可清泄胃热。

以上诸穴同用,共奏疏肝解郁、泻热和胃之功。

第六节 中西医结合治疗

临床常根据患者的情况,采用联合西药及中医方法的中西医结合治疗方法,在常规西药治疗基础上,加用中药处方或中成药、针灸等方法可以提高临床疗效,或者在中药治疗的基础上间断按需加用西药治疗,可以提高疗效,增强患者的依从性。

徐丹[1]等采用艾司奥美拉唑治疗功能性烧心患者,并加以针刺内关等穴位。结果显示,该治疗方法改善患者情绪的效果较好,与单纯抑酸治疗比较有显著差异。倪佳宁[2]等采用中西医结合的方法,以雷贝拉唑、多潘立酮联合热通降方并配以针刺内关等穴位治疗肝胃不和型吐酸40例。结果显示,此方法起效快且复发率低。刘巧丽[3]等应用雷贝拉唑联合张镜人自拟方治疗功能性烧心,在临床上取得较好疗效。

第七节 名医经验

功能性烧心是现代疾病名称,尚无明确的中医病名,名老中医的诊疗经验多散见于治疗反流性食管炎、GERD、慢性胃病的相应论述中,可参考本书相关章节。专门针对功能性烧心的名医经验概述如下。

一、单兆伟教授

【学术观点】

单兆伟教授提出此病当从郁论治,认为肝气郁滞不舒,脾胃气机升降失常为此病的基本病机。治疗上以"郁"立法,主以畅气机,开结气,疏肝郁,调五脏,兼顾理脾和胃。

【临证经验】

1. 疏肝解郁,清宣郁热

功能性烧心患者多脾胃虚弱,肝强脾弱,肝气横逆犯脾,郁久化火,火郁结聚于中焦,稽留于内,致气机郁结不畅,逆扰胸膈。即出现烧心反酸、口苦、胸骨后疼痛烧灼、嗳气作胀,舌质红苔黄,脉弦数等症。常用百合汤合左金丸加减。

2. 健脾开郁,化痰除湿

单兆伟教授指出,脾胃为气血生化之源,功能性烧心患者脾胃之气受损,加之肝气失疏,致脾气郁滞,失于运化,气郁水停,成湿聚痰为饮,痰湿内阻。《推求师意》记载:"因饮食失节,停积痰饮,寒湿不通,而脾胃自受者,所以中焦致郁多也。"此种证型多表现为烧心嘈杂,咽中如有痰阻,胸腹满闷,胸骨后胀闷不适,咳吐痰液,舌苔腻,脉弦滑等。常选方加味四七汤或痰气方加减。

3. 行气疏郁,活血化瘀

功能性烧心患者病程日久,脾胃气机郁滞,气为血帅,气郁则血运受阻,发为瘀血,困结中焦,脉络受阻不通,不通则痛。《类证治裁·郁证》言:"七情内起之郁,始而伤气,继必及血。"多表现为胸骨后、胃脘部的刺痛,胁肋部的胀痛,反酸烧心,体倦无力,舌紫暗或有瘀点瘀斑,脉弦涩。多采用顺气活血汤或二香饮加减以行气疏郁,活血散结,祛瘀通络,具有气血同治的学术思想。

4. 益气开郁,补养正气

功能性烧心患者脾胃之气损伤,运化水谷津液失司,气血不足正气亏虚;情绪不畅,气郁日久,化火生痰成瘀,侵犯机体,耗伤人体的气血津液,致气阴不足,损伤正气。临床多表现为反酸嗳气、疲倦乏力、纳差、寐差、五心烦热、舌淡苔白、脉虚无力等。常用补阴益气煎或顺肝益气汤加减,以益气开郁、养阴生津、补中益气。

5. 畅达气机,调摄情志

功能性烧心与情绪有密切的联系,患者常见情绪不佳,郁郁寡欢,气郁又会加重患者的

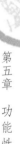

症状。单兆伟教授强调,临床上要注重调摄患者情志,注重其心理疏导[4]。

二、杨小军教授

【学术观点】

杨小军教授认为功能性烧心患者多为实证,患者长期抑郁,郁而化热,或湿邪阻滞中焦,日久化热,故而出现烧心症状。因此,功能性烧心主要分为肝胃郁热证及脾胃湿热证,治疗以解郁清肝及清化湿热为主,有其他兼夹情况时再随证加减即可。

【临证经验】

1. 肝胃郁热证

肝胃郁热证是功能性烧心的主要证型;病因多为长期抑郁焦虑、饮食不节;病位主要在胃和食管,与肝、脾联系密切。肝主疏泄,调畅情志,若肝失疏泄,机体气机失常,可进一步影响五脏之功能活动;其次肝气郁而不疏,郁久化热,肝木克脾土,脾失健运,胃失和降,病情常迁徙不愈,故功能性烧心病程多为6个月。肝胃郁热证型的功能性烧心患者,除了感烧心或者胸骨后灼热感外,还常见情绪抑郁或焦虑,善太息,嗳气频繁,咽喉部有异物感,甚至有咽喉至食管处感烧灼不适,口干、口苦,胸胁部时感胀痛,舌脉象常见舌边红,苔薄黄,脉弦滑;从经脉走势上看,肝经、胃经及脾经都与膈肌、喉咙、咽喉等有密切关系。故杨小军教授亦用柴胡苏黄降逆汤加减,肝郁常导致机体气滞,不通则痛,故杨小军教授对于腹胀明显者加沉香、佛手、香橼,佛手主疏肝行气,香橼主疏肝理气,宽中;疼痛者加延胡索、瓦楞子、沉香、延胡索同主行气止痛,瓦楞子主制酸止痛;肝郁较重者,加玫瑰花、薄荷、郁金、合欢皮、菊花等加强疏肝解郁清肝之功,其中郁金、薄荷、菊花更擅长清泄肝郁之热。

2. 脾胃湿热证

脾胃湿热证在临床上也属常见,其病因病机为湿邪阻滞脾胃中焦,湿邪易阻气机,患者常见症状除烧心外,还感腹胀不适,大便黏稠,不尽感,舌苔白或黄腻,脉弦滑数。湿邪郁久化热,热邪蒸腾湿邪于口,则出现口苦、口黏、口干不多饮,郁热之邪趋上的特点,故将波及胃脘部以上的食管、咽喉。因此,患者常感胃脘部至咽喉处有莫可名状的灼热不适感,杨小军教授常用香砂六君子汤合小半夏汤随证加减。中焦痰湿重者,加竹茹、半夏量加大,增强化痰除湿之功;加荷叶,升清气,同砂仁增强化湿和胃之功[5]。

-------------------------------------- 参 考 文 献 --------------------------------------

[1] 徐丹,杨家耀,时昭红.针刺治疗功能性烧心的疗效观察[J].中国中西医结合消化杂志,2017,25(2):151-152.

[2] 倪佳宁,时昭红.中西医结合治疗吐酸病肝胃不和证40例临床观察[J].甘肃中医学院学报,2011,28(3):22-25.

[3] 刘巧丽,韩惠杰,周萍,等.国医大师经验方清胃颗粒治疗难治性反流性食管炎的临床研究[J].世界中西医结合杂志,2018,13(8):1267-1270.

[4] 孙庆兰,徐艺.单兆伟教授从郁论治功能性烧心经验撷菁[J].中国民族民间医药,2022,31(23):86-89.

[5] 范青峰,杨小军.杨小军教授治疗功能性烧心经验[J].中国医药科学,2021,11(9):51-54.

功能性胃肠病的中西医结合治疗

第六章 癔球症

癔球症(globus)属于功能性食管疾病(functional diseases of the esophagus, FDE),是指持续或间断发作的咽喉部非疼痛性团块感或异物感,发生于两餐之间,无吞咽困难或吞咽痛。癔球症的病因、病理机制目前尚不明确,罗马Ⅳ诊断标准中将癔球症[1]定义为脑-肠轴交互异常性疾病,表明其症状的发生与胃肠道动力紊乱、食管高敏感性及中枢神经系统处理异常等因素有关。癔球症全球患病率为21.5%~46%[2],因此,对于癔球症的诊治越来越受到重视,现有的检测手段包括内镜、食管钡餐造影、高分辨率食管测压、24 h 食管阻抗-pH 值监测、PPI 诊断试验等。主要治疗方法包括针对可能的诱因治疗、抗焦虑抑郁治疗、认知行为治疗和中医中药等。

第一节 临床表现和相关检查

一、临床表现

(一)消化系统症状

癔球症主要表现为患者自觉咽喉部有异物黏着或收紧等不适感,吞之不下,吐之不出,但无咽喉部和邻近器官的器质性病变。发作频率与进食有关。大多数患者无吞咽困难和吞咽疼痛,但少数患者会表现为喉部的刺痛感或烧灼感。体格检查基本无明显阳性特征。

(二)精神心理症状

癔球症常伴发焦虑、抑郁和睡眠障碍,情感应激可加重症状。部分患者可伴有头痛、头晕、睡眠障碍、心悸、胸闷、呼吸困难等不适;或因疑病和恐癌心理出现心神不定、烦躁不安、担心害怕。

二、相关检查

(一)鼻咽喉镜

鼻咽喉镜可用于诊断咽喉炎、声带结节、舌根肥大、会厌囊肿、肿瘤等。尤其对于具有吞咽困难、吞咽痛、体重减轻、声音嘶哑或具有其他报警症状的患者,用咽喉镜等检查排除器质性病变尤为重要。

（二）食管钡餐造影

食管钡餐造影操作简便和痛苦小,可协助判断有无食管黏膜病变、狭窄、贲门失弛缓症、食管裂孔疝等。与胃镜检查有互补作用,但近年来已少应用。

（三）胃镜

胃镜对排除上消化道器质性病变有重要意义,可判断有无食管病变、GERD 等,特别是对有吞咽困难、声音嘶哑、消瘦等症状的高危患者,排除恶性疾病可能。此外,近年来研究发现食管入口异位胃黏膜成为癔球症发生的一种潜在病因,异位胃黏膜最常出现在食管环状肌后区或食管上括约肌下方,胃镜可帮助诊断[3]。

（四）HRM

HRM 可排除食管动力疾病和食管裂孔疝等,亦可判断患者是否存在食管上括约肌高压,食管上括约肌高压与癔球症发病密切相关[4]。

（五）24 h 食管阻抗-pH 值监测

24 h 食管阻抗-pH 值监测是 GERD 的有效检查方法,可用于测定各种形式的胃食管反流,有利于临床鉴别癔球症与 GERD。

（六）PPI 诊断试验

该检查无创、简便、有效,可作为 GERD 的初步诊断方法,予标准剂量 PPI 口服,一日 2 次,治疗 4 周。如服药后症状显著缓解者,则可判断为 PPI 试验阳性,支持 GERD 的诊断。

（七）心理评估

格拉斯哥爱丁堡咽喉量表(Glasgow-Edinburgh throat scale, GETS)可用于衡量症状的严重程度,还有评估普遍焦虑抑郁水平的量表如汉密尔顿焦虑量表及抑郁量表等;评估特定焦虑抑郁症状的量表,如 Marks 恐怖强迫量表[Marks scale for compulsions, phobras, obsessions and rituals, MSCPOR,又称 MOS(Marks obsession scale)]、利博维茨社交焦虑量表(Liebowitz social anxiety scale, LSAS)等。此外,还有人格测定量表,可辅助诊断。确认是否伴发焦虑、抑郁及其严重程度,对患者社会功能的影响和精神痛苦感[5]。

第二节　西医诊断和鉴别诊断

一、西医诊断

癔球症西医诊断参照罗马Ⅳ标准[6]:①持续性或间歇性的咽喉部团块感或异物感;②感

觉发生于两餐之间;③无吞咽困难或吞咽疼痛;④没有胃食管酸反流引起症状的证据;⑤没有伴组织病理学异常的食管动力障碍。诊断前症状出现至少6个月,近3个月症状符合以上标准。

二、鉴别诊断

癔球症可误诊为耳鼻喉科、消化科或其他专科疾病,尤其要排除胃食管酸反流和伴组织病理学异常的食管动力障碍等可引起症状的证据,以及耳鼻喉科疾病(鼻咽炎、会厌囊肿、喉上神经炎、喉软骨膜炎、咽喉反流等疾病)、骨科疾病(椎间盘钙化症、茎突综合征等)、口腔科疾病(口腔肿瘤、甲状舌管囊肿、悬雍垂过长症等)、普外科疾病(甲状腺疾病、颈部肿瘤或包块、淋巴结炎等)[7-8]。

首先应根据详细病史和颈咽部体格检查进行初步诊断,尤其对于具有吞咽困难、吞咽痛、体重减轻、声音嘶哑或具有其他报警症状的患者,用咽喉镜等检查排除器质性病变尤为重要。内镜及钡餐检查可以帮助发现反流性食管炎及食管远端动力障碍,PPI诊断试验用于鉴别癔球症与典型反流症状并存的GERD患者。

(一) GERD

GERD患者中少数人可出现癔球症感觉,但其主要症状为烧心、胸痛、吞咽困难、反酸等。GERD还有以下特征:①内镜检查可发现食管黏膜充血、水肿、糜烂和溃疡,作黏膜活检可确诊;②食管钡餐造影可见黏膜粗糙,纹理紊乱、不规则;③24 h食管pH-阻抗监测食管内pH<4的时间在4%以上;④酸灌注试验阳性。但必须指出癔球症可与GERD共存。

(二) 咽喉反流性疾病

咽喉反流性疾病(laryngo pharyngeal reflux disease,LPRD)引起的咽部异物感通常在喉咙中部/喉头周围为主,多在吞咽唾液时发生,而不是在进食或饮水时发生。LPRD通常伴有上气道黏膜炎症的其他症状,包括黏液、苦味、喉咙痛、反流感、慢性干咳和声音嘶哑等。LPRD症状通常在夜间患者仰卧时更严重,甚至会因咳嗽、窒息和喉咙发紧而惊醒。

(三) 食管动力障碍性疾病

1. 贲门失弛缓症

贲门失弛缓症是一种因食管下括约肌松弛不全和远端食管缺乏蠕动所致的疾病。临床表现为吞咽困难、反胃、呕吐、胸痛等。食管钡餐造影、HRM、24 h食管阻抗-pH值监测和胃镜检查等有助于鉴别。

2. 硬皮病

硬皮病的食管表现主要是胸骨后疼痛和吞咽困难。食管钡餐造影可显示食管下段扩张,蠕动消失,黏膜皱襞消失。内镜活检可发现黏膜下纤维组织浸润。食管测压结果常表现为食管下段和食管下括约肌低压,食管下括约肌对吞咽无反应[9]。

（四）其他食管疾病

其他食管疾病如食管癌、食管蹼、咽食管憩室（Zenker 憩室）等食管疾病亦可导致癔球症。食管钡餐造影、内镜检查有助于鉴别。

（五）邻近器官器质性疾病

慢性咽炎、慢性扁桃体炎或扁桃体肥大可伴有癔球症感觉，通过临床检查即可确诊；咽喉部肿瘤可通过喉镜检查发现；鼻窦炎因鼻窦分泌物流经咽部可能会发生癔球症感觉，鼻窦 X 线片或鼻窦穿刺有助于鉴别；甲状腺疾病如甲状腺炎、甲状腺肿物或甲状腺切除术后患者可出现咽部异物感，通过甲状腺功能、B 超、同位素扫描等检查有助于鉴别；颈椎病变是否能造成癔球症尚有争论，颈椎 X 线片、CT 有助于鉴别。

第三节　中医诊断和常见证型

一、中医诊断

根据癔球症的临床特点可将其归属于中医梅核气的范畴。最早对于梅核气疾病特征的描述是在《金匮要略·妇人杂病脉证并治》中，该书曰："妇人咽中如有炙脔，半夏厚朴汤主之"。隋代《诸病源候论·卷三十九》中"咽中如有炙脔者，此是胸膈痰结，与气相搏，逆上咽喉之间结聚，状如炙脔也"，明确地指出本病是气与痰相搏，结聚于咽喉而起。

中医认为本病发病以痰凝气滞为标，脾虚肝郁为本，病位虽在咽喉，但与肝、脾、肺、肾四脏密切相关。常因情志不遂，肝失条达，气机郁结，木郁乘土，运化失职，升降失常，痰湿内生，痰气搏结，聚于咽喉而发病；或因饮食不节，损伤脾胃，或素体脾胃虚弱，脾失健运，聚湿生痰，痰浊阻滞，土壅木郁，肝气上逆，痰气交阻，结于咽喉而发病。

二、常见证型

（一）痰气交阻证

主症：咽中如有物堵塞，吞之不下，咯之不出，时轻时重。
次症：①嗳气，呃逆；②恶心，泛泛欲吐；③胸脘胀满。
舌脉：①舌苔白腻；②脉弦滑。

（二）肝气郁结证

主症：咽中梗阻感，吞之不下，咯之不出，时轻时重。
次症：①情绪不畅诱发或加重，善太息；②嗳气频频，或作呃逆，嗳气后稍舒；③胁下胀闷。
舌脉：①舌苔薄白；②脉弦。

（三）脾胃虚弱证

主症:咽中梗阻感,吞之不下,咯之不出。

次症:①肢体倦怠,神疲懒言;②食欲不振;③脘痞嗳气;④大便偏溏。

舌脉:①舌质淡红,或边有齿痕,苔薄白;②脉细。

（四）阴虚燥热证

主症:咽中梗阻感,吞之不下,咯之不出。

次症:①口燥咽干,语声不利;②声音嘶哑;③五心烦热,盗汗。

舌脉:①舌红少苔;②脉细数。

（五）瘀血阻络证

主症:咽中如有物阻,咯之不出,吞之不下。

次症:①夜间尤甚;②面色暗滞。

舌脉:①舌质暗紫或夹瘀斑、舌质暗红,边有瘀斑;②脉涩。

注:以上 5 个证候的确定,凡具备主症加次症 2 项即可诊断。

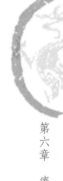

第四节 西 医 治 疗

癔球症涉及耳鼻喉科、消化科、精神心理科等多学科诊疗,以缓解症状、焦虑抑郁情绪,改善生活质量和减少复发为主要目的。治疗可分为以下几方面。

一、认知行为治疗

认知行为治疗的主要方法是向患者耐心细致解释病情,进行心理疏导,指导患者解除疑虑,放松心情,调节情绪,治疗关键在于调整患者精神状态,关心患者的痛苦,认真倾听患者的诉说,了解患者的心理活动,耐心向患者解释其咽部异物感可能与遭遇的重大生活事件及心理因素有关,引导患者从不良生活事件的阴影中走出来。同时建议患者养成良好的生活习惯,避免一些可能会加重癔球症症状的行为如烟酒、辛辣刺激饮食或反复清嗓等。

二、药物治疗

（一）抗反流治疗

1. PPI

抗反流治疗可采用 PPI 经验性抑酸治疗,特别对于伴随有胃食管反流症状者,具体发病机制尚未明确,但较为合理的解释为酸性反流物质到达远端食管并引起迷走神经反射,或因为反流物与喉黏膜直接接触,引起喉部局部炎症并随之产生咽部异物感[10]。

2. 促动力剂

部分伴有胃食管反流的患者存在食管运动异常,单用 PPI 改善不明显时,可加用促动力剂,如伊托必利、莫沙必利等。

(二)抗焦虑抑郁治疗

鉴于大量的癔球症患者伴有焦虑、抑郁,抗抑郁、焦虑近年已成为癔球症的有效疗法,主要药物包括小剂量阿米替林疗法和 SSRI 类抗抑郁药。对于难治性癔球症和阿米替林治疗无效的患者,可采用帕罗西汀(20.0 mg/d,每晚服用)治疗[11]。

三、氩离子凝固术

近来有研究发现氩离子凝固术(argon plasma coagulation,APC)治疗颈部食管异位胃黏膜可改善癔球症症状[3],对>2 cm 的食管异位胃黏膜,并且没有发现其他结构异常,PPI 试验或神经调节剂治疗没有反应时,可以考虑使用氩离子凝固术治疗食管异位胃黏膜。

此外,《癔球症多学科诊治中国专家共识》[12]提出了一种根据是否伴有焦虑抑郁及睡眠障碍的癔球症梯级疗法:第一梯度为不伴焦虑抑郁及睡眠障碍的癔球症患者,推荐 PPI 或促动力药等治疗,疗程 8 周;第二梯度为伴轻度焦虑抑郁,伴或不伴睡眠障碍患者,推荐小剂量阿米替林(以 6.25~12.5 mg/d 为起始剂量,可逐步增加剂量,但不超过 30.0 mg/d)和镇静催眠药,疗程 6 周;第三梯度为伴有中重度焦虑抑郁及睡眠障碍患者或第二梯度治疗无效,建议采用 SSRI 抗抑郁药(推荐帕罗西汀 10.0 mg/d 为起始剂量,可逐步增至 20.0 mg/d)或镇静催眠药,疗程 6 周。每个梯度需常规进行疗效评估,若效果不理想可升入下一梯度治疗。难治性癔球症可直接推荐第二梯度治疗,若伴有显著焦虑抑郁的癔球症患者则可直接进行第三梯度治疗。

第五节 中 医 治 疗

一、中医内治法

1. 痰气交阻证
治法:行气导滞,散结除痰。
主方:半夏厚朴汤加减。
药物:法半夏、厚朴、茯苓、香附、紫苏、大枣、生姜。
2. 肝气郁结证
治法:疏肝理气,散结解郁。
主方:逍遥散加减。

药物:柴胡、当归、白芍、炒白术、茯苓、法半夏、厚朴、炙甘草。

3. 脾胃虚弱证

治法:健脾和胃,理气化痰。

主方:六君子汤加减。

药物:党参、炒白术、茯苓、陈皮、法半夏、炙甘草。

4. 阴虚燥热证

治法:滋阴清热,行气解郁。

主方:玄麦甘桔汤加减。

药物:玄参、麦冬、生地黄、桔梗、生甘草。

5. 瘀血阻络证

治法:行气化痰,活血化瘀。

主方:桃红四物汤加减。

药物:桃仁、红花、炒当归、生地黄、川芎、赤芍、枳壳、甘草。

针对症状可适当加减:①胸闷胁胀,嗳气,善太息,咽喉梗阻感较甚,加佛手、枳壳等;②胃脘胀痛明显者,加香附、青皮、郁金以理气止痛;③纳差、脘胀者,加焦三仙*、陈皮以行气助运;④大便溏稀,舌苔白腻明显,加藿香、佩兰、苍术、神曲;⑤烦躁、口苦,苔黄腻者,加黄连、浙贝母、黄芩等化痰清热;⑥口苦,口干,烦躁易怒者,加牡丹皮、山栀子等。

二、针灸疗法

中国古代即有许多涉及针灸治疗梅核气的论述,如《针灸甲乙经·手足脉动咽痛第八》载有"喉痹咽如梗,三间主之";《备急千金要方·针灸下》载有"液门、四渎主呼吸短气,咽中如息肉状""间使主嗌中如扼""少府、沟主咽中有气如息肉状"。

体针选穴:合谷、内关、天突、少商及三间等穴位。肝气郁结者,加行间、肝俞;肝郁脾虚者,加肝俞、脾俞;肾虚肝郁者,加肾俞、肝俞、太溪。实证针用泻法,虚证针用补法。灸法取膻中、中脘、脾俞穴。

三、经皮神经电刺激疗法

经皮神经电刺激疗法可选取天突、少商或三间等穴位,对抗焦虑、抑郁药具有协同增效作用,具有安全和无创的优点[12]。

方法:用适宜强度的电流对穴位进行刺激,每天2次,每次30 min。刺激的电流强度取决于患者的舒适度及耐受程度,电流强度由2.5 mA,逐步增至该患者最大可耐受程度,最大不超过10.0 mA。

---

* 焦三仙:即焦麦芽、焦山楂、焦神曲,全文同。

第六节 中西医结合治疗

癔球症的治疗可涉及消化科、耳鼻喉科、心理医学科等在内的多个学科。因此需要根据病情和诱因选择合适的治疗方式,发挥中西医各自的优势。

一、中西医结合治疗的目标人群

单用西药长期治疗有副作用者;单用西药或中药治疗疗效欠佳或停药易复发者;合并有焦虑抑郁状态者等。

二、中西医结合治疗的用药策略

具体措施可在对患者进行心理干预引导、缓解焦虑的基础上,采用阶梯疗法,联合中药辨证治疗。此外,联用针灸和经皮神经电刺激等疗法,或穴位贴敷、耳穴压豆治疗也有一定的辅助疗效,能够改善患者不适感,缓解焦虑情绪,减少症情反复,提高患者生活质量。

第七节 名 医 经 验

一、国医大师李振华教授

【学术观点】

李振华教授认为"梅核气"临床以肝脾失调、肝胃气逆、痰凝气滞多见,亦可因肺胃蕴热和虚火上炎所致。脾虚肝郁是病之根本,痰气互结是病之关键。涉及肝、脾、胃、肺、肾等多脏。

【临证经验】

李老临床治疗梅核气经验方"理气消梅汤"疗效显著:半夏、厚朴、紫苏、陈皮、香附、木香、桔梗、白术、茯苓、牛蒡子、山豆根、射干、麦冬、甘草。组方偏重祛邪,不可久用,以免辛燥伤阴,苦寒伤胃,反致病情加重。邪去大半,即应以调理肝脾为主,注重柔肝疏肝、益气健脾,养阴益胃,使肝脾调和而病愈。全方针对"痰凝气滞"的病机特点,扶正祛邪兼顾,理气化痰共施,寒温宣降并行,使脾健肝舒,痰化气畅,结散核消而咽喉利[13]。

二、国医大师干祖望教授

【临证医案一】

李某,女,45岁,教师,1978年10月19日初诊。

恙由其父患食管癌病故,操劳悲恸过度。初感头昏神疲,继则咽中如异物,甚而吞食不利,夜寐不宁,恶梦频频。两眼视物昏纱,每疑与乃父病类似,曾多次检查,均未见异常,诸药不效而就诊。诊得患者面色无华,精神恍惚,疑虑重重,所指咽部不适无一定处。咽喉俱未见明显异常,舌红苔薄,脉细。症属肝郁脏躁,心失所养,取甘麦大枣汤加减,并嘱解除疑虑,逸志怡情。

处方:炙甘草5g,小麦30g,大枣7枚,百合12g,干地黄12g,当归10g,白芍10g,酸枣仁15g。

服药5剂,咽部不适感日趋改善,睡眠亦实,唯头痛未减。原方加川芎5g,续服10剂,诸症渐解。

【临证医案二】

李某,男,35岁,工人,1980年1月25日初诊。

咽间梗梗,呃逆频频,胸脘痞满而胀,颈侧背着而酸。症延数月,时轻时重,咽喉俱无特殊,舌苔薄白,脉来弦意。治拟降逆和胃、疏肝通络。

处方:制半夏10g,厚朴4g,茯苓10g,紫苏梗7g,醋柴胡15g,当归须10g,白芍12g,青皮5g,香附10g,络石藤10g,旋覆花3g。

服药5剂,梗阻感消失,呃逆渐平,颈侧背着缓解,仍取原方出入续服5剂。

【临证医案三】

吴某,男,24岁,1980年8月13日初诊。

咽干而痒,吞食不利三载。刻下:暑湿司令,咽部不适尤甚,饮食不思,纳则脘腹胀满,困疲乏力,舌嫩苔黄腻,脉平。症属脾虚湿盛,先拟芳化醒脾化湿为法。

处方:藿香5g,厚朴4g,郁金5g,茯苓10g,新会皮5g,白术10g,薏苡仁12g,白蔻衣4g,焦山楂、焦神曲各10g,佩兰叶5g,3剂。

药后腻苔渐化,饮食得增,吞食稍利,脘胀亦消。唯咽干痒未减,原方中除藿香、厚朴,加太子参15g,山药12g,扁豆子10g,续服10余剂,咽干渐润,异物感悉除[14]。

三、全国名老中医赖新生教授

【学术观点】

赖教授治疗梅核气以独创的通元针法结合中药,旨在通督调神,安养脏腑;引气归元,通调气血,并重视疏导情志,心身同调。"通元针法"核心内容包括通督养神和引气归元,以养神、调神为中心,以元气为生机,以气血通调为用,以阴平阳秘为目标,以任、督脉为载体,通督养神针法,主穴有三即百会、前顶、后顶,配以印堂、新四花穴(心俞、膈俞)等,效求祛邪调神,安养脏腑;引气归元针法,主穴包括天枢、气海、归来、关元、中极,配穴为膻中、申脉、照海等,以期通调气血,固护本原。两种针法既可单独使用,又可结合使用。

【临证经验】

赖教授临床治疗梅核气常常针药结合,认为中药治疗本病应首先调气机,惯用桔梗、枳实、柴胡、厚朴四味药开山通路,可使升降相宜,周身之气条畅;喜用百合配伍柴胡清心解郁宁神,百合用量宜大,量小达不到润肺之功。赖老指出治疗梅核气需标本兼治,通督调神、引气归元为治本之法,治标则应加用利咽化痰之药,如牛蒡子、木蝴蝶、射干、半夏等。治疗本病的另一关键是疏导情志,心身并调[15]。

------------------------- **参 考 文 献** -------------------------

[1] Black C J, Drossman D A, Talley N J, et al. Functional Gastrointestinal Disorder: Advances in Understanding and Management [J]. The Lancet, 2020, 396(10263): 1664-1674.

[2] Zerbib F, Rommel N, Pandolfino J, et al. ESNM/ANMS Review. Diagnosis and Management of Globus Sensation: A Clinical Challenge [J]. Neurogastroenterology & Motility, 2020, 32(9): e13850.

[3] Dunn J M, Sui G, Anggiansah A, et al. Radiofrequency Ablation of Symptomatic Cervical Inlet Patch Using a Through-the-Scope Device: A Pilot Study [J]. Gastrointest Endosc, 2016, 84(6): 1022-1026.

[4] Chen CL, Szczesniak MM, Cook IJ. Evidence for Oesophageal Visceral Hypersensitivity and Aberrant Symptom Referral in Patients with Globus[J]. Neurogastroenterology & Motility, 2009, 21(11): 1142-1196.

[5] Rommel N, Van Oudenhove L, Arts J, et al. Esophageal Sensorimotor Function and Psychological Factors Each Contribute to Symptom Severity in Globus Patients [J]. The American Journal of Gastroenterology, 2016, 111(10): 1382-1388.

[6] Dorssman MD. 罗马Ⅳ功能性胃肠病:原书第4版(第2卷)[M].方秀才,侯晓华,主译.北京:科学出版社,2016.

[7] Järvenpää P, Arkkila P, Aaltonen L. Globus Pharyngeus: A Review of Etiology, Diagnostics, and Treatment[J]. Eur Arch Otorhinolaryngol, 2018, 275(8): 1945-1953.

[8] Tomoda C, Sugino K, Tanaka T, et al. Globus Symptoms in Patients Undergoing Thyroidectomy: Relationships with Psychogenic Factors, Thyroid Disease, and Surgical Procedure [J]. Thyroid, 2018, 28(1): 104-109.

[9] Kwiatek MA, Mirza F, Kahrilas PJ, et al. Hyperdynamic Upper Esophageal Sphincter Pressure: A Manometric Observation in Patients Reporting Globus Sensation [J]. The American journal of gastroenterology, 2009, 104(2): 289-298.

[10] Sinn DH, Kim JH, Kim S, et al. Response Rate and Predictors of Response in A Short-Term Empirical Trial of High-Dose Rabeprazole in Patients with Globus [J]. Alimentary Pharmacology & Therapeutics, 2008, 27(12): 1275-1281.

[11] 葛瑾,孙亦飞,郁海燕,等.癔球症患者食管测压结果、心理特征分析及小剂量阿米替林的干预效果研究[J].现代生物医学进展,2021,21(21):4100-4103.

[12] 中华医学会行为医学分会消化病学组.癔球症多学科诊治中国专家共识[J].中华诊断学电子杂志,2020,8(4):217-222.

[13] 翟凤霞.李振华教授辨治"梅核气"经验解析[J].世界中西医结合杂志,2012,7(4):287-288.

[14] 程康明.干祖望治疗咽异感症的经验[J].中医药研究杂志,1986(3):24-25.

[15] 何人秀,唐纯志.赖新生通元针法结合中药治疗梅核气临证探微[J].亚太传统医药,2022,18(1):119-122.

功能性胃肠病的中西医结合治疗

第七章　功能性吞咽困难

功能性吞咽困难是指食团通过食管体部时的食物滞留感或食团传输异常感,但缺乏能解释其症状的结构性、黏膜病变或者动力异常。诊断前需排除口咽部疾病、食管结构性或黏膜性病变、GERD 和主要的食管动力障碍性疾病[如贲门失弛缓症、食管胃连接部流出道梗阻、弥漫性食管痉挛、高收缩食管等][1-3]。在功能性食管疾病中,功能性吞咽困难患病率最低[4]。

第一节　临床表现和相关检查

一、临床表现

功能性吞咽困难常表现为吞咽时出现间歇性的液体和(或)固体食物黏附或滞留于食管的感觉或食物通过食管时有异常的感觉,部分患者在食团完全清除时仍有吞咽困难的症状[5]。临床以吞咽困难为主要表现,可与食管其他症状伴随出现,如胸痛,亦可合并存在癔球症、口干燥症和吞咽痛,往往同时还伴有明显的全身表现,如食欲减退、进食减少、失眠、精神情绪心理异常等。

功能性吞咽困难患者还常常存在精神心理异常,精神心理因素可通过脑-肠轴机制影响食管动力和感觉功能。与病因明确的吞咽困难相比,焦虑、抑郁和躯体化症状在功能性吞咽困难患者中更为常见[4],可能与心理异常高度相关,特别是焦虑症。

二、相关检查

(一)内镜检查和食管钡剂造影

内镜检查和钡剂造影有助于发现肿瘤、食管狭窄及病理性胃食管反流。若食管内镜及食管钡剂造影检查无异常发现,可进一步行食管测压检查有助于排除贲门失弛缓症等诊断。

1. 胃镜

结合组织活检,用于评估有无黏膜或结构性改变、胃黏膜异位等。该检查有助于排除糜烂性食管炎、巴雷特食管、嗜酸细胞性食管炎和食管肿瘤等。

2. 食管造影检查

观察钡剂有无滞留,必要时采用气钡双重造影了解食管黏膜皱襞改变。该检查可发现内镜易漏诊的收缩环和食管狭窄,提示动力障碍和结构异常[6]。

(二) HRM

HRM 可用于排除主要的食管动力障碍疾病,包括贲门失弛缓症、胃食管连接部出口梗阻、高收缩食管、蠕动缺失、远端食管痉挛等[7]。这些动力障碍可引起胸痛、吞咽困难、烧心等。然而在食管动力异常患者中,动力障碍与症状的关系仍不明确,1/3～2/3 不明原因吞咽困难患者存在轻度食管动力异常[8-9]。

(三) 高频超声

高频超声可以评估 HRM 不能检测的食管纵行肌收缩。有时可在吞咽困难患者中出现[10]食管过度收缩状态,可观察到食管环形肌和纵行肌的不同步收缩。

(四) 24 h 食管阻抗-pH 值监测

24 h 食管阻抗-pH 值监测可通过症状指数和症状关联可能性评估反流高敏感。一般不强调进行食管动态 pH 监测,但若患者吞咽困难症状与烧心或反刍症状关系密切,则应行食管动态 pH 监测,否则可给患者服用大剂量 PPI 制剂以排除 GERD 所致吞咽困难。

(五) 食管内球囊扩张

食管内球囊扩张属激发试验,研究显示痉挛性和同步性收缩可引起食团滞留而引发吞咽困难[11],70%初诊为功能性吞咽困难的患者,食管内球囊扩张可诱发食管体部同步收缩。

(六) 内镜下功能性腔内成像探头

内镜下功能性腔内成像探头(Endolumenal functional lumen imaging probe,EndoFLIP)可发现食管和食管胃连接部扩张异常。

第二节　西医诊断和鉴别诊断

一、西医诊断

功能性吞咽困难的西医诊断必须在排除局部或全身器质性病变后方可确诊。诊断方法包括全面细致的病史询问和体格检查,以及选择适当的实验室或特殊检查。

西医诊断主要参考罗马Ⅳ诊断标准[2],必须包括以下所有条件。

(1) 固体和(或)液体食物通过食管时有黏附、滞留或通过异常的感觉。

(2) 无食管黏膜或结构异常导致该症状的证据。

(3) 无胃食管反流或嗜酸细胞性食管炎导致该症状的证据。

（4）无主要的食管动力障碍性疾病。

需要注意的是,诊断前症状出现至少 6 个月,近 3 个月符合以上诊断标准,且症状出现频率为至少每周 1 日。

二、鉴别诊断

（一）口咽器质性病变

口咽器质性病变如口咽炎(病毒性、细菌性)、口咽损伤(机械性、化学性)、咽白喉、结核、肿瘤等,都可能有吞咽困难表现,但往往具有原发病表现,结合相应的实验室检查可排除。

（二）食管器质性病变

食管器质性病变,如食管癌,早期无吞咽困难,进食后有哽噎感、异物感或胸骨后疼痛,中晚期吞咽困难呈进行性加重;食管炎,表现为进食后胸骨后或剑突下烧灼样痛、反酸、吞咽困难,病史较长,无明显进行性加重,症状时轻时重;食管良性狭窄,多由腐蚀性因素、食管手术后、损伤、反流性食管炎引起;食管憩室,初期无症状,随着憩室扩大,饮水时胸部有气过水声,进食时有梗阻感,憩室内积存食物较多压迫食管可引起吞咽困难。胃镜检查结合黏膜活检可排除。

（三）癔球症

咽喉部持续或间断性非疼痛性梗阻感或异物感,位于甲状软骨和胸骨柄凹之间的中线部位,感觉在餐间出现,无吞咽困难或吞咽疼痛,体格检查、喉镜或内镜检查未发现结构性病变,没有胃食管反流导致该症状的证据,没有病理性食管动力障碍性疾病依据。癔球症没有吞咽困难、进食哽噎的症状,与食管高敏感性、应激等相关。

（四）胃食管反流病

非典型症状会有吞咽困难、胸痛、胸骨后异物感等,但反流、烧心是最常见和典型症状,必要时行辅助检查如胃镜、24 h 食管 pH 监测可鉴别。大剂量的 PPI 诊断性治疗可以帮助鉴别以吞咽困难为表现的 GERD 患者[12]。

（五）嗜酸细胞性食管炎

嗜酸细胞性食管炎主要临床症状包括胸痛、吞咽困难、胃灼热、食物嵌顿感;在内镜下可表现为白斑、纵沟、环状皱襞、管腔狭窄;通过病理学检查,每高倍镜视野下有 15 个嗜酸性粒细胞即可明确诊断。

（六）食管动力障碍性疾病[13]

贲门失弛缓症,多见于青壮年,主要特征为食管缺乏蠕动、食管下括约肌高压和对吞咽动作的松弛反应减弱。临床表现为吞咽困难、食物反流和下端胸骨后不适或疼痛。食管钡餐检查可见食管高度扩张，并有液平面，其下端呈锥形狭窄如鸟嘴状。

弥漫性食管痉挛，是以高压型食管蠕动异常为特征的原发性食管运动障碍疾病，病变主要在食管中下段，表现为高幅的、长时的、非推进型的重复性收缩，致使食管呈串珠状或螺旋状狭窄，而食管上及食管下括约肌常不受累。

高收缩食管，旧称胡桃夹食管，是非心源性胸痛中最常见的食管动力异常性疾病，以心绞痛样胸痛发作和吞咽困难为特征。高收缩食管的特点为食管具有高振幅、长时间的蠕动收缩，但食管下括约肌功能正常，进餐时可松弛。

（七）全身性疾病及神经肌肉疾病

前者如狂犬病、破伤风、肉毒中毒、缺铁性吞咽困难综合征（普卢默－文森综合征，Plummer-Vinson syndrome）等；后者如延髓麻痹、重症肌无力、有机磷农药中毒、多发性肌炎、皮肌炎等，也可能会有吞咽困难症状，但往往是该疾病在局部的表现，还具有原发病临床表现，结合相应的实验室检查可明确诊断。

第三节 中医诊断和常见证型

一、中医诊断

功能性吞咽困难是西医学概念，中医学古代医籍中没有明确与之对应的病名，但根据其临床表现为固体或液体黏附于食管或食物通过食管时有异物感，文献中关于"噎膈"病证的论述提供了可借鉴的辨证论治经验。噎膈指吞咽食物哽噎不顺，饮食难下，或纳而复出的疾患。噎即噎塞，指吞咽之时哽噎不顺，膈为格拒，指饮食不下；噎属噎膈之轻证，虽可单独出现，而又每为膈的前驱表现，故临床往往以噎膈并称。根据功能性吞咽困难的临床表现，多数应属中医噎膈之轻证"噎证"。如果形成噎证的病理因素不去除，日久便可发展为膈证。

二、常见证型

1. 痰气交阻证

吞咽梗阻，胸膈痞满，甚则疼痛，情志舒畅时稍可减轻，情志抑郁时则加重，嗳气呃逆，呕吐痰涎，口干咽燥，大便艰涩，舌质红，苔薄腻，脉弦滑。

证机概要：肝气郁结，痰湿交阻，胃气上逆。

2. 气滞血瘀证

吞咽梗阻，胸闷不舒，或有刺痛，嗳气频作，胃脘痞胀，舌质紫暗，或有瘀斑，苔白，脉弦涩。

证机概要：肝气郁结日久，气滞血瘀，阻滞食管，通降失司。

3. 津亏热结证

吞咽时胸膈梗阻，食物难下，甚则水饮难进，胸背灼痛，心烦口干，胃脘灼热，大便干结如

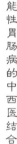

羊屎,形体消瘦,皮肤干枯,小便短赤,舌质光红,干裂少津,脉细数。

证机概要:气郁化火,阴津枯竭,虚火上逆,胃失润降。

4. 脾胃虚寒证

吞咽梗阻,受凉加重,胃脘痞胀,喜温喜按,受凉加剧,得温则减,神疲纳差,大便溏薄,舌质淡胖,边有齿痕,苔薄白,脉沉细无力。

证机概要:脾胃阳虚,温煦失职,运化无权。

第四节　西医治疗

功能性吞咽困难的治疗方法包括避免诱发因素、坐位进食、仔细咀嚼食物、尽量进食液态食物、必要时行心理辅导等[14]。功能性吞咽困难可自发缓解,症状轻微的患者不必采取过度治疗。症状较严重的患者需给予全面的临床评估和试验性药物治疗。

一、调整生活方式和饮食习惯

1. 保持精神愉快

保持精神愉快,是本病缓解和稳定的关键,鼓励患者放宽心胸,多接触外面的世界,适当减慢生活节奏,释放生活和工作压力,保持平和的心境。尽量避免可能引起本病的负性心理因素,特别对有恐病症或恐癌症者,做好医患沟通,消除患者顾虑,增强治愈疾病的信心。

2. 饮食方面

忌食过冷、过热、过硬、辛辣刺激性的食物(葱、姜、蒜、辣椒、芥末等)及油腻食物。宜食少渣、易消化、富含营养的食物,少食多餐,忌烟酒。

3. 起居方面

生活作息规律,调整好工作、学习节奏,缓和各种紧张情绪和压力。保证充足的睡眠,避免熬夜。

4. 科学锻炼

强身健体,劳逸适度,避免过度劳累。患者则应根据自己的具体情况从小量开始,逐渐增加运动量和运动次数,以无明显劳累感为宜,每次活动 30 min 左右,每周累计 150 min。锻炼时间、地点从实际出发,选择空气好、环境舒适之处即可,锻炼方法适合自己的均可,没有限定,只要坚持锻炼就一定会受益。

二、药物治疗

1. 抗反流治疗

所有患者都可考虑抗反流治疗,通常使用 PPI 规范治疗 2～4 周,如奥美拉唑(每次 20 mg,每日 2 次)、兰索拉唑(每次 30 mg,每日 1 次)、雷贝拉唑(每次 10 mg,每日 1 次)、泮托

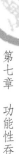

拉唑（每次 40 mg，每日 1 次）、艾司奥美拉唑（每次 20 mg，每日 1 次）。若治疗无效、无反流或食管炎证据时应停药[15]。

2. 其他药物治疗

功能性吞咽困难患者还可使用其他药物包括平滑肌松弛剂和抗焦虑/抑郁药物[16]。这些药物如何影响食管的病理生理机制仍不清楚，如果非特异痉挛性动力障碍（包括食管下括约肌松弛障碍）影响食管的传输功能时，平滑肌松弛药有可能改善症状，常用的平滑肌松弛剂有钙通道阻滞（如硝苯地平）和硝酸酯类（如单硝酸异山梨酯）。促动力药和拟胆碱类药物在蠕动障碍的临床研究中尚未显示改善食管症状作用，目前亦无此类药物针对功能性吞咽困难治疗的相关临床研究[14]。

抗抑郁药，尤其是三环类抗抑郁药（tricylic antidepressants，TCA），调节内脏高敏感性和其他功能性食管症状有效。若症状严重时，可考虑加用此类药物。

3. 肉毒杆菌毒素

对于食管下括约肌松弛不全者和明显的食管下段钡剂廓清功能障碍者，除应用平滑肌松弛药物，也可注射肉毒杆菌毒素，但其有效性尚待进一步评估。尽管某些研究确实显示食管体部过度收缩的患者进行食管体部肉毒杆菌毒素注射可改善症状，但有力证据较少[17]。这种治疗应仅限有客观检查提示远端食管排空延迟的患者。

4. 机械性干预

部分患者可考虑使用机械性干预，如探条扩张。对于食管下括约肌松弛不全者和明显的食管下段钡剂廓清功能障碍者，还可采用球囊扩张术，但其有效性尚待进一步评估。

三、心理疗法

考虑到焦虑、抑郁和躯体化障碍与功能性食管疾病的相关性，心理治疗可能对此类患者有益，在治疗中兼顾社会精神心理因素，在疾病转归中尤为重要。特别是患者合并有疑病症、焦虑和（或）惊恐障碍时，单独安慰治疗可作为治疗策略之一，认知行为治疗合并常规治疗更加有效。

目前，心理干预治疗主要包括认知行为治疗、药物治疗、催眠治疗、生物反馈治疗等。对合并明显精神心理障碍、生活质量明显下降的患者，应积极进行心理干预。可给予抗焦虑/抗抑郁治疗，也可给予抗精神类药物如氟哌噻吨美利曲辛。合并睡眠障碍者，可加用阿普唑仑等助眠药物。

除了以上治疗措施以外，在治疗过程中应注意以下内容。

（1）及时随访，建立良好的医患关系，帮助患者减少心理压力，建立治疗信心。

（2）避免滥用精神心理调节药物：虽然精神心理因素是本病发病的重要诱发因素，直接影响患者的医疗行为、生活质量和药物疗效，但它不是罗马标准明确提出的，有别于精神心理疾病，这类患者使用抗抑郁药和抗焦虑药，应严格掌握适应证。对于有明显抑郁、焦虑障碍的患者，应建议精神科就诊。

（3）及时动态调整治疗策略：由于本病患病率较低，并且部分患者经过进一步检查及详细问诊，80%主诉为食管性吞咽困难的患者确定为非功能性吞咽困难[18]，并且超过 3/4 患者确诊为结构性或黏膜性病变[19]，即使内镜或钡剂未发现异常者，通过使用现代检查技术，如HRM、EndoFLIP和高频超声检查也可能发现一些主要的食管动力障碍性疾病（贲门失弛缓症、食管胃连接部流出道梗阻、弥漫性食管痉挛、高收缩食管）和食管顺应性异常，因此，应当及时动态调整治疗策略。

第五节 中医治疗

由于临床流行病学资料较少，属少见病，功能性吞咽困难目前尚未制订公认中医诊疗规范及临床研究指导原则。

一、治疗原则

本病的治疗应权衡本虚标实的程度，酌情处理。初期重在治标，治以理气解郁、化痰降逆、活血化瘀等法；后期重在治本，宜养阴润燥、温中健脾为主。中医治疗方法包括中医内治法、针灸疗法和中医外治法。

二、中医内治法

1. 痰气交阻证

治法：开郁化痰，润燥降气。

主方：启膈散加减。本方有理气化痰解郁，润燥和胃降逆之功效，适用于气滞痰阻之噎膈证。

药物：郁金、砂仁、丹参开郁利气；南沙参、川贝母养阴化痰散结；茯苓健脾和中；杵头糠治卒噎；荷叶蒂和胃降逆。

加减：嗳气呕吐明显者，酌加旋覆花、代赭石，以增降逆和胃之力；泛吐痰涎甚多者，加半夏、陈皮，以加强化痰之功，或含化玉枢丹；大便不通，加生大黄、莱菔子，便通即止，防止伤阴；若心烦口干，气郁化火者，加山豆根、栀子、金果榄以增清热解毒之功效。

2. 气滞血瘀证

治法：疏肝理气，活血化瘀。

主方：血府逐瘀汤加减。本方有活血化瘀，行气止痛作用，适用于胸中血瘀证，气滞血瘀，吞咽梗阻，胸膈胀痛之噎膈。

药物：桃仁、红花、牛膝、川芎活血化瘀；桔梗、枳壳、柴胡行气宽胸，理气行滞；生地黄、当归滋阴养血；甘草调和。

加减：呕吐较甚，痰涎较多者，加海蛤粉、法半夏、瓜蒌等以化痰止呕；如服药即吐，难以下咽，可含化玉枢丹以开膈降逆，随后再服汤药。

3. 津亏热结证

治法：滋阴养血，润燥生津。

主方:沙参麦冬汤加减。本方有滋阴养血,润燥生津的作用,适用于阴津枯竭,燥热内结之噎膈。

药物:沙参、麦冬、天花粉、玉竹滋阴养血;乌梅、芦根、白蜜生津润肠;竹茹、生姜汁化痰止吐;半枝莲清热解毒散结。

加减:胃火偏盛者,加山栀子、黄连清胃中之火;肠腑失润,大便干结,坚如羊屎者,宜加火麻仁、全瓜蒌润肠通便;烦渴咽燥,噎食不下,或食入即吐,吐物酸热者,改用竹叶石膏汤加大黄泻热存阴。

4. 脾胃虚寒证

治法:温中散寒,健脾益胃。

主方:黄芪建中汤合理中丸加减。本方具有温中健脾的作用,适用于脾胃虚寒之噎膈证。

药物:干姜温中祛寒;人参、黄芪、白术、大枣、甘草补气健脾;饴糖温中补虚,缓急止痛;桂枝温助中阳祛里寒;白芍养血敛阴,柔肝缓急;生姜温胃散寒。

加减:胃虚气逆,呕吐不止者,可加旋覆花、代赭石和胃降逆;阳伤及阴,口干咽燥,形体消瘦,大便干燥者,可加石斛、麦冬、沙参滋养津液;泛吐白沫加吴茱萸、丁香、白蔻仁温胃降逆;阳虚明显者加附子、肉桂、鹿角胶、肉苁蓉温补肾阳[20]。

三、针灸疗法

1. 气结

症状:凡噎膈初起,胸膈痞闷,恶心呕吐俱作,以吐出食物或得嗳气为快,下咽饮食时哽噎不适或有疼痛,食则气逆不降。

针灸疗法:膻中、膈俞、膈关为主穴;内关、胃俞为配穴。毫针刺,用泻法。

2. 血结

症状:吞咽梗阻,胸闷不舒,或有刺痛,嗳气频作,胃脘痞胀,舌质紫暗,苔白,或有瘀斑,脉弦涩。

针灸疗法:膈俞、肝俞、膈关为主穴;膻中、中脘为配穴。毫针刺,用泻法。

3. 气虚

症状:梗阻不通,食不能下,懒言倦怠,食欲不振,胃脘胀满,舌淡苔薄白,脉虚无力。

针灸疗法:脾俞、胃俞、气海、膈俞为主穴;足三里、公孙、中魁为配穴。毫针刺,用补法。

4. 热膈

症状:梗阻初起,病体尚实,胸部灼痛,烦渴咽燥,大便秘结,小便赤涩,舌红苔黄,脉大有力。

针灸疗法:阳谷、上巨虚、下巨虚、委阳为主穴;内关、膈俞为配穴。毫针刺,用泻法。

5. 寒膈

症状:食入梗阻,甚则吐出,呕吐腹痛,受凉加剧,得温则减,神疲纳差,大便溏薄,舌淡胖,边有齿痕,苔薄白,脉沉细无力。

针灸疗法:脾俞、胃俞、中脘为主穴;膻中、巨阙为配穴。毫针刺,用补法,加灸。

6. 痰膈

症状:食入梗阻,胸脘痞满,时吐痰涎,头眩心悸,咳嗽胀满,呕吐恶心,舌苔厚腻,脉象沉滑。

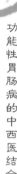

针灸疗法:脾俞、胃俞、天突、膻中为主穴;中脘、梁门为配穴。毫针刺,用泻法。

四、中医外治法

(一)推拿疗法

中医推拿传统的自我按摩方法——宽胸理气法对缓解功能性吞咽困难有显著疗效。

1. 按揉胸部

患者以一手中指螺纹面,沿锁骨下肋骨间隙,由内向外,顺序由上而下,适当用力按揉,以酸胀为宜。

2. 拍胸

患者以一手虚掌,五指张开,用掌拍击胸部(在拍击时切勿屏气),约10次。

3. 擦胸

患者一手大鱼际紧贴胸部体表,往返用力擦,防止破皮,至发热为止。

(二)功法导引

此法为明代卢丹亭所传,载于《卢丹亭真人玄谈集》中。凡患噎膈病,皆可练此功。具体操作:患者在静室之中,冥心静坐,双目微闭,两手握固,静心调息令匀,先持续地、轻缓地呼吸,共36次,咽气3口,用意坠下脐内,此谓调文火。再调武火36息,即持续地、强烈地呼吸36次,咽气3口,亦用意引入脐内。一文一武,周而复始,共行360息。然后舌抵上腭,内气不出,外气不入,待气息迫急,速运气上至胸膈,左右运30遍或20遍,或16遍。完毕,送气返归脐内,以意提上尾闾、夹脊,上升泥丸,入口化为甘津,再分3口入脐内。此为一遍功,暗用念珠记数。每次行功50遍,或30遍。每天2~3次,坚持锻炼数月[21]。

第六节 中西医结合治疗

一、中西医结合治疗的目标人群

单独采用中医治疗或西医治疗疗效不佳;病情反复发作,影响生活质量;合并有焦虑抑郁状态;患者有采用中西医结合治疗的主观要求。

二、中西医结合治疗的用药策略

(1)如果患者有反流等症状,在辨证论治的基础上,可同时配合西药PPI,帮助缓解临床症状。

（2）患者存在非特异痉挛性动力障碍（包括食管下括约肌松弛障碍）影响食管的传输功能时，平滑肌松弛药有可能改善症状，可在中医行气消胀、和胃降逆治疗基础上增加平滑肌松弛药物，如钙通道阻滞剂（如硝苯地平）和硝酸酯类（如单硝酸异山梨酯）等。

（3）合并焦虑抑郁状态中医当予以疏肝解郁，养心安神治疗，并可参照《消化心身疾病中西医结合整体诊治专家指导意见（2017 年）》联合抗焦虑、抑郁治疗，如三环类抗抑郁药（TCA）调节内脏高敏感性和其他功能性食管症状有效；若症状严重时，可考虑加用此类药物，必要时精神心理科专科诊治。

第七节　名医经验

功能性吞咽困难是现代疾病名称，名老中医的诊疗经验多散见于治疗脾胃病的相应论述中。

一、沈金鳌

【学术观点】

沈金鳌认为噎膈为脾气血两虚，而多半由血液枯干所致，噎膈后期损耗阴血，治以养血润燥为主。

【临床经验】

噎膈方 26 则，主要以左金丸和二陈汤加减，方中大部分应用了二陈汤燥湿化痰、理气和中，配合吴茱萸汤温中补虚、降逆止呕，主要用于气结胸中之噎膈。对于痰气上壅引起的呕吐、胀满，则改为旋覆代赭汤加减。噎膈后期则以养血润燥为主，以生地黄、白芍、当归、党参等加减。沈金鳌治疗噎膈用药上强调，不可专投辛香燥热之品，以防以火济火，至津液愈耗，大便愈结。但胃阳火衰和嗜好饮酒者除外，因为胃阳火衰，不能运化，可暂用辛温开其结滞，继仍以益阴养胃为主；嗜好饮酒之人，易滋生痰火，胶结不开，阻塞道路，水饮下咽，自觉痛涩，如果投以当归、地黄濡润之品，恐血未润，反助痰而难愈。沈金鳌认为除了以上两者，其余都以养血润燥为主，但还需告诫滋阴养血，不得偏任清润，有害中州[22]。

二、张泽生教授

【学术观点】

张泽生着眼脾胃和气血，据"五脏六腑皆禀气于胃""脾胃为气血生化之源"，临证时既重李东垣补中升提之长，又循叶天士甘寒濡润之意，圆融变通。在遣方用药上，反对滥施攻伐或滞补，以免损伤胃气。张泽生认为气血相互为用，病理上互为因果，治疗则"气主煦之，血主濡之"。气药偏燥，可用血药以济之；血药嫌润，常配气药以调之。益气助以养血，可气血相生。尤对用气药效差者，可辅之以当归、芍药、川芎或桃仁、红花、五灵脂等入血之品；或用郁金、降香、香附、延胡索等兼调气血之药，使血气流通，往往可提高疗效。当归为血中气药,白芍和阴止痛。此二味,无论在气在血,最多运用。

【临证经验】

（1）早期主要病理变化在于气,往往由于情志不遂,抑郁伤肝,肝失条达,气结不行,食管梗阻。治以疏肝理气解郁之法。常用药物如醋炒柴胡、郁金、紫苏梗、青皮、陈皮、川楝子、佛手花、枳壳、金果榄、绿萼梅、合欢皮、白芍、木香等。但有些患者亦可兼有痰凝,或气郁化火,在治疗上应当灵活机动。

（2）中期主要是由肝气抑郁不达,久则气郁化火,灼津炼液成痰,以致痰气搏结,或气机郁结不解,血行不畅,以气滞痰瘀证为最多见。治以理气化痰祛瘀。常用药物如桃仁、红花、当归、郁金、五灵脂、没药、三棱、莪术、瓦楞子、莱菔子、枳实等。气虚血瘀则在补气基础上略加活血,气虚失血则补气摄血。在治疗痰气瘀结证时,首先应考虑正气的盛衰,若攻之太过,则瘀血未去而正气随之戕伤,故宜采用攻补兼施之法。气虚者加党参;大便干结难解者加韭菜汁、杏仁、瓜蒌仁等;如见有出血,加参三七或失笑散行瘀止血,或黄土汤、补中益气汤益气摄血;气血两虚则补气养血,八珍汤或十全大补丸出入。

（3）本病进入晚期阶段,往往正气衰败,形体消瘦,由于矛盾的激化,一为阴液大伤而转化为阴虚阳结;一为命门火衰,火不暖土,转化为脾肾阳衰证。阴虚阳结证,治宜甘寒濡润,常用药物如沙参、麦冬、石斛、生地黄、白芍、橘皮、竹茹、天花粉、炙甘草等。口干甚者加梨汁、藕汁、芦根汁、甘蔗汁等;大便燥结者加桃仁、杏仁、火麻仁、何首乌。脾肾阳衰证,治以益气温阳为主,常用药物如附子、干姜、党参、白术、肉桂、炙甘草、益智仁、诃子肉等。例如,有呃逆,加丁香、柿蒂;大便泄泻,用荷叶包赤石脂入煎;若阴伤及阳者,可用桂附八味丸出入[23]。

三、徐景藩教授

【学术观点】

国医大师徐景藩提出"噎乃膈之渐":若吞咽欠利,尚能正常通过,进食不减,是为噎;若吞咽困难,进食减少,或久而复出,即是膈。徐老认为本病发生多与情志及阴液有关,指出本病初起气郁痰阻,久则瘀血内停,阴阳互结,引起噎证甚至膈证[24]。辨证治疗应重视通利,升降气机,润燥相伍,攻补兼施。

【临证经验】

（1）痰气交阻,治宜降逆化痰:徐老认为,噎膈关键之所在,起初在于痰气交阻,气机郁滞。噎证初期,患者多表现为咽中不适或胸闷不畅,舌苔薄白,脉象弦或弦细。证属痰气交阻,治当化痰理气,可选半夏厚朴汤为主方。半夏、厚朴、生姜,辛以散结,苦以降逆;茯苓佐半夏,利饮行涎;紫苏芳香,宣通郁气,俾气舒涎去,取"日三夜一服"之法。

（2）阴虚血瘀,治宜滋阴养血:徐老认为气郁痰阻,气滞久则血运不畅,络脉阻瘀,管槁不荣引起噎证甚至膈证。气滞血瘀又可相互影响:气滞不消,其瘀尤甚;血瘀不祛,其气尤滞。瘀一日不去,则膈一日不愈。针对噎膈久病之证,徐老认为食管自咽至胃为饮食之路,与"幽"有异曲同工之妙,选用李东垣《脾胃论》中的"通幽汤"治疗,以桃仁、红花活血祛瘀为君,使瘀血去而新血生;当归、生地黄、熟地黄滋阴养血为臣,取"槁者润之"之意;升麻升清,槟榔降气,一升一降,气机得舒;甘草甘守津还。全方润枯通壅,调和气血,开通胃腑。徐老认为,噎膈已成,患者血气渐衰,胃汁渐枯,形体已衰,久成阴虚血瘀之证,伴有形体消瘦、舌质紫暗、脉细涩等表现。此时治疗应兼进润养之品,寓扶正于祛邪之中,攻守兼备。润剂之中还需酌加枳壳、橘皮等微辛理气之品,相辅相成,相得益彰。

(3)脾胃不和,治宜升降相伍:徐老认为,胃气以和降为顺,气不和则滞,不降则易逆;胃气上逆,又促使气机窒滞,两者互为因果,互相影响。噎膈实证常见明显的气滞气逆病机,但若脾气亦虚,阳微不升,胃气亦随脾气以陷,而噎膈久虚之证亦可伴见气滞。徐老崇东垣升阳之学,重视脾阳之生发,结合食管柔空特点,临床治疗援引升降为法,胃降而脾得以升,阳升而胃体得充。

(4)治疗噎膈,津液为要,润燥兼顾:徐老认为津液皆为切要,倘令津液愈亏,为病愈繁矣,应以顾护阴液为先;脾胃升降功能正常,才能维持机体正常生命活动。脾以燥为用,胃以润为通,润燥相济,相互为用,脾胃相合,才能纳化正常。徐老认为噎膈根源在于阴阳两伤,每多虚实兼杂,需注重阴平阳秘,润燥皆不可过,或甘寒育阴,或甘凉濡润,或急下存阴[25]。

附 功能性吞咽困难诊治流程图

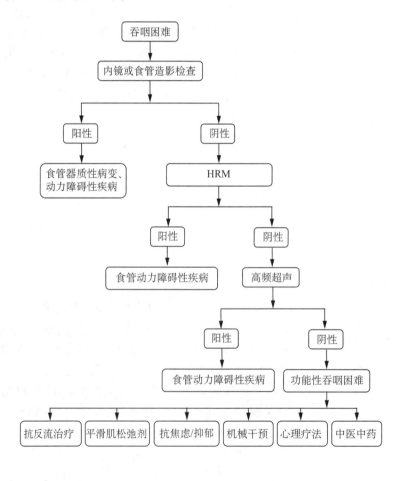

参考文献

［1］ Drossman DA. 罗马Ⅳ功能性胃肠病肠-脑互动异常：原书第4版（第2卷）［M］.方秀才，侯晓华，主译.北京：科学出版社，2016.

［2］ Drossman DA. 功能性胃肠病多维度临床资料剖析［M］.北京：科学出版社，2017.

［3］ Joel Heidelbaugh, Pali Hungin. FRCGP 罗马Ⅳ基层医疗委员会，罗马Ⅳ：基层医院和非消化科医生功能性胃肠病手册［M］.北京：科学出版社，2018.

［4］ Galmiche JP, Clouse RE, Balint A, et al. Functional Esophageal Disorders［J］. Gastroenterology, 2006, 130：1459-1465.

［5］ Bogte A, Bredenoord AJ, Oors J, et al. Sensation of Stasis is Poorly Correlated with Impaired Esophageal Bolus Transport［J］. Neurogastroenterol Motil, 2013, 26：538-545.

［6］ 肖英莲.功能性食管疾病的鉴别诊断和处理技巧［J］.中华消化杂志，2019，39（5）：359-360.

［7］ Kahrilas PJ, Bredenord AJ, Fox M, et al. The Chicago Clasification of Esophageal Motility Disorders, v3.0［J］. Neurogastroenterol Motil, 2015, 27（2）：160-174.

［8］ Colon VJ, Young MA, Ramirez FC. The Short-and Long-Term Efficacy of Empirical Esophageal Dilation in Patients with Nonobstructive Dysphagia：A Prospective, Randomized Study［J］. Am J Gastroenterol, 2000, 95：910-913.

［9］ Porter RF, Kumar N, Drapekin JE, et al. Fragmented Esophageal Smooth Muscle Contraction Segments on High Resolution Manometry：A Marker of Esophageal Hypomotility［J］. Neurogastroenterol Motil, 2012, 24：763-768, e353.

［10］ Jung HY, Puckett JL, Bhalla V, et al. Asynchrony between the Circular and The Longi-Tudinal Muscle Contraction in Patients with Nutcracker Esophagus［J］. Gastroenterology, 2005, 128：1179-1186.

［11］ Bogte A, Bredenoord AJ, Oors J, et al. Relationship between Esophageal Comtraciion Patterns and Clearance of Swallowed Liquid and Solid Boluses in Healthy Controls and Patients with Dysphagia［J］. Neurogastroenterol Motil, 2012, 24：364-372.

［12］ 吴开春，王新，卢媛媛.功能性食管疾病的诊断和治疗进展［J］.医学新知杂志，2008，18（4）：187-190.

［13］ 唐承薇，张澍田.内科学消化内科分册住院医师规范化培训规划教材［M］.北京：人民卫生出版社，2015.

［14］ Smout A, Fox M. Weak and Absent Peristalsis［J］. Neurogastroenterol Motil, 2012, 24：40-47.

［15］ Vakil NB, Traxler B, Levine D. Dysphagia in Patients with Erosive Esophagitis：Prevalence, Severity, and Response to Proton Pump Inhibitor Treatment［J］. Clin Gastroenterol Hepatol, 2004, 2：665-668.

［16］ Coss-Adame E, Erdogan A, Rao SS. Treatment of Esophageal（Noncardiac）Chest Pain：A Review［J］. Clin Gastroenterol Hepatol, 2013.

［17］ Vanuytsel T, Bisschops R, Farre R, et al. Botulinum Toxin Reduces Dysphagia in Patients with Nonachalasia Primary Esophageal Motility Disorder［J］. Clin Gastroenterol Hepatol, 2013, 11：1115-1121. e2.

［18］ Lind CD. Dysphagia：Evaluation and Treatment［J］. Gastroenterol Clin North Am, 2003, 32：553-575.

［19］ Rosenstock A, Kushnir V, Patel A. Diagnostic Yield in the Evaluation of Dysphagia［J］. Gastrointest Endosc, 2011, 73：AB 287.

［20］ 周仲瑛.中医内科学［M］.北京：中国中医药出版社，2003.

［21］ 张声生，沈洪，王垂杰，等.中华脾胃病学［M］.北京：人民卫生出版社，2016.

［22］ 蔺焕萍，王小平.《沈芊绿医案》治法用药特色探析［J］.江苏中医药，2016，48（1）：75-76.

［23］ 张继泽，张挹芳.孟河名家张泽生运用气血理论诊治脾胃病的经验［J］.江苏中医药，2016，48（2）：1-5.

［24］ 徐景藩.关于诊治胃食管返流病的几点意见［J］.江苏中医药，2010，42（1）：1-2.

［25］ 谭唱，徐丹华，陆为民，等.国医大师徐景藩教授治疗噎膈经验浅谈［J］.四川中医，2018，36（1）：1-3.

第八章　功能性消化不良

功能性消化不良(FD)指起源于胃十二指肠的一个症状或一组临床综合征,表现为慢性消化不良症状,但不能用器质性、系统性或代谢性疾病等来解释产生症状原因的疾病。FD的病理生理机制涉及多种因素,较为复杂,尚未完全阐明。研究显示,在我国以消化不良症状就诊的患者经检查后诊断为FD的比例分别为69%和51%[1-2]。治疗方面,胃底舒张药物、中枢作用的神经调节药物、神经调控及心理和行为治疗都有相应的研究进展,传统的中草药和针灸治疗也逐渐受到重视。

第一节　临床表现和相关检查

一、临床表现

FD主要表现为上腹部疼痛、上腹部烧灼感、餐后饱胀感及早饱等症状,也包括上腹部胀气、嗳气、恶心和呕吐等。餐后饱胀指餐后食物较长时间存留在胃内的不舒服感;早饱感指进食后很快感觉胃内饱胀不适,与进餐量不成比例,以至于不能完成正常餐量;上腹痛指上腹部主观的、强烈的和不舒服的感觉,以至于患者认为组织有损伤;上腹部烧灼感指上腹部灼热不舒服的主观感觉;上腹胀气指胃部气体膨胀的不适感,位于上腹部;嗳气指气体从胃内经过食管从口中排出;恶心指作呕或要吐的不适感觉;呕吐指胃内容物经口用力吐出,同时伴随腹肌和胸肌收缩;不适指患者和医生都不能更好地表达非疼痛、不舒服的感觉。

FD常合并存在其他FGIDs的症状,尤其是与GERD和IBS重叠发病,重叠GERD时可表现为反酸、烧心、胸骨后疼痛等,重叠IBS时可表现为腹痛、腹部胀满及排便的异常。

部分FD患者合并精神心理异常。有研究显示FD患者的症状与社会功能、生理职能、总体健康、情感职能等4个健康概念呈负相关,与精神健康也有显著线性关系,部分患者可合并焦虑症和抑郁症[3]。

二、相关检查

FD是功能性疾病,其诊断基于临床症状,但仍需完善上消化道内镜及pH检查以排除胃和十二指肠的器质性疾病,特别是合并消瘦、黑便、贫血、进行性吞咽困难、发热和黄疸等警报症状,应及时完善相应的检查。由于我国胃癌高发,对于首次出现消化不良症状、年龄>

40 岁和有上消化道恶性肿瘤家族史者也应完善胃镜检查。胃感觉运动功能检测在 FD 评估中不推荐为常规检查。由于 FD 的临床表现缺乏特异性,其他消化系统疾病、系统性或代谢性疾病都可以有类似的表现,在诊断 FD 之前需完善相应的检查以排除其他可以引起该症状的病因,如全血细胞计数、血生物化学、大便隐血、上腹部超声、结肠镜和上腹部 CT 或 MRI 等检查。在感染流行区域,还建议患者行病原学检测。

第二节　西医诊断和鉴别诊断

一、西医诊断

(一) FD 西医诊断主要参考罗马Ⅳ诊断标准[4]

(1) 包括以下 1 项或多项:①餐后饱胀不适;②早饱不适感;③中上腹痛;④中上腹烧灼不适。

(2) 无可以解释上述症状的结构性疾病的证据(包括胃镜检查)。

(3) 诊断前症状出现至少 6 个月,近 3 个月符合以上诊断标准。

(4) 诊断餐后不适综合征(postprandial distress syndrome,PDS)和上腹痛综合征(epigastric pain syndrome,EPS)必须符合以上标准。

(二) 两个亚型的诊断标准

1. 餐后不适综合征的诊断标准

(1) 必须包括以下 1 项或 2 项,且至少每周 3 日:①餐后饱胀不适(以致影响日常活动);②早饱不适感(以致不能完成平常餐量的进食)。

(2) 常规检查(包括胃镜检查)未发现可解释上述症状的器质性、系统性或代谢性疾病的证据。

(3) 诊断前症状出现至少 6 个月,近 3 个月符合以上诊断标准。

(4) 支持诊断的条件:①也可存在餐后中上腹痛或烧灼感、中上腹胀气、过度嗳气或恶心;②呕吐要考虑其他病症;③烧心不是消化不良的症状,但常与本病并存;④如症状在排便或排气后减轻,通常不应将其考虑为消化不良的症状;⑤其他个别消化症状或症状群(如 GERD 和 IBS 症状)可与餐后不适综合征并存。

2. 上腹痛综合征的诊断标准

(1) 必须包括以下 1 项或 2 项,且至少每周 1 日:①中上腹痛(以致影响日常活动);②中上腹烧灼不适(以致影响日常活动)。

(2) 常规检查(包括胃镜检查)未发现可解释上述症状的器质性、系统性或代谢性疾病的证据。

(3) 诊断前症状出现至少 6 个月,近 3 个月符合以上诊断标准。

(4) 支持诊断的条件:①疼痛可因进餐诱发或缓解,或者可发生在空腹时;②也可存在餐后中上腹胀气、嗳气和恶心；③持续呕吐提示可能为其他病症；④烧心不是消化不良的症状，但常与本病并存；⑤疼痛不符合胆囊或奥狄括约肌功能障碍的诊断标准；⑥如症状在排便或排气后减轻，通常不应将其考虑为消化不良的症状；⑦其他消化症状（如 GERD 和 IBS 症状）可与上腹痛综合征并存。

二、鉴别诊断

FD 是功能性疾病，主要应与器质性消化不良（organic dyspepsia，OD）相鉴别。导致 OD 的消化系统疾病有胃食管反流、食管癌、消化性溃疡、慢性活动性胃炎、胃癌、十二指肠肿瘤、慢性胆囊炎、胆石症、胆道恶性肿瘤、急慢性肝炎、慢性胰腺炎、胰腺癌等，可以通过内镜、B超、CT、磁共振成像、病理及血液相关检查明确。

其他如循环系统、呼吸系统、内分泌系统、泌尿系统等疾病都可以引起消化不良症状，应注意鉴别，主要通过详细的病史询问、查体及专科的检查明确诊断。

此外，部分药物也可以引起消化不良的症状，临床也应引起重视，应详细询问用药情况，评估药物与消化不良症状的相关性，进而明确诊断。

第三节　中医诊断和常见证型

一、中医诊断

根据中医疾病的命名特点，在总结前人及当代医家学术观点的基础上，同时为了更好地与 FD 诊断及亚型划分对应，中华中医药学会脾胃病分会制定的《功能性消化不良中医诊疗专家共识意见（2017）》[5]将上腹痛综合征定义为中医的"胃脘痛"，餐后不适综合征定义为中医的"胃痞"。

中医认为功能性消化不良的病位在胃，与肝、脾、心密切相关。多为感受外邪、饮食不节、情志失调、劳倦或久病、先天禀赋不足等多种因素共同作用的结果。疾病初起以寒凝、食积、气滞、痰湿等为主，多属实证；疾病日久，邪气久稽，耗伤正气，则由实转虚，或虚实并见。病情日久郁而化热，亦可表现为寒热互见。久病入络则变生瘀阻。脾虚气滞，胃失和降为功能性消化不良基本病机，贯穿于疾病的始终。病理表现多为本虚标实，虚实夹杂，以脾虚为本，气滞、食积、痰湿、血瘀等邪实为标。

二、常见证型

目前 FD 的证型尚无统一的认识，呈现出多样性的表现，综合《功能性消化不良中医诊疗专家共识意见（2017）》[5]、《功能性消化不良中西医结合诊疗共识意见（2017 年）》[6]、《胃脘痛中医诊疗专家共识意见（2017）》[7]、《痞满中医临床实践指南（2018）》[8]、《消化系统常见病功能性消化不良中医诊疗指南(基层医生版)》[9]等共识意见及众多医家的临床经验,功能性消化不良主要有以下中医证型及兼证。

(一)常见主证

1. 脾虚气滞证
主症:①胃脘痞闷或胀痛;②纳呆。
次症:①嗳气;②疲乏;③便溏。
舌脉:①舌淡,苔薄白;②脉细弦。

2. 肝胃不和证
主症:①胃脘胀满疼痛,常伴灼热感;②两胁胀满。
次症:①每因情志不畅而发作或加重;②心烦易怒;③嗳气频作;④善叹息。
舌脉:①舌红,苔薄白;②脉弦。

3. 寒热错杂证
主症:①胃脘痞满或疼痛,遇冷加重;②口干或口苦。
次症:①纳呆;②胃脘灼热;③恶心或呕吐;④肠鸣;⑤便溏。
舌脉:①舌淡,苔黄;②脉弦细滑。

4. 湿浊中阻证
主症:①胃脘痞满;②口苦口黏。
次症:①纳谷不香;②口淡不渴,或口干不欲饮;③恶心欲吐;④大便黏滞不爽。
舌脉:①舌淡,苔厚腻;②脉滑。

(二)常见兼证

1. 食滞
症见进食后胃脘胀满,嗳腐吞酸,厌食,恶心呕吐,呕吐物为胃中宿食积滞。舌质淡红、舌苔浊腻,脉滑。

2. 阳虚
症见胃脘隐痛或痞满,喜温喜按,泛吐清水,食少,疲乏,畏寒怕冷,大便溏薄。舌淡,苔白,脉沉细。

3. 阴虚
症见胃脘痞满、嘈杂干呕,似饥不欲食,口燥咽干,手足心热,大便干结。舌质红、苔少或光红,无苔少津,脉细。

4. 瘀阻
症见病程日久,胃脘刺痛,夜间为重,胃脘胀满,与饮食无关。舌质暗红,或有瘀点瘀斑,脉弦涩。

此外,有学者研究发现餐后不适综合征与脾虚气滞证存在关联性,上腹痛综合征与肝胃不和证存在关联性,寒热错杂证在餐后不适综合征和上腹痛综合征中的分布无明显差异[10]。

第四节　西医治疗

一、调整生活方式和饮食习惯

和患者建立良好的医患关系,向患者解释功能性消化不良的诊断,其潜在的病理生理学和疾病的自然史,包括常见的症状触发因素。作为一种肠-脑互动异常疾病,饮食、压力、认知、行为和情绪反应对症状的影响和感染后的变化[11]。

功能性消化不良患者应调整生活方式,尽量避免运动少、睡眠不足、进食不规律和压力大等不良的生活习惯,避免服用非甾体抗炎药(nonsteroidal anti-inflammatory drug, NSAID)、咖啡、酒精和吸烟,同时要正确地认识 FD,避免过分担忧病情。饮食方面,已有的研究提示某些食物或食物添加剂能够导致或加重 FD 患者的症状,如粗粮、高脂饮食、刺激或辛辣食物、碳酸饮料、乙醇和浓茶等,有的食物则可能有助于减轻症状,如米饭、面包、酸奶、蜂蜜、冰糖、苹果等,因此患者可以根据自己的实际情况调整饮食种类。不规律进餐和快速进餐是导致 FD 患者症状的危险因素,这些不良的饮食习惯都应该得到纠正。

二、药物治疗

上腹痛综合征治疗以抑酸剂为主,餐后不适综合征则以促动力药为主,如伴幽门螺杆菌感染者应首先进行根除治疗,伴有精神心理因素可选用中枢神经调节药。

(一) 抑酸药物

PPI 和 H_2 受体拮抗剂(H_2 receptor antagonist, H_2RA) 可作为功能性消化不良尤其是上腹痛综合征的经验性治疗。PPI 对上腹痛综合征亚型的功能性消化不良患者的治疗效果显著,而对餐后不适综合征亚型的功能性消化不良患者的治疗效果不佳,因此对餐后不适综合征患者不推荐首选 PPI。给予功能性消化不良患者 1~2 周的 PPI 试验性治疗,可作为后续治疗的预测。对于抑酸剂治疗功能性消化不良的疗程,《2022 中国功能性消化不良诊治专家共识》中也作了说明,推荐 H_2RA 和 PPI 的治疗疗程一般为 4~8 周,如症状改善不理想,应考虑调整治疗药物。对于 PPI 的应用剂量,推荐使用标准剂量的 PPI,大剂量 PPI 治疗并不优于标准剂量。

(二) 促动力药物

促动力药是 FD 治疗中的重要药物,特别是餐后不适综合征的首选经验性治疗,有助于缓解 FD 患者上腹胀、早饱等进餐相关的上腹部症状。Meta 分析显示促动力药疗效明显优于安慰剂,其相对风险降低 33%,在国内应用较多的促动力药物主要是多潘立酮、莫沙必利、伊托必利和西尼必利。《2022 中国功能性消化不良诊治专家共识》还提出,促动力药物治疗疗程一般为 2~8 周。

（三）根除幽门螺杆菌感染

幽门螺杆菌感染是消化不良的致病因素之一,国内外许多大样本高质量的研究发现根除幽门螺杆菌可使功能性消化不良患者的症状得到改善,因此众多指南均推荐消化不良患者需要根除幽门螺杆菌。在幽门螺杆菌胃炎的京都全球共识会议上[12],将幽门螺杆菌相关性消化不良定义为一组新的 OD,并同意以下意见:部分幽门螺杆菌阳性的消化不良患者,如在成功根除幽门螺杆菌后获得症状的长期缓解(6~12 个月),那么其消化不良症状则归因于幽门螺杆菌胃炎。根除幽门螺杆菌除能改善 FD 的症状外,还能减少发生消化性溃疡、胃癌和胃淋巴瘤的风险。

（四）胃底舒张药物

胃底舒张功能受损是功能性消化不良症状产生的一个重要的病理生理机制,目前已被作为治疗靶点进行药物的开发研究和评价,通过激活 $5-HT_{1A}$ 受体、抑制胆碱能从而松弛近端胃。$5-HT_{1A}$ 受体激动剂坦度螺酮和丁螺环酮的临床研究显示,其对 FD 的疗效优于安慰剂。阿考替胺是一种新型的选择性乙酰胆碱酯酶抑制剂,具有松弛胃底和促胃动力的作用。临床研究显示,阿考替胺疗效优于安慰剂,整体治疗有效。该药目前已在日本上市,用于 FD 患者尤其是餐后不适综合征患者的治疗。

（五）消化酶

消化酶制剂有助于食物的消化吸收,复方消化酶可改善与进餐相关的腹胀、食欲不振等症状。研究认为复合消化酶制剂联合促胃肠动力药物的疗效优于单用促动力药物,建议复方消化酶可以作为 FD 的辅助治疗。因此,在 2022 年 FD 共识中也提到,消化酶可作为 FD 的辅助治疗。

（六）中枢作用的药物

精神药物,特别是抗焦虑、抗抑郁药物,常作为伴有焦虑、抑郁的功能性胃肠病的二线药物。系统综述显示,精神药物治疗 FD 能明显改善症状,优于安慰剂组,但研究样本量小,循证级别低。TCA 作为肠道脑神经调节剂是 FD 的有效二线治疗方法,对缓解上腹痛症状有效,可以在一线或二线治疗时开始使用,但需要仔细解释其使用的基本原理,并应告知患者其副作用情况。临床应从低剂量开始。米氮平 15 mg,每日 1 次,可能是早期饱腹感和体重减轻的 FD 患者有效的二线治疗,但需要进一步的随机对照试验。

（七）抗嗜酸性粒细胞制剂

嗜酸性粒细胞参与的肠道炎症介导了部分 FD 的发生,一项儿童 FD 患者的随机安慰剂对照试验发现,抗哮喘药物孟鲁司特能够稳定嗜酸性粒细胞,减轻功能性消化不良症状而不减少嗜酸性粒细胞数量。组胺 H_1 和 H_2 的拮抗剂有可能是另一个有效的治疗方法。

三、心理疗法

人际心理动力学的知情心理治疗可能是一种有效缓解 FD 各种症状的方法。认知行为疗法（cognilive behavioral therapy，CBT）、元认知疗法（ender metacognitive theraphy，MCT）和压力管理方法，如正念减压疗法（mindfulness-based stress reduction，MBSR）可能是改善 FD 整体症状的有效治疗方法。催眠疗法可能是治疗功能性消化不良全身症状的有效方法[11]。

第五节 中医治疗

一、治疗原则

FD 的治疗目的为减轻或缓解临床症状，减少病情复发，提高生活质量。调整饮食结构和调节情志则是常用的基础治疗。中医治疗首当调理气机、固护脾胃，以运脾和胃为基本大法。初期病变以邪实为主，当以祛邪为法，辨证施以理气消胀、消积导滞、化痰祛湿、活血化瘀等法；后期病变以虚实夹杂或正虚为主，治予健脾兼以理气、消食、化湿、祛瘀等治疗，虚寒者当温运中阳。对于寒热错杂者，当施以辛开苦降之法，辨清寒热之轻重，确定相应治法。中医治疗方法包括中医内治法、针灸疗法和中医外治法。

二、中医内治法

（一）常见主证辨证论治

1. 脾虚气滞证
治法：健脾和胃，行气消胀。
主方：香砂六君子汤。
药物：党参、白术、茯苓、半夏、陈皮、木香、砂仁、炙甘草。
加减：①饱胀明显者，参枳术丸增加白术用量，加枳壳、大腹皮等；②便溏者，加炒山药、炒薏苡仁；③腹部坠胀，体倦乏力，加炙黄芪、炙升麻。

2. 肝胃不和证
治法：疏肝理气，和胃降逆。
主方：柴胡疏肝散。
药物：柴胡、芍药、枳壳、川芎、香附、陈皮、甘草。
加减：①嗳气频作者，加旋覆花、代赭石等；②餐后饱胀，兼有脾虚者，加炒白术、茯苓；③情绪抑郁不畅，加郁金、合欢花；④脘胀纳呆，气滞较甚者，仿四磨汤意，加乌药、木香、槟榔等；⑤气郁化火，肝胃郁热，反酸，胃脘灼痛，加左金丸（黄连、吴茱萸）、浙贝母。

3. 寒热错杂证

治法:辛开苦降,和胃开痞。

主方:半夏泻心汤。

药物:法半夏、黄芩、黄连、干姜、党参、炙甘草、大枣。

加减:①权衡寒热轻重,调整苦寒药和辛温药之比例,寒甚者加制附子;②胃脘痞胀,加木香、枳壳、陈皮;③口舌生疮者,仿甘草泻心汤意,并易炙甘草为生甘草;④腹泻便溏者,加炒白术、茯苓、炒山药等。

4. 湿浊中阻证

治法:运脾燥湿,和胃安中。

主方:平胃散。

药物:苍术、厚朴、陈皮、炙甘草、生姜、大枣。

加减:①胃脘痞胀,舌苔垢腻,加木香、砂仁(香砂平胃散),甚者加槟榔;②口苦,舌苔黄腻,加黄芩、黄连(芩连平胃散);③胃脘痞胀,受寒加重,舌苔白滑腻,加干姜、草豆蔻、木香(厚朴温中汤);④腹泻便溏者,加藿香、炒白术、茯苓等。

(二)常见兼证加减用药

1. 食滞

食滞兼见于各个证型,加以消食导滞。常用方剂保和丸(神曲、山楂、茯苓、半夏、陈皮、连翘、莱菔子)。临证用药当寻何种饮食所伤,一般多取炒谷芽、炒麦芽、焦山楂、焦神曲,如酒食伤脾,取葛花、枳椇子、砂仁;瓜果或冷饮伤中,取草果仁、丁香、肉桂、益智仁;豆制品积滞不消,用莱菔子;肉食或乳制品所伤,加草果,重用山楂;甜食所伤,选佩兰、炮姜、陈皮;腹胀,积滞明显,大便不畅,加枳实、木香、槟榔,甚者合以大黄。

2. 阳虚

阳虚多兼见于脾虚证,加以温中健脾。常用方剂附子理中汤(制附子、干姜、人参、白术、甘草)。例如,上腹痛,空腹易作,脉细弦,取黄芪建中汤(黄芪、桂枝、白芍、生姜、炙甘草、大枣、饴糖);上腹痛,受寒易作,或加重,加高良姜、香附、荜茇等。

3. 阴虚

阴虚多兼见于气阴两虚或肝胃郁热伤阴,合以益胃养阴。常用方剂益胃汤(沙参、麦冬、冰糖、细生地黄、玉竹)合芍药甘草汤。例如,兼有气滞者,胃脘胀满或隐痛,多取花类之品,如绿梅花、玫瑰花、佛手花,理气不伤阴;大便干燥难解者,加火麻仁、瓜蒌仁、杏仁。

4. 瘀阻

瘀阻兼见于各个证型。正治不应,可加以活血化瘀,止痛除满之品,以痛为主者,加香附、五灵脂、炒延胡索;以胀为主,加红花、莪术。

(三)中成药治疗

1. 气滞胃痛颗粒

功能疏肝理气,和胃止痛。用于肝郁气滞,胸痞胀满,胃脘疼痛。

2. 达立通颗粒

功能清热解郁,和胃降逆,通利消滞。用于肝胃郁热所致痞满证,症见胃脘胀满、嗳气、

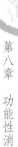

纳差、胃中灼热、嘈杂泛酸、脘腹疼痛及动力障碍型功能性消化不良见上述症状者。

3. 胃苏颗粒

功能理气消胀,和胃止痛。用于气滞型胃脘痛,症见胃脘胀痛,窜及两胁,得嗳气或矢气则舒,情绪郁怒则加重,胸闷食少,排便不畅及慢性胃炎见上述证候者。

4. 荆花胃康胶丸

功能理气散寒,清热化瘀。用于寒热错杂症,气滞血瘀所致的胃脘胀闷疼痛、嗳气、反酸、嘈杂、口苦。

5. 三九胃泰颗粒

功能清热燥湿,行气活血,柔肝止痛。用于湿热内蕴、气滞血瘀所致的胃痛,症见脘腹隐痛、饱胀反酸、恶心呕吐、嘈杂纳减。

6. 胃复春片

功能健脾益气,活血解毒。用于慢性萎缩性胃炎胃癌前病变及胃癌手术后辅助治疗、慢性浅表性胃炎属脾胃虚弱证。

7. 荜铃胃痛颗粒

功能行气活血,和胃止痛。用于气滞血瘀所致的胃脘痛及慢性胃炎见有上述症状者。

8. 香砂平胃颗粒

功能健脾燥湿。用于胃脘胀痛。

9. 补中益气颗粒(丸)

功能补中益气,升阳举陷。用于脾胃虚弱、中气下陷,症见体倦乏力、食少腹胀、久泻。

10. 温胃舒胶囊

功能温中养胃,行气止痛。用于中焦虚寒所致的胃痛,症见胃脘冷痛、腹胀嗳气、纳差食少、畏寒无力。

11. 枳术宽中胶囊(丸)

功能健脾和胃,理气消痞。用于胃痞(脾虚气滞),症见呕吐、反胃、纳呆、反酸等,以及功能性消化不良见以上症状者。

12. 四磨汤

功能顺气降逆,消积止痛。用于气滞、食积证,症见脘腹胀满、腹痛、便秘。

13. 健胃消食口服液

功能健胃消食。用于脾胃虚弱所致食积,症见不思饮食、嗳腐酸臭、脘腹胀满;消化不良见上症者。

14. 香砂六君丸

功能益气健脾,和胃。用于脾虚气滞、消化不良、嗳气食少、脘腹胀满、大便溏泄。

15. 益气和胃胶囊

功能健脾和胃,通络止痛。用于慢性非萎缩性胃炎脾胃虚弱兼胃热瘀阻证,症见胃脘痞满胀痛、食少纳呆、大便溏薄、体倦乏力、舌淡苔薄黄、脉细。

三、针灸疗法

（一）针刺

取足阳明经、手厥阴经、足太阴经、任脉穴。

处方：足三里、梁丘、公孙、内关、中脘。

配穴：肝胃不和者加期门、太冲、肝俞；邪热内结者加期门、内庭；痰湿内阻者加脾俞、丰隆、阴陵泉；饮食积滞者加下脘、天枢、梁门；脾胃虚弱者加脾俞、气海；脾胃虚寒者加梁门、气海、关元；胃阴虚者加脾俞、三阴交、肝俞、太溪；寒热错杂者加内庭、三阴交；气滞血瘀者加血海、膈俞。

操作：毫针刺，实证用泻法，虚证用补法，胃寒及脾胃虚寒宜艾灸。

（二）耳穴疗法

耳穴取脾、胃、肝、交感、大肠、小肠，按压 10 min，每日 2 次，7 天为 1 个疗程。

（三）灸法

寒邪客胃和脾胃虚寒者，取中脘、气海、神阙、足三里、脾俞、胃俞穴，施行艾条灸法或隔姜灸（中脘、气海、足三里穴还可施行温针灸）。

四、中医外治法

（一）外敷法

对脾胃虚寒胃痛，可以采用外敷法治疗。将肉桂、丁香研为细末，用纱布包扎，外敷中脘穴，每次 10~20 min。将吴茱萸用白酒适量拌匀，用绢布包成数包，蒸 20 min 左右，趁热以药包熨脘腹、脐下、足心，药包变冷后更换，每日 2 次，每次 30 min；或以疼痛缓解为度。

（二）推拿疗法

采用行气止痛治法。用一指禅推、按、揉、摩、拿、搓、擦等法。穴位：中脘、天枢、肝俞、脾俞、胃俞、三焦俞、肩中俞、手三里、内关、合谷、足三里、气海。

（三）按摩疗法

取穴：章门、期门、肝俞、脾俞、胃俞、三焦俞、大肠俞，若背部在压痛区，以按摩压痛区为主。

操作手法：手法采取按揉为主，用大鱼际、掌根或前臂着力于穴位或痛区，以腕关节转动回旋来带动前臂进行操作。开始宜轻揉手法，待患者适应后逐渐加力，频率每分钟 80~100 次，每日 1 次，20 次为 1 个疗程。

（四）穴位埋线

取穴：中脘、天枢、足三里等。加减：肝胃不和者加肝俞；脾胃虚弱者加脾俞；脾胃湿热者加三焦俞。

操作方法:操作时患者穴位皮肤需常规消毒,用利多卡因在穴位处浸润麻醉,将羊肠线装入消毒的腰穿针中,进针(腹部及背部需向上平刺,下肢需直刺),行提插捻转后,边推针芯边退针管,将羊肠线埋入穴位皮下,外敷无菌敷料,胶布固定。

疗程:每周治疗1次。

第六节　中西医结合治疗

FD作为一种反复发作的FGIDs,起病多缓慢,病程较长,呈持续性或反复发作,中医药诊治具有较好的临床疗效。现代医学多从抑酸药、促动力药、助消化药及根除幽门螺杆菌药物等方面进行治疗。此类药的特点是起效快,作用明显,但长期或大量使用上述药物,部分可以引起头痛、周身不适,甚至白细胞减少、血清转氨酶增高等不良反应,并且存在停药易复发。因此需要根据病情和病程,充分把握本病的类型及其发病特点,以发挥中西医各自的优势,优势互补(图10-1)。

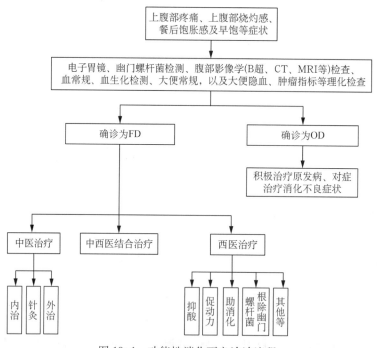

图10-1　功能性消化不良诊治流程

一、中西医结合治疗的目标人群

已采用中医治疗和西医治疗且疗效不佳者;病情反复发作,影响生活质量者;合并有焦

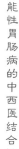

虑抑郁状态者;患者有采用中西医结合治疗的主观要求。

二、中西医结合治疗的用药策略

中西医结合治疗并非简单的中药和西药相加,而应针对患者的临床特征和用药史,进行综合分析,各有侧重,实现中西药协同增效的目的。对严重或难治性 FD 患者,建议采用多学科联合诊疗模式给予支持。

(1)上腹部疼痛、反酸、烧灼感等症状明显,提示高胃酸分泌症状,在中药制肝和胃的基础上,可同时配合西药 H_2RA、PPI、新型钾离子竞争性酸阻滞剂(potassium ion competitive acid blocker,P-CAB)等药物加强抑制胃酸,快速缓解临床症状。

(2)上腹饱胀、恶心、呕吐等症状明显,可在中医行气消胀、和胃降逆治疗基础上增加促动力药物,如莫沙必利、伊托必利等,改善胃肠动力,诱导和维持临床症状的缓解。

(3)有明显进食相关的腹胀、纳差等消化功能低下症状,在中医消食助运基础上可配合应用消化酶制剂。

(4)功能性消化不良伴有幽门螺杆菌感染,通常采用标准的幽门螺杆菌根除方案治疗,对难治性幽门螺杆菌感染,可采用中西医结合治疗,配合中药汤剂或中成药扶正祛邪以降低不良反应,提高依从性,有助于提高根除率,改善临床症状。

(5)合并焦虑、抑郁状态中医当予以疏肝解郁,养心安神治疗,并可参照《消化心身疾病中西医结合整体诊治专家指导意见(2017 年)》联合抗焦虑抑郁治疗,轻、中度抑郁、焦虑症状,可选用黛力新(氟哌噻吨美利曲辛片),严重者现多用 SSRI,如氟西汀、帕罗西汀、西酞普兰、舍曲林及氟伏沙明等,必要时精神心理科专科诊治。

第七节　名医经验

FD 是现代疾病名称,名老中医的诊疗经验多散见于治疗慢性胃病的相应论述中。

一、张泽生教授

【学术观点】

常见的病机为中虚气滞、肝胃不和、胃阴不足和气滞血瘀,用药性味宜甘温,不壅补;益胃阴,不滋腻;调升降,和气血。

【临证经验】

(1)中虚气滞证:黄芪建中汤加减。药用:潞党参、炒白术、当归、黄芪、桂枝、白芍、半夏、陈皮、木香、炙甘草、饴糖等。

(2)肝胃不和证:柴胡疏肝饮加减。药用:醋柴胡、白芍、当归、香附、枳壳、木香、延胡索、川楝子、佛手片等。

（3）胃阴不足证:沙参麦冬汤加减。药用:南沙参、北沙参、麦冬、生地黄、白芍、石斛、天花粉、乌梅、炙甘草等。

（4）气滞血瘀证:桃红四物汤、失笑散加减。药用:当归、白芍、川芎、桃仁、红花、蒲黄、炙五灵脂、煅瓦楞子等[13]。

二、黄一峰教授

【学术观点】

FD多由各种病因导致的气化升降斡旋失调,日久则络脉瘀滞,胃气失于通降是本病主要病机,而其因又与肝气郁结,横逆犯胃相关。他提出了胃脘痛辨治六法。

【临证经验】

（1）宣肃肺气法:在使用常规理气和胃之剂的同时,合用宣肃肺气之品。常用药物为桔梗配紫菀,或前胡合牛蒡子,一宣一降,以改善肺气宣肃功能。特别是对于有胸闷不适,胸脘痞闷症状者,用之疗效更佳。

（2）疏肝理气法:由于肝气郁结,失于疏泄,横逆犯胃,证见肝胃不和,当以疏肝理气为先。常用方药以柴胡疏肝饮化裁。

（3）升清降浊法:中焦气机升降失常,其临床表现可以有脘腹胀满、胀痛,大便干结或大便溏泻,临圊腹痛,便后痛减。治宜调整中焦气机,以升麻升清气,促使中焦气机之斡旋;以木香槟榔丸降浊阴,荡涤肠道积滞。

（4）辛开苦降法:气郁化热亦为临床常见,表现为口苦、嘈杂等。当用辛开苦降法,如取淡吴茱萸之辛以开泄气机之郁;用龙胆草(小剂量)之苦以降泄内蕴之热。气畅而热无以生,热清而气自平。

（5）活血化瘀法:以活血化瘀法治疗胃脘痛之关键,在于准确把握辨证要点及化瘀药物之选择。凡症见胃脘隐痛或刺痛,病程长者,便可使用此法。药物可选择失笑散、延胡索、制乳香、制没药、参三七、刺猬皮、铁树叶等。

（6）润肠降气法:临床上常有以气滞为主要表现而兼见大便干结,数日不解者,此乃胃失和降,肠道传化失司之故。当用润肠降气法,以代赭石降胃气,当归、瓜蒌仁润肠道,如此一降一润,则肠道润畅,升降之职得以复常[14]。

三、董建华院士

【学术观点】

胃在生理上以降为顺,病理上因滞而病,故胃气壅滞是胃病的基本病机,"通降论"是诊治胃病的主要指导思想,理气和胃为基本治法,以调理气血为中心,旨在恢复胃的通降功能。

【临床经验】

倡导通降乃治胃之大法,提出通降十法。

（1）理气通降,处方:加味香苏饮。

（2）化瘀通络,处方:轻者金延香附汤,重者猬皮香虫汤。

（3）通腑泄热，处方：加味泻心汤。

（4）降胃导滞，处方：紫苏梗、香附、陈皮、莱菔子、大腹皮、焦三仙、连翘、半枝莲、黄连、酒大黄等。

（5）滋阴通降，处方：加减益胃汤。

（6）辛甘通阳，处方：加味黄芪建中汤。

（7）升清降浊，处方：加味补中益气汤。

（8）辛开苦降，处方：半夏泻心汤。

（9）平肝降逆，处方：加味旋覆代赭汤。

（10）散寒通阳，处方：加味良附丸。

董老对香苏饮有独到的使用经验，自拟加味香苏饮，常用药物有紫苏梗、香附、陈皮、枳壳、大腹皮、香橼皮等。随证加减：脾虚者加用党参、白术、茯苓、甘草等药物；湿盛者加用佩兰、厚朴、清半夏、茯苓、滑石等药物；肝郁者加用延胡索、川楝子、柴胡、青皮等药物；血瘀者加用五灵脂、生蒲黄等药物；胃阴虚者加用北沙参、麦冬、石斛等[15]。

四、李佃贵教授

【学术观点】

FD与现代人生活节奏加快、工作紧张有密切关系，病情反复多，属"因郁致病"，加之生活无规律、多食膏粱厚味者多，故病机为湿浊毒邪蕴于脾胃，阻滞中焦气机，影响脾升胃降的功能，以胃不通降为主要表现，故从浊毒立论，采用和胃降逆化浊的方法，以使"浊去病减""病除郁解"。

【临证经验】

自拟经验方胃痛宁胶囊，方中茵陈入脾、胃、肝、胆经，可化湿清热，和胃消食；蒲公英清热解毒，消杀幽门螺杆菌；生薏苡仁、草豆蔻、藿香醒脾和胃化湿浊；槟榔、厚朴通降胃气。全方共奏和胃降逆、化湿气、解浊毒之功效[16]。

五、单兆伟教授

【学术观点】

FD的病位在胃，与肝、脾密切相关，病机总属中焦气机升降失司，以脾胃虚弱为发病基础，肝失疏泄为关键诱因，湿热为重要病理产物及致病因素，后期演变出现阴伤、阳虚、血瘀等变化，脾虚气滞、脾胃湿热、肝胃不和是最主要的证型。

【临证经验】

1. 脾虚气滞当健脾助运，注意补而不滞

常用白术、太子参、山药等，同时配合陈皮、厚朴等药使补而不滞。若胃阴不足，常用的补阴药有麦冬、北沙参等，常配半夏助运以防滋腻碍胃。若脾胃虚寒，常在益气健脾基础上加干姜或加桂枝温中散寒止痛。

2. 脾胃湿热当清热燥湿,解除湿热缠绵

清热燥湿不可过用苦寒,以防败胃,损阴伤阳。临床常用黄芩、仙鹤草配伍,少用黄连、栀子等大苦大寒之品。常配以苍术、厚朴增强燥湿、下气除满之功,以石菖蒲芳化湿浊,化湿而不燥烈,又能醒脾开胃。

3. 肝胃不和当疏肝养血,佐以和胃

常用柴胡、佛手、合欢皮、玫瑰花等药,配半夏、莱菔子等降逆和胃,当归等养血和血。日久肝郁化火伤阴,临床常以一贯煎加减[17]。

-------------------------------- 参 考 文 献 --------------------------------

[1] 吴玫玲,柯美云.300 例上腹部消化不良患者的病因和临床特点剖析[J].基础医学与临床,2001,21(增刊):82.

[2] 李晓波,刘文忠,戈之铮,等.上海地区消化不良症状临床特点分析[J].中华消化杂志,2005,25(3):142-145.

[3] 曹佳懿,郭锐,熊汉华,等.功能性消化不良患者心理、生活质量与症状间的关系[J].中华内科杂志,2005(11):853-854.

[4] Dorssman MD.罗马Ⅳ:功能性胃肠病:原书第 4 版(第 2 卷)[M].方秀才,侯晓华,主译.北京:科学出版社,2016.

[5] 张声生,赵鲁卿.功能性消化不良中医诊疗专家共识意见(2017)[J].中华中医药杂志,2017,32(6):2595-2598.

[6] 李军祥,陈誩,李岩.功能性消化不良中西医结合诊疗共识意见(2017 年)[J].中国中西医结合消化杂志,2017,25(12):889-894.

[7] 张声生,周强.胃脘痛中医诊疗专家共识意见(2017)[J].中医杂志,2017,58(13):1166-1170.

[8] 唐旭东,王凤云,李慧臻,等.痞满中医临床实践指南(2018)[J].中医杂志,2019,60(17):1520-1530.

[9] 张声生,钦丹萍,周强.消化系统常见病功能性消化不良中医诊疗指南(基层医生版)[J].中华中医药杂志,2019,34(8):3619-3625.

[10] 沈淑华,吕宾,王坤根.功能性消化不良西医分型与中医证型的相关性研究[J].环球中医药,2012,5(1):33-35.

[11] Black CJ, Paine PA, Agrawal A, et al. British Society of Gastroenterology Guidelines on the Management of Functional Dyspepsia[J]. Gut. 2022,71(9): 1697-1723.

[12] Sugano K, Tack J, Kuipers EJ, et a1. Kyoto Global Consensus Report on Helieobacter Pylori Gastritis[J]. Gut, 2015, 64(9): 1353-1367.

[13] 张泽生,单兆伟.胃痛治验[J].江苏医药,1975(6):40.

[14] 黄一峰,马振华,黄继峰,等.胃脘痛辨治六法[J].江苏中医杂志,1986(10):17.

[15] 唐旭东.董建华"通降论"学术思想整理[J].北京中医药大学学报,1995(2):45-48.

[16] 李佃贵,白亚平,吕金仓,等.化浊降逆法治疗功能性消化不良的临床研究[J].河北中医,2004(2):92-94.

[17] 李青雯.基于数据挖掘单兆伟教授治疗功能性消化不良用药规律研究[D].南京:南京中医药大学,2021.

第九章 嗳 气 症

嗳气(belching)是一种常见症状,是指间断地出现气体从食管或胃内逸出并在咽部发出声音,伴或不伴可观察到的过多吞气。这种现象一般与器质性病变无关。当过多嗳气令人不适时应考虑为病态。根据反流气体发生的起始部位,将嗳气疾病分为两种类型:过度胃嗳气和过度胃上嗳气。过度胃上嗳气指气体在食管腔内迅速顺行或逆行,通常不会达到胃内[1-3]。

第一节 临床表现和相关检查

一、临床表现

嗳气症常表现为可听见的吞咽空气、食欲减退、上腹部作胀、早饱感、过度肛门排气,症状多在夜间自行缓解,气体从近端胃排出亦能够缓解一些消化不良症状。嗳气症多见于慢性焦虑状态的女性,或有明显的精神因素诱发,患者自觉胸闷、上腹不适、腹胀,试图通过吞气、嗳气来缓解不适症状,是一种无意识的表现,与进食无关,有人将其归入癔症的范畴。

二、相关检查

过度胃上嗳气是由于膈肌反向运动导致胸腔负压所致,类似深吸气;然而,胃嗳气时,食管下括约肌(LES)松弛和胸腔内压轻度升高。无论是过度胃上嗳气还是过度胃嗳气均出现食管上括约肌(UES)松弛。过度胃上嗳气过程中,食管上括约肌松弛发生在气流顺行前;而过度胃嗳气食管的上括约肌松弛发生在逆行性食管气流之后。HRM 可以显示过度胃上嗳气和胃过度嗳气的机制[1-3]。

为排除器质性疾病,可行血、尿、大便三大常规,肝肾功能,肿瘤标志物等检查,功能性疾病实验室检查常无特殊发现。另外,胃镜检查已作为诊断功能性胃肠病的常规排除诊断方法,必要时行胃功能检测、压力测定等检查。

第二节　西医诊断和鉴别诊断

诊断必须在排除局部或全身器质性病变后方可确诊。诊断方法包括全面细致的病史询问和体格检查,以及选择适当的实验室或特殊检查。

一、西医诊断

嗳气症的西医诊断参照罗马Ⅳ诊断标准[1-3],具体如下。

(1) 令人不适的嗳气(以致影响日常活动):源自食管或胃,症状超过每周 3 天。

(2) 支持诊断标准:①观察到频繁、反复的嗳气,支持过度胃上嗳气;②过度胃嗳气尚无明确到临床关联;③必要时需要进行腔内阻抗检测来区分过度胃上嗳气和过度胃嗳气。

需要注意的是,诊断前症状出现至少 6 个月,近 3 个月符合以上诊断标准。

二、鉴别诊断

(一) 全身器质性疾病

如心、肺、消化道等疾病引起的胸闷、腹胀、腹部不适,往往有原发病的其他临床表现,通过嗳气不能缓解症状。

(二) GERD

GERD 患者可有吞咽空气的动作,但其他临床表现如反酸、烧心可供鉴别,必要时行辅助检查确诊。

(三) IBS

IBS 患者可有明显的腹胀,但嗳气不能缓解其腹胀,而吞气症患者大量吞咽空气,嗳气可缓解。

(四) 呃逆

呃逆常为喉间"呃呃"有声,不能自止,声短而频,气体排除后腹胀不能缓解,大多是膈肌痉挛所致,与嗳气不同[4]。

第三节　中医诊断和常见证型

一、中医诊断

　　嗳气是指胃失和降,胃气上逆,声响冲咽而出的一种病症,是常见的脾胃系统病临床症状之一,《黄帝内经》称其为"噫",《说文解字》解释噫为"饱食息也",即饱食之气。临床中嗳气常与胃痛、胃痞、嘈杂、泛酸、呕吐等症状伴随出现。

　　嗳气的病名首载于《丹溪心法》。朱丹溪提出此证乃"胃中有火有痰所致",指出嗳气的主要致病因素为痰、火。《灵枢·口问》曰:"寒气客于胃,厥逆从下上散,复出于胃,故为噫",指出寒邪侵袭人体可致嗳气,寒为阴邪,寒主收引,寒气客胃,气机郁滞,脾胃升降失司,胃气上逆而发为嗳气。寒邪客胃之嗳气多表现为声低气弱、间断不续,伴泛吐清水,面色萎黄,舌淡苔白,脉缓弱。《素问·宣明五气》云:"五气所病,心为噫",提出若心火不降,而郁结于阳明中土,导致中焦脾胃气机升降失司,而发嗳气。《素问·六节藏象论》:"肾者主蛰,封藏之本,精之处也",强调过度劳倦及七情内伤是嗳气的重要发病因素,劳倦、七情内伤导致气血津液损伤,肾水匮乏失于固摄,先天之本不固影响后天脾胃运化功能而发嗳气。《伤寒论·平脉法》云:"三焦不归其部,上焦不归者,噫而酢吞",论述若肺气失宣,浊气阻滞,胃气上逆,则发嗳气。张仲景的《金匮要略》指出噫证的病机为"上焦受中焦气未和,不能消谷,故能噫耳。"中焦病变,不能腐熟水谷,积滞不化之气上逆,发为噫气。陈无择的《三因极一病证方论·哕逆论证》指出:"大抵胃实即噫,胃虚则哕,此由胃中虚,膈上热,故哕。"此乃中医首次提出嗳气的发生与膈病有关。《景岳全书》曰:"嗳气多由滞逆,滞逆多由气不行。"阐述了气机郁滞是嗳气的主要病机,脾胃的升降功能失常,气机郁滞不行,导胃气上逆,发为嗳气。

（一）中医病因

　　（1）饮食不节,恣食生冷水果或难以消化食物,损伤脾胃,饮食停于胃中,宿食不化故为嗳气。《诸病源候论·噫醋候》曰:"谷不消,则胀满而气逆,所以好噫而吞酸。"

　　（2）忧愁思虑过度,损伤脾胃;或暴怒伤肝,肝气乘胃皆可导致嗳气。

　　（3）病后或年迈脾胃虚弱,胃虚气逆,可致嗳气。

（二）中医病机

　　此病主要是由脾胃不和,胃气上逆所致。胃为水谷之源,无物不受,若因饮食不调,起居不时,导致脾胃阴阳不和,脾之清阳不升,胃之浊阴不降,或胃中生痰生火,或脾胃虚衰,均可导致胃气上逆而致嗳气。

二、常见证型[5]

常见证型有 7 种:胃中寒冷证、胃火上逆证、气机郁滞证、痰食内阻证、脾胃阳虚证、胃阴不足证、脾胃虚弱证。

1. 胃中寒冷证

主症:嗳气沉缓、有力,得热则减,遇寒更甚。

次症:胸膈及胃脘不舒,进食减少,喜食热饮,口淡不渴。

舌脉:舌质红,苔白润,脉沉迟。

2. 胃火上逆证

主症:嗳气洪亮有力,冲逆而出,口臭烦渴,多喜冷饮。

次症:脘腹满闷,大便秘结,小便短赤。

舌脉:舌质红,苔黄燥,脉滑数。

3. 气机郁滞证

主症:嗳气连连有声,常因情志不畅而诱发或加重。

次症:胸胁满闷,脘腹胀满,嗳气纳减,肠鸣矢气。

舌脉:舌质淡红,苔薄白,脉弦。

4. 痰食内阻证

主症:胸闷嗳气,气味酸腐,饭后明显。

次症:脘腹饱胀,恶心纳少,口干便结或黏滞。

舌脉:舌质红,苔滑腻,脉弦滑。

5. 脾胃阳虚证

主症:嗳气低长无力,气不得续,泛吐清水。

次症:脘腹不舒,喜温喜按,面色苍白,手足不温,食少乏力,大便溏薄。

舌脉:舌质淡,苔薄白,脉沉细。

6. 胃阴不足证

主症:嗳气短促而不得续,口干咽燥。

次症:不思饮食,或食后饱胀,大便干结。

舌脉:舌质红,苔少而干,脉细数。

7. 脾胃虚弱证

主症:嗳气,嗳气声低弱,时作时止。

次症:不思饮食,食则脘胀,甚者呕吐,便溏,倦怠乏力,懒言气短。

舌脉:舌质淡红,苔白润,脉细弱。

第四节　西医治疗

过度胃上嗳气严重影响患者的生活质量,尤其是社会功能和活动。这些患者普遍存在焦虑症,在应激状态下症状加重。强迫症、暴食症和脑炎患者也可有嗳气症表现。分散注意力可减少嗳气的频率,多数患者说话时嗳气症状可中止;而过度关注,嗳气发作的频率会增加[6]。

一、综合治疗

(一)过度胃上嗳气[1-3]

目前尚无证据表明过度胃上嗳气有确切的治疗方案。

虽然常推荐饮食调整(提倡进食时细嚼慢咽,避免碳酸饮料等),但缺乏严谨的研究试验证实其有效。FD 或 GERD 患者主诉过度嗳气时,建议首先治疗其他症状。

研究表明,有经验的语言治疗师通过演讲训练治疗有可能显著减轻症状。在研究过程中,解释是行为治疗的关键,即患者清楚嗳气产生的机制。第一步包括对吸入或吞入空气行为的描述、伴随声门训练、习惯性的呼吸和发声训练。在治疗初始阶段,应将患者的注意力从嗳气转移至声门紧闭和口腔关闭状态上。虽然这种疗法的循证医学证据有待进一步证实,但演讲训练治疗确实疗效良好。

膈肌呼吸训练对于部分患者可能有效。一项非对照研究显示,巴氯芬(baclofen)能改善症状,减少餐后伴随胃上嗳气的反流事件,其疗效机制可能是中枢抑制。

当怀疑嗳气症继发于精神疾病时,应将患者转诊至精神科医生。相关的精神疾病治疗或应用减压技术理论上是有效的。

(二)过度胃嗳气[1-3]

对于胃嗳气的处理,区分患者是慢性稳定性吞气症状还是急性严重发作性胃或者肠道气体潴留导致严重症状是非常必要的。

大多数过度胃嗳气患者症状趋向于慢性,对于这样的患者需采取不同的治疗方法,建议限制饮用碳酸饮料,细嚼慢咽进食。演讲治疗减少气体吞咽也是可行的。膈肌呼吸法也可能有助于缓解症状。

药物治疗:巴氯芬是 γ-氨基丁酸-β 受体激动剂,不仅能减少 TLESR 的频率,还能通过抑制嗳气可能的中枢发作机制来减少吞咽气体的频率。虽然没有一致性证据表明降低表面张力的药物有效,但这类药如二甲硅油在肠道可能阻止气体形成,因而也可能减轻症状。莫沙必利片的作用机制是通过促进乙酰胆碱的释放,刺激胃肠道从而发挥促进胃肠动力的作用,它可以增加食管下括约肌的压力,促进食管蠕动及胃排空,从而能缓解嗳气症状[7-8]。

二、心理治疗

心理治疗同药物治疗、外治法、针灸、按摩等疗法一样,也是缓解嗳气症状、提高疗效的有效方法之一。

心理治疗的主要方式,包括以情胜情、劝说开导、移情易性、暗示解惑及顺情从欲等[9]。

第五节 中医治疗

关于嗳气的治疗,古今医家对嗳气的辨证论治趋于多元化,包括经方治疗、辨证分型论治、专方讨论、自拟方治疗、中西医结合治疗及其他治疗方法等。经方治疗如张仲景《伤寒论》中以生姜泻心汤治疗脾胃气虚兼有食滞水饮内停的噫气,以旋覆代赭汤治疗脾胃气虚挟肝气上冲的噫气。

一、中医内治法[5]

1. 胃中寒冷证
治法:温中散寒,和胃降逆。
主方:丁香散加减。
药物:丁香、柿蒂、高良姜、干姜、荜茇、香附、陈皮等。
加减:若寒气重,脘腹胀痛者,加吴茱萸、肉桂、乌药散寒降逆;若寒凝食滞,脘闷嗳腐者,加莱菔子、半夏、槟榔行气降逆导滞;若寒凝气滞,脘腹痞满者,加枳壳、厚朴行气消痞;若气逆较甚,呃逆频作者,加刀豆壳、旋覆花、代赭石理气降逆。

2. 胃火上逆证
治法:清胃泄热,降逆和胃。
主方:竹叶石膏汤加减。
药物:淡竹叶、生石膏、人参、麦冬、半夏、粳米、甘草。
加减:若腑气不通,痞满便秘者,可用小承气汤通腑泄热,亦可加陈皮、竹茹,使腑气通,胃气降;若胸膈烦热,大便秘结,可用凉膈散以攻下泻热。

3. 气机郁滞证
治法:顺气解郁,降逆和中。
主方:五磨饮子加减。
药物:乌药、枳壳、木香、槟榔、沉香等。
加减:肝郁明显者,加川楝子、郁金疏肝解郁;若心烦口苦,气郁化热者,加栀子、黄连泄肝和胃;若气逆痰阻,昏眩恶心者,可用旋覆代赭汤加陈皮、茯苓,以顺气降逆,化痰和胃;若痰涎壅盛,胸胁满闷者,可用参芦浓煎探吐;若气滞日久成瘀,瘀血内结,胸胁刺痛,久呃不止者,可用血府逐瘀汤加减以活血化瘀。

4. 痰食内阻证

治法:健脾和胃,化痰导滞。

主方:丹溪加味二陈汤加减。

药物:白术、苍术、茯苓、半夏、橘红、枳壳、香附、川芎、黄连、甘草等。

加减:热象明显者,加竹茹、枇杷叶、瓜蒌以清热和胃,宽胸润肠;若无热象可去黄连,加丁香以和胃降逆。

5. 脾胃阳虚证

治法:温补脾胃,和中降逆。

主方:理中汤加减。

药物:人参、白术、干姜、甘草等。

加减:若嗳腐吞酸,夹有食滞者,可加神曲、麦芽消食导滞;若脘腹胀满,脾虚气滞者,可加半夏、陈皮理气化浊;若嗳气声难续,气短乏力,中气大亏者,可加黄芪、党参补益中气;若病久及肾,肾阳亏虚,形寒肢冷,腰膝酸软,嗳气声难续者,肾失摄纳,可用肉桂、紫石英、补骨脂、山茱萸、刀豆子补肾纳气。还可辨证选用附子理中丸、香砂六君子汤等。

6. 胃阴不足证

治法:益气养阴,降逆和胃。

主方:益胃汤或橘皮竹茹汤加减。

药物:沙参、麦冬、玉竹、生地黄、橘皮、竹茹、枇杷叶、柿蒂、刀豆子。

加减:若神疲乏力,气阴两虚者,可加太子参、白术、山药;若咽喉不利,阴虚火旺,胃火上炎者,可用麦门冬汤养阴清热;若日久及肾,腰膝酸软,五心烦热,肝肾阴虚,相火挟冲气上逆者,可用大补阴丸加减。

7. 脾胃虚弱证

治法:健脾益气,和胃降逆。

主方:六君子汤加减。

药物:党参、白术、茯苓、半夏、陈皮、甘草等。

加减:降气除满,加枳实;气逆甚者,加旋覆花、代赭石重镇降逆;脾阳虚者,加干姜、吴茱萸温中散寒,降逆止呕。

二、针灸疗法[10]

(一)毫针疗法

取穴:天突、巨阙、下脘、不容、太乙、足三里、内关。

治法:取仰卧位,天突先直刺进针约0.3寸,不宜过深,以免刺伤气管,捻转出现针感后,抬起针柄,针尖向下沿胸骨柄后缘、气管前面缓缓刺入,进针1~1.5寸;巨阙透下脘时,以5~6寸长毫针徐徐刺入3~4寸,不容透太乙的针刺方法与此相同;内关直刺0.8~1.2寸,足三里直刺1~1.5寸,二穴针刺得气后,持续捻转,力求使针感向胃脘部传导。留针20~30 min,留针期间行针1~2次,每日治疗1次,10次为1个疗程。

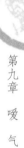

（二）耳针疗法

取穴：胃、肝、交感、神门、皮质下。

治法：每次选 2~3 穴，中、强刺激，留针 30 min，中间行针 2~3 次，两耳交替，每日治疗 1 次。

（三）艾灸疗法

取穴：膈俞、脾俞、胃俞、中脘、足三里、内关、膻中、梁门等。

常用灸法：艾条温和灸、温灸器灸、艾炷隔姜灸、艾条雀啄灸、艾炷无瘢痕灸、回旋灸、灯火灼灸等。

三、中医外治法

（一）拔罐疗法

取穴：膈俞、胆俞、胃俞、天突、中脘、手三里、内关、足三里、公孙、气海、关元等。

常用拔罐法：针罐法、灸罐法、梅花针叩刺后拔罐法、刺络拔罐法、药罐法等。

（二）指压疗法

取穴：止呃点、内关、外关、足三里（均取双侧）、中脘等。

常用指压疗法：掐压法、指压法、揉压法。

（三）敷脐疗法

常用药物：干姜、附子、丁香、木香、羌活、小茴香、肉桂、沉香、吴茱萸、乌药、香附、高良姜、竹叶、荜茇、延胡索等。临床操作时辨证用药，常敷于患者的肚脐或中脘穴上，外盖纱布，胶布固定。

（四）按摩疗法

1. 双胁卧搓龙法

双手指屈曲，似握空拳，分别置于患者两胁肋缘，同时或交替搓而旋推，形如搓龙。

功效：疏肝理气，松弛膈肌，健脾和胃，宽中散结，疏调肠胃，理气消滞，顺气降逆。

2. 点鸠掐里法

拇指端于鸠尾点而按之，再于足三里掐而点之。

功效：通经络，通任脉，降嗳气，补脾益胃，消积止痛。

第六节　中西医结合治疗

嗳气症属于 FGIDs 的范畴，是指间断地出现气体从食管或胃内逸出并在咽部发出声音，伴或不伴可观察到的过度吞气,呈持续性或反复发作。

中医药辨证治疗或结合中医外治具有较好的临床疗效。现代医学目前对于嗳气症的诊断主要依据临床表现,必要时通过高分辨压力测定区分胃上部过度嗳气与胃过度嗳气,治疗多从饮食调整、生物反馈、膈肌呼吸训练、巴氯芬、促胃动力药、心理治疗等改善患者的嗳气症状,但尚未发现治疗嗳气症疗效确切的治疗方法,罗马Ⅳ标准引用的临床常规治疗药物中有关促动力药的使用信息较少,而我国有关精神心理治疗的资源较西方国家相对较少。因此,需要根据病情和病程,充分把握本病的类型及其发病特点,以发挥中西医各自的优势,优势互补。

一、中西医结合治疗的目标人群

已采用中医治疗和西医治疗且疗效不佳者;病情反复发作,影响生活质量者;合并有焦虑抑郁状态者;患者有采用中西医结合治疗的主观要求。

二、中西医结合治疗的用药策略

对于嗳气症的治疗,可在饮食结构调整、膈肌呼吸训练等常规治疗的基础上进行综合治疗,中西医结合治疗并非简单的中药和西药相加,而应针对患者的临床特征和用药史,进行综合分析,各有侧重,实现中西药协同增效的目的。对严重或难治性嗳气症患者,建议采用多学科联合诊疗模式给予支持。

(1)上腹饱胀明显,甚至出现呃逆、恶心、矢气多等症状时,可在中医行气消胀、和胃降逆治疗基础上增加促动力药物,如莫沙必利、伊托必利等,改善胃肠动力,诱导和维持临床症状的缓解。

(2)合并焦虑抑郁状态的患者中医当予以疏肝解郁,养心安神治疗,并可参照《消化心身疾病中西医结合整体诊治专家指导意见(2017年)》联合抗焦虑抑郁治疗,轻中度抑郁、焦虑症状,可选用黛力新(氟哌噻吨美利曲辛片),严重者现多用SSRI,如氟西汀、帕罗西汀、西酞普兰、舍曲林及氟伏沙明等。虽然精神心理因素是本病发病的重要诱发因素,直接影响患者的医疗行为、生活质量和药物疗效,但它不是罗马标准所必需的,有别于精神心理疾病,不能对这类患者滥用抗抑郁药和抗焦虑药,应严格掌握适应证。对于有明显抑郁、焦虑障碍的患者,应建议精神科就诊。

(3)有明显进食相关的腹胀、纳差等消化功能低下症状,在中医消食助运基础上可配合应用消化酶制剂,或加用降低表面张力的药物,如二甲硅油在肠道可能阻止气体形成,因而也可能减轻症状。

(4)伴有上腹部疼痛、反酸、烧灼感等症状时,可在中药制肝和胃的基础上,可同时配合西药H₂RA、PPI、P-CAB等药物加强抑制胃酸,快速缓解临床症状。

(5)对于过度胃嗳气患者,如患者是急性严重发作性胃或者肠道气体潴留导致的严重症状,甚至因腹腔内压力升高而导致肠扭转、肠梗阻和呼吸困难。给这样的患者放置鼻胃管以减少胃内气体是可行的治疗方案。另外,镇静药物有助于减少反复吞气症状。

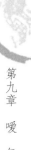

第七节　名医经验

一、周仲瑛教授

【学术观点】

对于嗳气,痞满等病症,常用苦降辛通法。该法为苦寒与辛温药合用,在于通降胃气。一般来说,多以苦寒为主,辛温为辅,但在临证时还应根据具体症状表现,辨寒与热的轻重相应论证。如寒热相等者宜苦辛平衡;热重于寒者当以苦降(泄)为主,少佐辛通;寒重于热者当以辛通为主,佐以苦降(泄)。

【临证经验】

①寒热错杂证:治当清胃泄热与温中散寒并施,仿连附六一汤、栀子附子汤等方意;②痰热互结证:治当清热与化痰并施,仿小陷胸汤、清中汤等方意;③湿热中阻证:治当清热与燥湿并施,仿连朴饮方意;④胃热火郁证:治当在清泻胃热的基础上,配合辛味药升散郁火,仿栀子干姜汤、左金丸、连苏饮等[11]。

二、徐景藩教授

【学术观点】

嗳气究其病因,主要还是与胃失和降、胃气上逆有关,此病病理性质虚实夹杂,脾气虚弱为本,湿热气滞血瘀为标;病机属气滞血瘀,胆汁不随胃降而逆流,损伤胃膜;病理因素主要以气滞为主,久病及血,其次肝胆湿热,肝气失于疏泄,木不疏土,以致胃气受损,影响纳谷、腐熟功能,故治当清利肝胆,疏和肝胃。治疗多用清利肝胆、理气和胃之品,辅以针灸等加强理气和胃之功。

【临证经验】

治脾必知其欲升,治胃必知其欲降。徐老认为,升清、降浊为脾胃病治疗的重要大法,就升与降的关系而言,一般以降为基础及前提,同时两者相辅相成,升中有降,降中寓升。胃降而脾得以升,脾升而胃得以降。升降并用,升中寓降,降中有升,两者相伍,可提高疗效。如脾虚又兼气滞者,以人参、黄芪补气为主,可配伍枳壳、木香以理气。如胃阴不足,兼有气滞者,可于滋阴养胃中加入调升降之品,如木蝴蝶配佛手、苦杏仁配青皮等。如越鞠丸中苍术为阳明经药,燥湿运脾,开发水谷之气;香附是阴血中行气药,下气解郁。两者配合,一升一降,可散其郁、和其中,而致气血冲和[12-13]。

三、连建伟教授

【学术观点】

治疗嗳气一概责之于胃、降逆胃气并非皆能奏效。嗳气之疾,虽病在胃也,但与五脏相关,尤与肝脾两脏关系密切。

【临证经验】

若脾胃气弱,运化无力,虚气上逆而生嗳气,当治以益气健脾之法,如用参苓白术散;因脾气虚弱,水谷不化,精微不生,反生湿浊,当益气健脾并佐以祛湿化浊法,加用化湿药。若肝木犯土,土木不虚,则单平肝气,施以疏肝理气法即可,如用柴胡疏肝散;若肝木犯土,土木不足,当调和肝脾,以平为期,如用逍遥散。嗳气或因饮食不节或因情志内伤,以致中焦气机阻滞,若日久迁延不愈,则血络不畅,脉络瘀阻[14]。

------------------------------ **参 考 文 献** ------------------------------

[1] Drossman DA. 罗马Ⅳ:功能性胃肠病肠-脑互动异常:原书第4版(第2卷)[M].方秀才,侯晓华,主译.北京:科学出版社,2016.

[2] Drossman DA. 功能性胃肠病多维度临床资料剖析[M].北京:科学出版社,2017.

[3] Joel H, Pali H, FRCGP 罗马Ⅳ基层医疗委员会. 罗马Ⅳ:基层医院和非消化科医生功能性胃肠病手册[M].北京:科学出版社,2018.

[4] 李群星. 论治功能性胃肠疾病[M].兰州:兰州大学出版社,2015.

[5] 周仲瑛. 中医内科学[M].北京:中国中医药出版社,2003.

[6] Bredenoord AJ, Weusten BL, Timmer R, et al. Psychological Factors Affect and Frequency of Belching in Patients with Aerophagia[J]. Am J Gastroenterol, 2006, 101:2777-2781.

[7] 战秀岚,陈冬,吴继敏. 过度嗳气的病理生理学机制及其治疗研究[J].中国医学前沿杂志(电子版),2019,28(4):361-364.

[8] 王震,张晶晶. 野苏胶囊联合促胃动力药物治疗非特异性过度嗳气症患者临床疗效观察[J].实用中西医结合临床,2016,16(9):20-21.

[9] 段素社,周焕荣,段浩博. 功能性胃肠病中西医特色诊疗[M].哈尔滨:黑龙江科学技术出版社,2021.

[10] 秦光利,马汴梁,牛月花. 功能性胃肠病诊治与调理[M].北京:人民军医出版社,2008.

[11] 周仲瑛. 周仲瑛医论选[M].北京:人民卫生出版社,2008.

[12] 耿燕楠,刘子丹,宋红春,等. 徐景藩运用升降理论诊治脾胃病经验[J].中医杂志,2014,55(1):12-14.

[13] 曹晶. 徐景藩教授治疗难治性嗳气验案[J].中医学报,2013,28(10):1475-1476.

[14] 高煜,胡正刚,林咸明. 连建伟教授辨治嗳气验案四则[J].浙江中医药大学学报,2017,41(8):664-666.

第十章 恶心和呕吐症

罗马Ⅲ诊断将恶心和呕吐症(functional nausea and vomiting disorder, FNVD)分为3类：慢性特发性恶心、功能性呕吐、周期性呕吐综合征。罗马Ⅳ诊断则将其调整为 CNVS、CVS、CHS。其中 CNVS 整合了罗马Ⅲ诊断中慢性特发性恶心和功能性呕吐，这是由于对恶心的诊断和处理的不同之处很少，两个症状通常是关联的。有些患者仅存在恶心，对其临床诊断和处理应该是一样的。此外，罗马Ⅳ标准将 CHS 从 CVS 中独立出来，因为 CHS 有着不同的流行病学特点和特异性的治疗方法。

第一节 临床表现和相关检查

一、临床表现

恶心是一种主观症状，指上腹部或咽喉部感受到迫切要呕吐的不适感。呕吐是指腹部和胸壁肌肉收缩使胃或肠道内容物经口有力排出。呕吐中枢位于延髓，它有两个功能不同的机构：一是神经反射中枢，即呕吐中枢，位于延髓外侧网状结构的背部，接受来自消化道、大脑皮质、内耳前庭、冠状动脉及化学感受器触发带的传入冲动，直接支配呕吐动作；二是化学感受器触发带，位于延髓第四脑室的底面，接受各种外来的化学物质或药物及内生代谢产物的刺激，并由此引发出神经冲动，传至呕吐中枢引起呕吐。

CVS 以阵发性恶心和呕吐为特征，可分为4期：①前驱期：表现为苍白、出汗、恶心；②呕吐期：每日发作次数可多达30次，常伴随上腹或全腹疼痛和(或)腹泻；③恢复期：恶心和呕吐症状逐渐缓解；④间歇期：约半数成人 CVS 在发作间期有恶心或消化不良的症状。CVS 是一种顽固性疾病，对患者的生活质量有重大影响。从症状的出现到病情的诊断有一段很长的时间。它与头痛/偏头痛和焦虑/抑郁有很高的相关性。成人发病的 CVS 症状更为严重。通过恶心和呕吐发作的时间特点可以将 CVS 和 CNVS 区分出来，CNVS 没有固定的发作模式，有些患者可合并其他消化道症状，如与餐后不适综合征、上腹痛综合征和非糜烂性胃食管反流病重叠，也可能有肠道外的症状，如出汗、头晕或乏力。CHS 是由长期吸食大麻引起的一系列症状，包括严重的周期性恶心、呕吐和上腹部或脐周腹痛。CHS 也分为前驱期、剧吐期、恢复期，患者常表现为在发作期频繁用热水泡澡或淋浴，能够缓解剧吐期症状。

二、相关检查

恶心和呕吐症可由多种原因引起,在诊断恶心和呕吐症之前,需要结合患者的临床表现,选取相应的检验检查来排除其他可能导致该症状的病因。

(一)实验室检查

1. 血、尿、大便常规

血、尿、大便常规如细菌感染可出现白细胞、中性粒细胞升高;血液系统疾病可有血细胞减少、血红蛋白减少等表现;泌尿系统疾病可见尿白细胞、红细胞、隐血、尿蛋白、酮体等异常;食管及胃肠道疾病常伴有大便隐血、白细胞等异常。

2. 肝肾功能、电解质、血气分析

肝肾功能、电解质、血气分析可除外肝肾功能异常、电解质和酸碱平衡紊乱。

3. 肿瘤指标

肿瘤指标的异常可见于各类肿瘤患者。

4. 甲状腺功能、皮质醇、ACTH、醛固酮

甲状腺功能、皮质醇、ACTH、醛固酮用于排除甲状腺功能异常、肾上腺皮质功能不全。

5. 心肌酶、肌钙蛋白、B 型钠尿肽

心肌酶、肌钙蛋白、B 型钠尿肽可用于排查心肌梗死、心力衰竭等。

6. 免疫球蛋白、抗核抗体、ANA 抗体谱、免疫固定电泳等免疫学检查

免疫球蛋白、抗核抗体、ANA 抗体谱、免疫固定电泳等免疫学检查可用于排查系统性红斑狼疮、过敏性紫癜、淀粉样变性等疾病。

7. 妊娠试验

如女性患者有停经史者,需行妊娠试验以排除妊娠反应。

8. 其他

其他如凝血指标、呕吐物隐血、脑脊液检查、尿氨基乙酰丙酸、胆色素原、血浆氨基酸和尿有机酸定量等。可根据临床表现选择适当的检查指标。

(二)影像学检查

1. 腹部 B 超、X 线、CT、MRI、消化道造影

腹部 B 超、X 线、CT、MRI、消化道造影用于腹部炎症、结石、消化道溃疡、梗阻、占位、穿孔的辅助诊断。

2. 头颅 CT、MRI

头颅 CT、MRI 用于颅内感染、损伤、占位、血管性疾病等神经系统疾病的诊断。

3. 妇科 B 超

妇科 B 超用于妇科疾病、妊娠的诊断。

（三）内镜检查

胃镜、结肠镜、小肠镜检查是食管、胃、肠道疾病的重要检查手段,不仅可以直观地观察形态、结构,而且能进行组织病理学检查。

（四）其他

其他如胃排空试验、幽门螺杆菌检测、心电图、心脏彩超、脑电图、眼压、视力、听力、喉镜、精神心理评估等检查。

第二节　西医诊断和鉴别诊断

恶心和呕吐症的诊断需要建立在病史、临床表现、体征、相关检查的基础上。

一、西医诊断

（一）病史采集

1. 既往史

既往有无消化系统疾病、高血压、糖尿病、脑血管疾病、心脏病、肾病、颅脑疾病、甲状腺疾病等,用药史,手术史,月经史,有无类似发作史等。

2. 发病诱因、特点、呕吐物性质等

有无不洁饮食、酗酒、误服毒物、药物、情绪变化;是否为喷射性呕吐;与进食的关系如何;呕吐物颜色、是否有异常气味等。

3. 伴随症状

是否伴有腹痛、腰痛、排便排尿异常、女性经带异常、发热、黄疸、头痛、眩晕、眼球震颤、皮疹等。

（二）体格检查

（1）精神及神志状态,生命体征。

（2）有无贫血貌、皮疹、黄疸、酮味、尿味、肝臭等。

（3）心脏检查有无心律失常、心率增快、心力衰竭的体征。

（4）腹部检查有无肿块、压痛、反跳痛、叩击痛、胃肠型、蠕动波、移动性浊音,肝脾是否肿大,肠鸣音是否正常,腹壁有无静脉曲张、出血点、手术瘢痕等。

（5）神经系统检查:有无颈项强直、眼球震颤,有无病理反射等。

（6）女性患者必要时妇科检查。

（三）罗马Ⅳ标准[1]

1. CNVS 的诊断标准

CNVS 的诊断标准必须包括以下所有条件。

（1）令人不适的恶心（以致影响日常生活），出现至少每周 1 日，和（或）呕吐发作每周 1 次或多次。

（2）不包括自行诱发的呕吐、进食障碍、反食或反刍。

（3）常规检查（包括胃镜检查）未发现可解释上述症状的器质性、系统性或代谢性疾病的证据。

（4）诊断前症状出现至少 6 个月，近 3 个月符合以上诊断标准。

2. CVS 的诊断标准

CVS 的诊断标准必须包括以下所有条件。

（1）有固定模式的发作性呕吐，呈急性发作，持续时间少于 1 周。

（2）最近 1 年内间断发作 3 次，近 6 个月至少发作 2 次，间隔至少 1 周。

（3）发作间歇期无呕吐，但可以存在其他的轻微症状。

（4）诊断前症状出现至少 6 个月，近 3 个月符合以上诊断标准。

支持诊断的标准包括有偏头痛史或偏头痛家族史。

3. CHS 的诊断标准

CHS 的诊断标准必须包括以下所有条件。

（1）固定模式的呕吐发作，在发作形式、时间和频度上与 CVS 类似。

（2）在长时间使用大麻后发病。

（3）在坚持戒断使用大麻后，呕吐发作减轻。

（4）诊断前症状出现至少 6 个月，近 3 个月符合以上诊断标准。

支持诊断的标准包括可能与病态的沐浴行为有关（长时间用热水泡澡或淋浴）。

二、鉴别诊断

（一）反射性呕吐

1. 咽部刺激引起的呕吐

咽部刺激，如鼻咽部炎症或溢脓等。

2. 食管疾病引起的呕吐

食管疾病，如 GERD、贲门失弛缓症、食管肿瘤、食管感染性疾病（念珠菌性食管炎等）。

3. 胃、十二指肠疾病引起的呕吐

胃、十二指肠疾病，如 FD、胃炎、消化性溃疡、上消化道出血、胃轻瘫、胃黏膜脱垂、十二指肠雍滞症、胃十二指肠肿瘤、胃穿孔、倾倒综合征、盲袢综合征等。

4. 肠道疾病引起的呕吐

肠道疾病，如肠梗阻、急性出血性坏死性肠炎、克罗恩病、肠扭转、肠套叠、肠道肿瘤、嗜

酸性粒细胞性胃肠炎、伪膜性肠炎、急性阑尾炎、肠系膜上动脉栓塞等。

5. 肝胆胰腺疾病引起的呕吐

肝胆胰腺疾病,如急性肝炎、肝硬化、肝脓肿、肝癌、胆囊炎、胆石症、胆道蛔虫病、化脓性胆管炎、胆囊癌、胆管癌、急性胰腺炎、胰腺癌等。

6. 腹膜疾病引起的呕吐

腹膜疾病,如腹膜炎、腹膜肿瘤。

7. 泌尿生殖系统疾病引起的呕吐

泌尿生殖系统疾病,如急性肾盂肾炎、肾脓肿、泌尿系结石、肾功能不全、急性盆腔炎、卵巢囊肿蒂扭转或破裂等。

8. 其他疾病引起的呕吐

其他疾病,如心肌梗死、充血性心力衰竭、心包炎、青光眼、屈光不正、巨幼红细胞性贫血、急性溶血性贫血、系统性红斑狼疮、过敏性紫癜、淀粉样变性等。

(二) 中枢性呕吐

1. 神经系统疾病引起的呕吐

神经系统疾病,如颅内感染(脑炎、脑膜炎、脑脓肿)、颅脑损伤(脑挫裂伤、颅内血肿、蛛网膜下腔出血等)、颅内肿瘤、脑血管疾病(脑出血、脑栓塞、脑血栓形成、高血压脑病、偏头痛等)、癫痫、多发性硬化症、视神经脊髓炎谱系疾病等。

2. 全身性疾病引起的呕吐

全身性疾病,如尿毒症、糖尿病酮症酸中毒、甲状腺危象、肾上腺危象、慢性肾上腺皮质功能减退症、代谢性酸中毒、低钠血症、急性间歇性卟啉病等。

3. 药物引起的呕吐

药物,如某些抗生素、抗癌药、洋地黄、吗啡、左旋多巴等。

4. 中毒引起的呕吐

一氧化碳、重金属、有机磷、乙醇、鼠药等中毒。

5. 精神因素引起的呕吐

精神因素,如癔症、神经性厌食等。

6. 其他引起的呕吐

其他,如妊娠、中暑等。

(三) 前庭障碍性呕吐

晕动症、迷路炎、梅尼埃病等引起的呕吐。

第三节　中医诊断和常见证型

一、中医诊断

呕吐之名首见于《黄帝内经》。《素问·六元正纪大论》曰:"太阳司天之政……身热,头痛,呕吐";《金匮要略·呕吐哕下利病脉证治》载"呕而胸满者,茱萸汤主之""呕而肠鸣,心下痞者,半夏泻心汤主之""干呕而利者,黄芩加半夏生姜汤主之",开创了呕吐辨证论治的先河。有物有声谓之呕,有物无声谓之吐,临床呕与吐常相并存在,故合而论之。《丹溪心法·呕吐》曰:"凡有物有声,谓之呕吐。有声无物,谓之哕。"恶心和呕吐常合而论之。

二、常见证型

本病的基本病机为胃失和降,胃气上逆。病位在胃,与脾、肝、胆密切相关。病性有虚实之别,实证为邪气犯胃或肝气犯胃;虚证为脾胃虚寒或胃阴不足。实证病势急,病程短;虚证病势缓,病程长。临床常见证型如下。

1. 湿邪犯胃

湿邪犯胃,中焦气滞,浊气上逆。症见脘腹满闷,突然恶心呕吐,兼见发热恶寒,头痛,周身酸楚或酸痛,舌苔薄白,脉浮紧。

2. 食滞内停

饮食不节,食积内停,气机受阻,浊气上逆。症见恶心,呕吐酸腐,脘腹胀满,嗳气厌食,腹痛,吐后反快,大便臭秽,或溏或结,舌苔厚腻,脉滑实。

3. 肝气犯胃

肝气郁结,横逆犯胃,胃失和降。症见恶心呕吐,吞酸,嗳气频频,胸胁胀痛,胃脘不适,每遇情志刺激症状加剧,苔薄,脉弦。

4. 痰饮内停

脾胃虚弱,痰饮为患,停于心下。症见恶心,呕吐痰涎清水,胸脘痞闷,不思饮食,或呕而肠鸣,头眩心悸,或伴耳鸣,舌苔白腻,脉滑。

5. 胃肠积热

实热积滞于肠胃,腑气不通,气逆于上。症见食入即吐,吐势急涌,腹痛、大便燥结,舌红,苔黄燥,脉弦。

6. 脾胃气虚

脾胃气虚,纳运无力,胃虚气逆。症见食入难化,恶心呕吐,胃脘痞闷,大便不畅,舌苔白腻,脉弱。

7. 脾胃阳虚

久病体虚,中焦虚寒。症见呕吐频频,食即呕吐,胸闷脘痞,腹痛喜按,完谷不化,面色萎黄,精神不振,舌质淡,苔薄白,脉细弱。

8. 胃阴不足

久吐伤津,胃阴不足,胃失润降。症见呕吐反复发作而量少,时作恶心干呕,口燥咽干,饥不欲食,舌红少津,苔少,脉细数。

第四节 西医治疗

一、调整生活方式和饮食习惯

养成良好的生活习惯,避免剧烈情绪波动,保持心情舒畅。可以进行一些适当的锻炼,释放压力,放松心情,不要过于劳累,保证睡眠。饮食宜易消化,勿暴饮暴食、进食生冷、饮酒过度,注意饮食卫生,避免牛奶、大豆、蛋清、巧克力、奶酪等可能引起过敏或不耐受的食物。CHS 是一种与慢性大麻使用相关的综合征,停止使用大麻是最好的处理方法。

二、药物治疗

(一) 慢性恶心呕吐综合征

罗马Ⅳ标准认为具有抗呕吐作用的几类药物可用于 CNVS 的治疗,包括抗组胺 H_1 受体拮抗剂(如异丙嗪)、毒蕈碱型乙酰胆碱受体拮抗剂(如东莨菪碱)、多巴胺 D_2 受体拮抗剂(如普鲁氯嗪)、5-HT_3 受体拮抗剂(如昂丹司琼、格雷司琼)、神经激肽 NK_1 受体拮抗剂(如阿瑞匹坦)和大麻素(屈大麻酚)。有些药物如 5-HT_3 受体拮抗剂具有很强的控呕吐作用,但对单纯恶心的病例很少有效。

三环类抗抑郁药对于恶心和呕吐症患者有效。一项对 94 例符合罗马Ⅲ标准中慢性恶心和呕吐症的患者的研究[2],观察了神经调节剂的疗效,随访 8.5±1.1 个月。结果提示,72.3%患者有至少中等程度改善、22.3%患者症状明显缓解。

(二) 周期性呕吐综合征

CVS 因发病机制尚未完全明确,目前以经验性治疗为主。在确诊 CVS 后,应根据临床症状进行 CVS 临床分期,间歇期预防性治疗,发作期对症支持治疗。

1. 发作期的治疗

罗马Ⅳ标准认为 CVS 发作时可选用止吐药,包括普鲁氯嗪、甲氧氯普胺和氟哌啶醇,5-HT_3 受体拮抗剂如昂丹司琼等疗效更佳。阿片类制剂吗啡、苯二氮䓬类镇静药物如劳拉西泮对急性期治疗有效。2019 年美国神经胃肠病学和运动学会制定的成人 CVS 管理指南,推荐使用 5-HT 受体拮抗剂如昂丹司琼和(或)曲坦类药物(如舒马曲坦或阿瑞匹坦),以消除症状[3]。

功能性胃肠病的中西医结合治疗

2. 间歇期的治疗

CVS 发作频率>每月 1 次,后果严重(如脱水或电解质失衡、急诊就诊或住院)的患者需要预防性治疗。三环类抗抑郁药在降低发作频率/持续时间或发作强度方面有较好的疗效。在预防性治疗方面,三环类药物在成人和儿童 CVS 中均有效,在非安慰剂对照队列研究中,分别有 75.5% 和 67.6% 的患者出现临床应答。对于合并精神疾病、使用大麻或阿片制剂、控制不佳的偏头痛患者预防效果差。

对于三环类药物预防无效的个别患者可考虑应用抗惊厥的药物(如苯巴比妥、苯妥英钠、卡马西平、托吡酯和丙戊酸钠)。托吡酯可能是一种有效的二线预防中重度 CVS 患者的药物,但其使用受到副作用(如认知障碍、疲劳、感觉异常)的限制。美国神经胃肠病学、运动学会、周期性呕吐综合征协会成人 CVS 管理指南[4],强烈建议患有中度至重度 CVS 的成年人接受三环抗抑郁药,如阿米替林,作为一线预防药物,并接受托吡酯或阿瑞匹坦作为替代预防药物。唑尼沙胺或左乙拉西坦和线粒体补充剂(辅酶 Q10、左肉碱和核黄素)被有条件地推荐作为替代预防药物,可以单独使用,也可以与其他预防药物同时使用。

(三)大麻素剧吐综合征

停止使用大麻是 CHS 最好的处理方法,但其他治疗也显示症状缓解,包括热水水疗、外用辣椒素膏、氟哌啶醇、氟哌利多、苯二氮䓬类药物、普萘洛尔和阿瑞匹坦[5-6]。

在治疗难治性病例中,提供快速缓解的干预措施可能是必要的,有学者报告 4 例难治性 CHS,均经奥氮平治疗后痊愈,表明奥氮平可能对难治性 CHS 的对症治疗有效,并且可能是存在共病性精神病症状或躁动病例的首选治疗方法[7]。

第五节 中医治疗

一、治疗原则

本病的治疗总原则为和胃降逆。治疗需分清寒热虚实。寒证多虚,热证多实。偏于邪实者,治宜祛邪为主,分别采用化湿、消食、导滞、疏肝、清热、化饮、化瘀等法;偏于正虚者,治宜扶正为主,分别采用健脾益气、温中散寒、养阴和胃等法;虚实夹杂者,当标本兼顾,但应根据标本缓急的主次而有所偏重。

二、中医内治法

(一)辨证论治

1. 湿邪犯胃证
治法:化湿和胃。
主方:藿香正气散。

药物:藿香、紫苏、白芷、大腹皮、厚朴、半夏、陈皮、白术、茯苓、生姜等。

加减:①饮食停滞者,加焦神曲、鸡内金;②脘腹痞满者,加木香、砂仁、枳壳。

2. 食滞内停证

治法:消食和胃。

主方:保和丸。

药物:山楂、神曲、莱菔子、陈皮、半夏、茯苓、连翘等。

加减:①脘腹胀满,大便秘结者,加大黄、厚朴、枳实;②因酒食而吐者,加葛花、豆蔻仁。

3. 肝气犯胃证

治法:疏肝和胃。

主方:半夏厚朴汤、柴胡疏肝散。

药物:半夏、厚朴、茯苓、紫苏梗、柴胡、白芍、枳壳、陈皮、制香附、甘草等。

加减:①气郁化火,呕吐吞酸者,加黄连、吴茱萸;②胸胁胀满者,加郁金、香附、川楝子;③胸胁刺痛,舌有瘀斑者,加桃仁、红花。

4. 痰饮内停证

治法:化饮和胃。

主方:小半夏汤、苓桂术甘汤。

药物:半夏、生姜、白术、茯苓、桂枝、陈皮、甘草等。

加减:①脘腹胀满,舌苔厚腻者,加苍术、厚朴;②脘闷不食者,加砂仁、蔻仁;③胸膈烦闷、失眠者,去桂枝,加黄连、陈皮。

5. 胃肠积热证

治法:导滞和胃。

主方:大黄甘草汤、大柴胡汤。

药物:大黄、柴胡、黄芩、枳实、半夏、白芍、甘草等。

加减:①腑气不通,大便秘结者,加芒硝、厚朴;②脘腹痞满者,加木香、槟榔;③食少纳差者,加神曲、谷芽、麦芽。

6. 脾胃气虚证

治法:健脾和胃。

主方:香砂六君子汤。

药物:党参、白术、茯苓、木香、砂仁、陈皮、半夏、甘草等。

加减:①呕恶频繁,加旋覆花、代赭石;②呕吐清水、脘冷肢凉者,加附子、肉桂、吴茱萸。

7. 脾胃阳虚证

治法:温中和胃。

主方:理中汤。

药物:人参、白术、干姜、甘草等。

加减:①呕吐较甚者,加砂仁、半夏;②汗出肢冷,腰膝酸软者,加附子、肉桂。

8. 胃阴不足证

治法:养阴和胃。

主方:麦门冬汤。

药物:人参、麦冬、半夏、粳米、甘草、大枣等。

加减:①口干舌红者,加玉竹、石斛;②大便干结者,加火麻仁、瓜蒌仁;③倦怠乏力、纳差者,加太子参、炒谷芽。

(二) 中成药治疗

1. 藿香正气水(软胶囊)

功能解表化湿,理气和中。用于外感风寒、内伤湿滞,症见胸膈痞闷、脘腹胀痛、呕吐泄泻者。

2. 保和丸

功能消食,导滞,和胃。用于食积停滞,脘腹胀满,嗳腐吞酸,不欲饮食。

3. 柴胡舒肝丸

功能疏肝理气,消胀止痛。用于肝气不舒,胁肋痞闷,食滞不清,呕吐酸水。

4. 大柴胡颗粒

功能和解少阳,内泻热结。用于腹痛或胀满不适,口苦,恶心呕吐,大便秘结者。

5. 连苏胶囊

功能清热燥湿,行气和胃。用于湿热中阻,见胃痛脘胀、呕恶纳呆,口苦黏腻者。

6. 香砂六君丸

功能益气健脾,和胃。用于脾虚气滞,消化不良,嗳气食少,脘腹胀满,大便溏泄。

7. 附子理中丸

功能温中健脾。用于脾胃虚寒,脘腹冷痛,呕吐泄泻,手足不温。

三、针灸治疗

赵舒蒙等以《中华医典》中针灸治疗恶心呕吐的古代文献为依据,进行恶心呕吐腧穴配伍规律的复杂网络分析,结果显示针灸治疗恶心呕吐核心穴位处方为中脘、膻中、隐白、下脘等腧穴。中脘属于足阳明胃经的募穴,又是八会穴之腑会。针灸治疗恶心呕吐的穴位主要分布于任脉和足太阳膀胱经。任脉起于小腹之内,在腹内沿前正中线上行,至咽喉,为阴脉之海;足太阳膀胱经主干经脉循行于脊柱两侧,是脏腑之气输注的部位任脉、督脉、冲脉称为一源三岐,调节全身经脉经气、含蓄十二经脉气血。足太阳膀胱经是多血少气之经,可运行气血、调和阴阳。腧穴配伍分析结果表明,足三里与中脘的支持度最高,其次是气海与中脘、足三里与脾俞等[8]。

四、中医外治法

1. 穴位贴敷

吴茱萸 10 g、蜀椒 20 g、干姜 20 g、黄连 6 g,研成碎末,加入适量米酒或黄酒,调成糊状,敷于脐部神阙穴;或筠姜、广陈皮、生晒参、法半夏、丁香、吴茱萸、肉桂以 10∶5∶5∶2∶1∶1∶1 配比,粉碎研末,加入稠膏混匀,制备成贴敷剂,于神阙、双侧内关、双侧足三里依次进行贴敷。

2. 穴位按摩

以拇指指腹揉按内关、足三里,力度由小到大,以局部有酸、麻、胀感为宜。

3. 耳穴压豆

取双侧耳穴膈俞、神门、肾、脾、胃、肝,用王不留行贴压,早中晚各按压 1 次,以略感胀痛为宜。

第六节　中西医结合治疗

中医药治疗恶心和呕吐症,可以将辨证与辨病相结合,标本兼顾,充分体现个体化治疗,尤其是针对难治性患者,中医药疗效更具优势。由此可知,中医药治疗在恶心和呕吐诊疗中的地位越来越重要。对部分患者来说,中医药治疗已成为主要的治疗方法,而并非西药治疗的补充。作用机制研究也证实了中医药的疗效。西药抑酸作用强大,胃肠动力药、黏膜保护剂、神经递质药等各种药物作用靶点机制清晰明确。中西医治疗各有长处及不足,中西医结合治疗不是中药和西药的简单相加,而是针对患者个体进行中西药的合理选择及配伍,以切实提高临床疗效。

一、中西医结合治疗的目标人群

单纯中医治疗或西医治疗疗效不佳者;病程长,病情反复发作,影响生活质量者;有采用中西医结合治疗的主观要求者。

二、中西医结合治疗的用药策略

张莉梅观察了中西医结合治疗儿童周期性呕吐综合征的疗效。西药组采用赛庚啶、胞二磷胆碱治疗;中西医结合组在西药治疗的基础上联合中药:柿蒂 10 g、芦根 15 g、旋覆花 10 g、代赭石 15 g、藿香 15 g、白豆蔻 20 g、草豆蔻 15 g、生姜 5 g。每天 1 剂,水煎服。结果显示中西医结合组疗效优于西药组[9]。

第七节　名 医 经 验

一、叶熙春

【学术观点】

叶熙春,近代著名中医学家。叶氏医治呕吐,先别外感内伤,继则分型施治。呕吐由外感引起者以感受暑湿与吸入秽浊之气者为多。感受暑湿者,宜治以藿朴夏苓汤;吸入秽浊之气者,宜治以纯阳正气丸或玉枢丹之类。呕吐因内伤所致者则多涉及肝、肺、胃等脏腑。《外台秘要》曰:"呕吐病有两种,一者积热在胃,呕逆不下食;一者积冷在胃,亦呕逆不下食,二事正反,须细察之。"叶氏深谙此理,分型立法处方多宗此说。

【临证经验】

肝热犯胃者,主用左金丸清泻肝火,降逆止呕;胃中湿热者,治宜加减泻心汤清热化湿,和胃降逆;胃腑热结者,采用三黄泻心汤清热泻火,通腑降逆;胃中虚寒者,投以小半夏汤合理中汤温中补虚,散寒止呕;胃腑虚热者,方用橘皮竹茹汤益气清热,降逆止呃;肺胃失降者,予以旋覆代赭汤益气和胃,降逆化痰[10]。

二、熊继柏教授

【学术观点】

熊教授认为呕吐有外因、内因之分,有虚证、实证之别。外因为外邪侵袭所致,六淫中寒、火、燥、风、湿皆可致呕吐;内因主要为脏腑失调所致,如肝气犯胃、胆火上逆、脾湿内生、肾病、水饮上泛、痰饮、情志失调等都可致呕吐。《景岳全书》曰:"呕吐一证,最当辨清虚实。实者有邪,去其邪则愈;虚者无邪,则全由胃气之虚也。"

【临证经验】

实证呕吐分为4型:①外邪犯胃者必有表证,突然呕吐,甚至脘腹痞闷疼痛,口不渴,呕吐清水或食物,伴有恶寒发热、鼻塞,舌苔薄白,脉浮滑或浮缓。治以解表和胃止呕,成人用藿香正气汤(《太平惠民和剂局方》),小儿用藿香正气散(《医宗金鉴·幼科心法要诀》),用药稍有不同。②火逆呕吐分为胃火和胆火,胃火上逆呕吐常见口苦、口干、胃中有烧灼感,可有大便秘结。治宜泻热通降止呕,主方为大黄甘草汤。胆热犯胃呕吐常见口吐黄水、苦水。治宜清热降气化痰,和胃利胆,主方为芩连温胆汤。若呕吐且兼胃脘部胀痛、腹胀、腹痛、大便秘,方用大柴胡汤。③食积呕吐,呕吐酸腐,腹胀满,嗳气厌食,得食愈甚,吐后反快,大便或结,气味臭秽,舌苔厚腻,脉滑实。治宜消食化积止呕,主方为保和丸,大便秘加大黄、枳实。④痰饮呕吐治以蠲饮化痰止呕,主方是小半夏加茯苓汤。口苦,舌苔黄滑,脉滑数,则为痰热呕吐证,治疗宜清热化痰止呕,方用芩连温胆汤。

虚证呕吐分为2型:①虚寒呕吐治以温中散寒止呕,常用方为理中汤。方中加入法半夏、砂仁,可取得非常好的效果。②胃阴不足证当滋养胃阴,和胃止呕。主方为益胃汤去生地黄加枇杷叶、竹茹。验案举例:患者,女,16岁,2001年7月5日初诊。自3岁起呕吐,反复发作13年不愈,一年四季不分寒暑均发呕吐,其休止时间很少。平时以干呕为显,甚则呕出所食之物。患者食少形瘦,口干便秘,头发稀而黄,身体发育不良,舌红少苔,脉细而无力。该患者呕吐反复发作13年不愈,可知为虚证呕吐,平时干呕为甚,食少形瘦,舌红少苔,脉细无力,可知此为胃阴虚呕吐。初诊先用益胃汤减生地黄加枇杷叶、竹茹。再诊用麦门冬汤收功。治疗月余,终获痊愈[11]。

三、李士懋教授

【学术观点】

李教授认为,胃中郁热所致呕吐乃连苏饮所宜。据病机推断,当具有胸痞脘满、口苦咽干、烦躁不寐、舌红、苔黄、脉沉而数等症。

【临证经验】

连苏饮治疗呕吐,外感所致肺胃不和而吐者,此方可用;内伤气郁化火所致肺胃不和而吐者,当辛开苦降,此方可用;胎热上攻,胃气上逆所致妊娠呕吐,此方可用。连苏饮药味少,药量轻,服用时将药捣碎,开水冲泡代茶饮即可,服用方便。采用开水冲泡之法,乃取"治上焦如羽,非轻不举"之意。所谓"轻"者,有三层含义:一是药量需轻。薛氏云:"分数轻者,以轻剂恰治上焦之病耳。"此即"轻可去实"。二是药之性味轻,气为阳,味为阴。气胜升浮,味主沉降。气薄者阳中之阳,气厚者阳中之阴。治上焦病,当取其气,令其升浮以达于上。紫苏叶芳香气胜,故取以通肺胃。薛氏云:"以肺胃之气,非苏叶不能通也"。三是不能久煎,久煎则气散留味,开水浸泡,乃取其气,令其升浮上达。《温病条辨》银翘散煎法云:"香气大出即取服,勿过煮。"亦在取其气,以升浮达于上焦耳[12]。

参 考 文 献

[1] Drossman DA. 罗马Ⅳ:功能性胃肠病:原书第 4 版(第 2 卷)[M].方秀才,侯晓华,主译.北京:科学出版社.

[2] Patel A, Sayuk GS, Kushnir VM, et al. Sensory Neuromodulators in Functional Nausea and Vomiting:Predictors of Response[J]. Postgrad Med J, 2013, 89:131-136.

[3] Venkatesan T, Levinthal DJ, Tarbell SE, et al. Guidelines on Management of Cyclic Vomiting Syndrome in Adults by the American Neurogastroenterology and Motility Society and the Cyclic Vomiting Syndrome Association[J]. Neurogastroenterol Motil, 2019, 31(2): e13604.

[4] Lee LY, Abbott L, Mahlangu B, et al. The Management of Cyclic Vomiting Syndrome:A Systematic Review[J]. Eur J Gastroenterol Hepatol, 2012, 24(9):1001-1006.

[5] Senderovich H, Patel P, Jimenez Lopez B, et al. A Systematic Review on Cannabis Hyperemesis Syndrome and Its Management Options[J]. Med Princ Pract, 2022, 31(1): 29-38.

[6] Leu N, Routsolias JC. Cannabis Hyperemesis Syndrome:A Review of the Presentation and Treatment[J]. J Emerg Nurs, 2021, 47(3):483-486.

[7] Hsu J, Herrmann Z, Kashyap S, et al. Treatment of Cannabinoid Hyperemesis With Olanzapine:A Case Series[J]. J Psychiatr Pract, 2021, 27(4):316-321.

[8] 赵舒蒙,宋思敏,王东,等.古医籍中针灸治疗恶心呕吐腧穴配伍规律的复杂网络分析[J].时珍国医国药,2019,30(7):1764-1767.

[9] 张莉梅.中西医结合治疗儿童周期性呕吐 40 例临床观察[J].中国民族民间医药,2014,23(19):42,45.

[10] 马凤岐,白钰,陈永灿,等.叶熙春胃病证治经验举要[J].江苏中医药,2018,50(12):19-21.

[11] 姚欣艳,刘朝圣,聂娅,等.熊继柏教授辨治呕吐经验[J].中华中医药杂志,2014,29(10):3160-3162.

[12] 吕淑静,王四平,吴中秋,等.李士懋应用连苏饮治疗呕吐经验简介[J].新中医,2010,42(6):126-127.

功能性胃肠病的中西医结合治疗

第十一章　肠易激综合征

IBS 是以腹痛、腹胀或腹部不适为主要症状,与排便相关或伴随排便习惯如频率和(或)粪便性状改变的一种功能性疾病[1]。根据粪便性状改变将 IBS 分为 IBS-D、IBS-C、IBS-M 及 IBS-U,其中以 IBS-D 最为多见[2]。随着社会的发展,生活节奏和饮食结构的改变,工作及经济压力的增加,IBS 患病率在全球范围内都相对较高。不仅影响患者的生活质量,而且造成了极大的经济和社会负担[3]。

第一节　临床表现和相关检查

一、临床表现

IBS 的典型症状主要包括腹痛、腹泻、便秘等[4]。部分患者伴有烧心、早饱、恶心、呕吐等上消化道症状,或具有疲乏、背痛、心悸、呼吸不畅、尿频、尿急、性功能障碍等胃肠外表现。同时,IBS 也是一种心身疾病,患者常伴有明显的焦虑、抑郁倾向。

(一)典型症状

1. 腹痛

腹痛是 IBS 最核心的临床症状,与排便相关,可由进餐诱发,排便后缓解,夜间睡眠无疼痛。疼痛可见于腹部的任何部位,症状轻重不一,可为胀痛、绞痛、钝痛,偶也呈锐痛和刀割样痛等。腹痛可为局限性或弥漫性,可牵涉到两侧季肋部、腰背部、会阴部,与活动、锻炼、排尿、月经等无关或关系不明显,但与排便相关。部分女性 IBS 患者可有性交痛和其他性功能障碍的表现,以及月经期症状加重。

2. 腹部不适

罗马 Ⅳ 诊断标准中仅将"腹痛"列为 IBS 的主要症状。然而,来自亚洲的流行病学研究显示"腹痛、腹胀、腹部不适"仍是困扰亚洲人群 IBS 患者的前三位因素。同样,在中国人群中,腹部不适亦是仅次于腹痛的 IBS 主要症状。因此,《2020 年中国肠易激综合征专家共识意见》结合国情,保留了"腹痛、腹胀、腹部不适"作为诊断 IBS 的主要症状标准。而且,腹部不适和腹痛症状一样与排便相关。

3. 排便习惯改变

排便习惯改变是 IBS 的重要特征,包括大便频率和大便性状的改变。IBS 患者排便习惯的改变可表现为腹泻、便秘,或腹泻与便秘交替。

(1) 大便频率:正常大便频率为≤每日3次,且≥每周3次;部分IBS患者大便频率可正常范围,但是腹泻型IBS大便频率常>每日3次,便秘患者则<每周3次。

(2) 粪便性状评判:参考Bristol粪便性状量表分类标准(表11-1、图11-1)。

表 11-1 Bristol 粪便性状量表

大便性状	分型	积分
分散的干球便如坚果,很难排出	1 型	1
腊肠状,多块的	2 型	2
腊肠状,表面有裂缝	3 型	3
腊肠样或蛇状,光滑而柔软	4 型	4
柔软团块,边缘清楚(易排出)	5 型	5
软片状,边缘毛糙,或糊状	6 型	6
水样,无固形成分	7 型	7

注:1型与2型界定为便秘,3型与4型为理想型,5型倾向腹泻,6型与7型界定为腹泻。

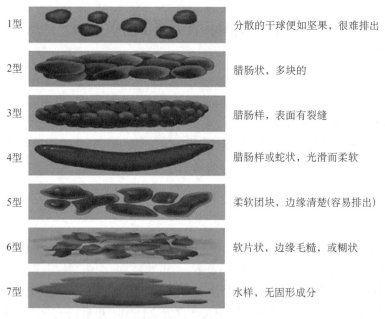

图 11-1 Bristol 粪便性状量表

1) 腹泻:IBS患者的腹泻多为稀溏便或水样便,腹泻次数每日不等,即使大便次数不超过每日3次,但如果大便性状为不成形、糊状或水样,也视为腹泻。腹泻一般发生于白天,极少因腹泻而干扰睡眠。常伴有异常紧迫的便急感及受精神紧张或情绪变化的影响,不会发生排便失禁。IBS患者极少因腹泻而导致营养不良、水电解质和酸碱失衡。

2) 便秘:IBS患者的便秘是由于肠内容物在肠内滞留时间延长,水分吸收过多,大便干结或质干如栗,或患者常诉排便困难,伴有排便不净感而多次如厕却仅有少量或无大便排出,或需服用泻剂大便方行。

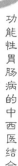

（二）上消化道症状

有研究表明 77% IBS 患者伴有上消化道症状,腹胀最常见,其次依次为烧心、嗳气、反酸、恶心、右上腹/中上腹痛、早饱、呕吐、反流[5]。

（三）IBS 消化道外躯体症状

IBS 除了消化道症状外,还有常伴随症状依次为乏力、腰背痛、失眠、头晕、胸闷、体质量下降(≥5 kg)、头痛、尿频、咽部异物感、肩痛、眼球痛、胸痛等消化道外症状。其中以乏力最多见,占 58%[6]。

（四）心理障碍

IBS 患者除了消化道症状及其他躯体症状外,部分患者伴有明显的焦虑、抑郁倾向[7]。有研究表明 IBS 患者中诊断焦虑占 55%,抑郁占 62%,同时患焦虑、抑郁的占 47%[8]。

（五）体征

IBS 常无特异性临床体征,部分患者可能有腹部压痛,且与器质性病变压痛不同,若持续压迫则疼痛消失。或触诊沿结肠部位可有广泛性压痛,盲肠可以触及,呈充气肠管样感觉,能触及粪块或条索样痉挛的肠管,并有压痛。直肠指检括约肌张力增高、有痛感。

二、相关检查

（一）实验室检查

实验室检查项目包括血常规、C 反应蛋白、血沉、生化、血糖、降钙素原、甲状腺功能、淀粉酶、脂肪酶等血液指标,以及大便常规加隐血、大便培养、寄生虫检测、粪便钙卫蛋白、粪便脂肪定量检查等粪便指标,通常 IBS 患者如无其他基础性疾病,以上项目结果常为阴性。其中粪便钙卫蛋白检测主要是排除特异性及非特异性炎症性肠病,粪便脂肪定量检查可以鉴别是否存在慢性胰腺功能异常,氢气呼气试验以排除乳糖不耐受。

（二）影像学和结肠镜检查

影像学检查包括全胃肠道造影或(和)钡灌肠造影或结肠镜检查、腹部 B 超检查排除潜在的器质性病变。IBS 是一种功能性肠病,其结肠镜下一般无器质性病变,但镜下可见肠道痉挛、蠕动增多、结肠袋变浅或消失、黏液较多等表现。

（三）内脏感觉测定

内脏高敏感是 IBS-D 发生最主要的病理基础,内脏感觉测定评估内脏敏感性及诊断IBS 的重要依据。常用方法有内脏刺激器、结肠测压、肛管直肠测压、直肠容量阈值测定等。

第二节　西医诊断和鉴别诊断

一、西医诊断

（一）诊断思路

IBS 的诊断应基于以下 4 个主要方面进行：①临床病史；②体格检查；③最少限度的实验室检查；④结肠镜检查或其他适当检查（有临床指征时方进行）。

首先应在详细采集病史和进行体格检查的基础上有针对性地选择辅助检查，排除器质性疾病及代谢异常，明确 IBS 的诊断。一般情况良好、具有典型 IBS 症状者，大便常规（红细胞、白细胞、隐血试验、寄生虫）为必要的检查，建议将结肠镜检查作为除外器质性疾病的重要手段。其他辅助检查包括腹部超声检查、全血细胞计数、大便培养、肝功能、肾功能、红细胞沉降率（简称血沉）、消化系统肿瘤标志物等生化检查，必要时行腹部 CT 扫描，钡剂灌肠检查酌情使用。对诊断可疑和症状顽固、治疗无效者，应有选择地做进一步的检查如血钙、甲状腺功能检查、氢气呼气试验、72 h 大便脂肪定量、胃肠通过时间测定、肛门直肠压力测定等对其动力和感知功能进行评估，从而指导调整治疗方案。对有精神心理障碍者建议根据相关心理量表及时进行心理评估。

（二）诊断标准

IBS 诊断标准最早产生于 1978 年的 Manning 标准，随后逐步更新为 1984 年的 Kruis 标准、1992 的罗马 I 标准、1999 年的罗马 II 标准、2006 年的罗马 III 标准。

目前广泛应用的是 2016 年罗马 IV 诊断标准：腹痛反复发作至少 6 个月，近 3 个月内，平均每周至少发作 1 天，伴有以下 2 项或者 2 项以上：①腹痛不适与排便相关；②伴有排便频率的改变；③伴有粪便性状的改变。

下述症状未列入诊断标准，但对诊断有支持意义。①排便频率异常：每周排便少于 3 次或每日排便多于 3 次；②粪便性状异常：干球粪或硬粪，或糊状粪/稀水粪；③排便费力；④排便急迫感、排便不尽、排黏液及腹胀。

（三）IBS 分型

IBS 分型是基于患者排便异常时的 Bristol 粪便性状分类，当患者每月至少有 4 日排便异常时，IBS 亚型分类更准确。

1. IBS-C

>1/4（25%）的排便为 Bristol 粪便性状 1 型或 2 型，且 <1/4（25%）的排便为 Bristol 粪便性状 6 型或 7 型。

2. IBS-D

>1/4（25%）的排便为 Bristol 粪便性状 6 型或 7 型，且 <1/4（25%）的排便为 Bristol 粪便

性状 1 型或 2 型。

3. IBS-M

>1/4（25%）的排便为 Bristol 粪便性状 1 型或 2 型，且>1/4（25%）的排便为 Bristol 粪便性状 6 型或 7 型。

4. IBS-U

患者符合 IBS 的诊断标准，但其排便习惯无法准确归入以上 3 型中的任何一型，故称之为不定型。

在我国，临床上以 IBS-D 最为多见，IBS-C、IBS-M 和 IBS-U 则相对较少。

（四）报警征象

在 IBS 的诊断中，对报警征象需引起重视，并针对性地检查以排除相关疾病。IBS 的报警征象包括年龄>40 岁新发病患者、便血、大便隐血试验阳性、贫血、腹部包块、腹水、发热、体重减轻、结直肠癌家族史。对有报警征象的患者要有针对性地选择进一步检查排除器质性疾病。

目前诊断上需从 5 个维度对疾病状态进行多维度描述、评估，细化信息采集，充分完善临床资料，制定个性化治疗方案。5 个维度：①功能性胃肠病的罗马Ⅳ诊断分型；②提示更多针对性治疗的相关诊断亚型的附加信息，如 IBS-D、IBS-C；③身体不适对患者个人生活的影响；④社会心理影响；⑤生理异常或生物标志物。

二、鉴别诊断

IBS 主要症状包括腹痛、腹泻及便秘，因此其鉴别诊断主要围绕这三个症状进行。

（一）与腹痛相关性疾病相鉴别

1. 与上消化道疾病相鉴别

腹痛位于剑突下者，特别是伴有嗳气、反酸、烧心等症状者，应与消化性溃疡、慢性胃炎鉴别，可行胃镜检查明确。

2. 与肠道疾病相鉴别

如肠道细菌感染、肠结核，溃疡性结肠炎和克罗恩病等，均可出现腹痛，常伴有腹泻，根据粪便细菌培养和结肠镜检查加以鉴别。

3. 与肝、胆、胰疾病相鉴别

临床上常有腹痛，尤其是胆结石患者，而两种疾病共存的发生率也很高。因此，肝胆疾患不能完全排除 IBS 的可能性。胰腺癌或慢性胰腺炎患者也常出现腹痛，鉴别主要依赖于超声、CT、MRI 等影像学结果及胰腺外分泌功能检查，以及必要时行逆行性胰胆管造影检查。

4. 与妇科疾病相鉴别

由于女性 IBS 患者常有下腹部疼痛史，因此应行妇科检查和盆腔 B 超检查以利鉴别。

5. 与泌尿系疾病相鉴别

如腹痛位于下腹部，伴有尿频、尿急、尿痛等症状，应行尿常规、血常规、泌尿系 B 超或

CT 等检查以鉴别。

此外,对于老年患者及有高血压、糖尿病、冠心病等基础疾病患者,如伴有腹痛症状,还应排除心肌梗死、动脉夹层、肠系膜动脉栓塞、缺血性肠病等,需行心电图、心肌酶谱、胸腹部 CT、血管造影及肠镜等检查以明确。

(二)与腹泻相关性疾病鉴别

1. 感染性腹泻

(1)慢性细菌性痢疾:慢性细菌性痢疾是志贺菌属(痢疾杆菌)引起的肠道传染病。该病多由于轻型病例未能及时诊治,或治疗不及时或不合理而长期不愈所造成,也有因细菌耐药,虽经正规治疗仍转为慢性者。当病情迁延不愈超过 2 个月以上者,称为慢性细菌性痢疾。主要症状为持续性轻重不等的腹痛、腹泻等。大便常规中可见白细胞或红细胞 ≥15/高倍视野(HPF)(400 倍),粪便培养志贺菌属阳性可确诊。

(2)慢性阿米巴痢疾:阿米巴痢疾是由溶组织内阿米巴原虫引起的肠道传染病。病变部位主要在盲肠与升结肠。临床上以腹痛、腹泻、暗红色果酱样大便为特征,易变为慢性,可发生肝脓肿等并发症。普通型起病缓慢,一般无发热,呈间歇性腹泻,发作时有腹胀、轻中度腹绞痛,大便每日数次。典型的阿米巴痢疾大便量中等,腥臭,血性黏液样便呈果酱样。间歇期大便基本正常。体格检查时体征仅有盲肠、升结肠部位轻度压痛,偶有肝大伴压痛。症状可持续数月至数年。多次大便镜检找到阿米巴原虫及甲硝唑试验治疗可明确诊断。

2. 非感染性腹泻

(1)功能性腹泻:功能性腹泻是持续性或反复排稀便(糊状便)或水样便,但不伴有腹部疼痛。其罗马Ⅳ标准:症状出现至少 6 个月,近 3 个月至少 75% 时间的大便为不伴有腹痛的松散(糊状)便或水样便,Bristol 分型为 6 型或 7 型。且相关实验室检查除外感染性腹泻、肠道器质性病变、其他脏器病变、内分泌疾病及 IBS-D 等。其与 IBS-D 的鉴别要点是腹痛的有无。

(2)吸收不良综合征:指各种原因导致的小肠营养物质吸收不良所引起的综合征,多见于老年人。老年人吸收不良综合征的症状往往不典型,以腹胀、腹泻、贫血或骨痛为主要表现。老年人容易发生吸收不良综合征的主要原因与老年人消化系统退行性变有关,变化较显著的是胃、小肠和胰腺。人到老年后,小肠绒毛变短,吸收面积减小,胰腺逐渐萎缩,间质纤维结缔组织增生,这些变化使得小肠细菌过度生长,消化道憩室炎和憩室病发病率显著增高,加之退行性变所引起的热量摄取不足和营养失调,均可促成或加重吸收不良综合征。与IBS 鉴别的要点:吸收不良综合征有腹泻,但大便中常有脂肪和未消化食物。

(3)炎症性肠病:指累及回肠、直肠、结肠的一种特发性肠道炎症性疾病。临床表现为腹泻、腹痛、脓血便、肛瘘,可伴有发热、贫血、消瘦等全身症状。本病包括溃疡性结肠炎和克罗恩病。溃疡性结肠炎是结肠黏膜层和黏膜下层连续性炎症,疾病通常先累及直肠,逐渐向全结肠蔓延;克罗恩病可累及全消化道,为非连续性全层炎症,最常累及部位为末端回肠、结肠和肛周。经 X 线钡剂造影或结肠镜检查可以鉴别。

(4)乳糖酶缺乏:有先天和后天之分。临床表现为吃乳制品后出现严重的腹泻,大便含有大量泡沫、乳糖、乳酸。乳糖耐量试验可以鉴别。食物中去掉牛奶或奶制品,症状即可改善。

（5）胃肠胰神经内分泌肿瘤：促胃泌素瘤、血管活性肠肽瘤等胃肠胰神经内分泌肿瘤具有分泌激素的功能，会引起各种激素相关的临床症状。例如，腹痛、腹泻、皮肤潮红、反复发作低血糖、难以愈合的胃十二指肠溃疡等。可通过检测血清胃泌素、血清血管活性肠肽水平及胃肠镜等检查以明确。

（6）慢性胰腺炎：指各种病因引起胰腺组织和功能不可逆改变的慢性炎症性疾病。基本病理特征包括胰腺实质慢性炎症损害和间质纤维化、胰腺实质钙化、胰管扩张及胰管结石等改变。临床主要表现为反复发作的上腹部疼痛、腹泻、脂肪泻、消化不良及糖尿病等胰腺内外分泌功能不全。与 IBS-D 的鉴别需依赖血尿淀粉酶、脂肪酶、上腹部影像学检查或逆行胰胆管造影等检查结果。

（7）甲状腺疾病：甲状腺功能亢进患者由于高代谢致胃肠蠕动增加，从而可出现腹泻症状，大便一日数次至十余次，便质稀薄或呈水样，无脓血便。因此，凡食欲增加与消瘦并存，腹泻、消瘦、大便镜检正常，应行甲状腺功能及甲状腺超声检查以明确。

（三）与便秘相关性疾病鉴别

1. 功能性便秘（FC）

FC 和 IBS-C 同属于功能性肠病，两者均主要表现为便秘，且缺乏器质性和结构性改变、生物化学异常引起症状的证据，容易造成混淆。其鉴别要点主要为 IBS-C 同时伴有腹痛或腹部不适症状，且腹痛或腹部不适与排便相关，而 FC 不伴有腹痛或腹部不适。

2. 与继发性便秘鉴别

凡是在患有器质性病变或疾病或药物作用的基础上出现的便秘，就称为继发性便秘。例如，消化道占位性病变、全身代谢性和内分泌性疾病、神经性或精神性均可导致便秘，同时如麻醉药、抗抑郁药、铝制剂、钙通道阻滞剂、抗组胺药、利尿药、铁剂和钙剂等亦可导致便秘。因此，诊断前应仔细询问病史及用药史、器质性病变及疾病给予相应治疗后便秘是否可缓解、药物引起的便秘若停药后便秘是否改善，均有助于诊断与鉴别。

第三节　中医诊断和常见证型

一、中医诊断

根据 IBS 的主要临床表现，属于中医学泄泻、便秘、腹痛的范畴。以腹痛、腹部不适为主症者，应属于腹痛的范畴，可诊断为腹痛；以大便便质清稀为主症者，应属于泄泻的范畴，可诊断为泄泻；以排便困难、大便干结为主症者，应属于便秘的范畴，可命名为便秘。

二、常见证型

目前 IBS 的证型尚无统一的认识，根据《肠易激综合征中医诊疗专家共识意见（2017）》[9]、

《肠易激综合征中西医结合诊疗共识意见(2017年)》[10]，IBS 的常见证型如下*。

（一）IBS-D 常见证型

1. 肝郁脾虚证

主症:①腹痛即泻,泻后痛减;②急躁易怒。

次症:①两胁胀满;②纳呆;③身倦乏力。

舌脉:舌淡胖,也可有齿痕,苔薄白;脉弦细。

2. 脾胃虚弱证

主症:①餐后大便溏泻;②畏生冷饮食。

次症:①腹胀肠鸣;②易汗出;③食少纳差;④乏力懒言。

舌脉:舌质淡,或有齿痕,苔白;脉细弱。

3. 脾虚湿盛证

主症:①大便溏泻;②腹痛隐隐。

次症:①劳累或受凉后发作或加重;②神疲倦怠;③纳呆。

舌脉:舌淡,边可有齿痕,苔白腻;脉虚弱。

4. 脾肾阳虚证

主症:①腹痛即泻,多晨起时发作;②腹部冷痛,得温痛减。

次症:①腰膝酸软;②不思饮食;③形寒肢冷。

舌脉:舌淡胖,苔白滑;脉沉细。

5. 脾胃湿热证

主症:①腹中隐痛;②泻下急迫或不爽;③大便臭秽。

次症:①脘闷不舒;②口干不欲饮,或口苦,或口臭;③肛门灼热。

舌脉:舌红,苔黄腻;脉濡数或滑数。

6. 寒热错杂证

主症:①大便时溏时泻;②便前腹痛,得便减轻;③腹胀或肠鸣。

次症:①口苦或口臭;②畏寒,受凉则发。

舌脉:舌质淡,苔薄黄;脉弦细或弦滑。

（二）IBS-C 常见证型

1. 肝郁气滞证

主症:①排便不畅;②腹痛或腹胀。

次症:①胸闷不舒;②嗳气频作;③两胁胀痛。

舌脉:舌暗红;脉弦。

2. 胃肠积热证

主症:①排便艰难,数日一行;②便如羊粪,外裹黏液;③少腹或胀或痛。

次症:①口干或口臭;②头晕或头胀;③形体消瘦。

* 证候诊断:主症2项加次症2项,参考舌脉,即可诊断。

舌脉:舌质红,苔黄少津;脉细数。

3. 阴虚肠燥证

主症:①大便硬结难下,便如羊粪;②少腹疼痛或按之胀痛。

次症:①口干;②少津。

舌脉:舌红苔少根黄;脉弱。

4. 脾肾阳虚证

主症:①大便干或不干,排出困难;②腹中冷痛,得热则减。

次症:①小便清长;②四肢不温;③面色白。

舌脉:舌淡苔白;脉沉迟。

5. 肺脾气虚证

主症:①大便并不干硬,虽有便意,但排便困难;②便前腹痛。

次症:①神疲气怯;②懒言;③便后乏力。

舌脉:舌淡苔白;脉弱。

此外,对于 IBS-M 或 IBS-U 尤需以见症为凭。

第四节　西医治疗

IBS 的治疗目标是改善症状、提高生活质量,主要包括饮食、生活方式调整、药物治疗、精神心理、认知和行为学干预在内的个体化综合治疗策略。

一、维持良好的医患关系

医师与患者的良好沟通,以及对症状的解释,对于近期和远期症状改善均优于对照组。医师应当向患者解释:①IBS 是功能性疾病,没有证据显示 IBS 可以直接进展成严重的器质性疾病或恶性肿瘤;②IBS 的症状容易反复发作,对患者的影响主要体现为影响患者的生存质量;③IBS 应当强调生活方式的调整。通过生活方式调整,以及适当的药物治疗,多数患者的 IBS 症状是可以得到理想改善的。

二、饮食和生活方式调整

IBS 疾病管理流程应从调整饮食和生活方式开始,避免诱发或加重症状的因素,如减少烟酒摄入、注意休息、充足睡眠等行为改善。限制的食物种类包括:①富含 FODMAP(即难吸收的短链碳水化合物,如果糖、乳糖、多元醇、果聚糖、低乳半聚糖)等成分的食物;②高脂肪、辛辣、麻辣和重香料的食物;③高膳食纤维素食物可能对便秘有效(但对腹痛和腹泻不利);④寒凉食物可能会加重腹泻;⑤一旦明确食物过敏原,应避免摄入含有该过敏原成分的食物。

三、常规药物治疗

IBS 的药物治疗主要是根据症状选择合适的药物。常用药物有解痉剂、止泻剂（腹泻型）、胃肠动力剂、通便剂、肠道微生态制剂等。对伴有明显焦虑或抑郁状态的患者，可选用抗焦虑、抑郁药物。

（一）解痉剂

（1）选择性胃肠平滑肌钙通道阻滞剂：适用于治疗腹泻型或痉挛性便秘的 IBS 患者，如匹维溴铵，每次 50 mg，每天 3 次，口服；奥替溴胺，每次 40 mg，每日 2~3 次，口服。

（2）离子通道调节剂：此类药物可直接作用于细胞膜多离子通道，对平滑肌运动具有双向调节作用，故适用于各型，特别是 IBS-M 和 IBS-U 患者，如马来酸曲美布汀，每次 100 mg，每日 3 次，口服。

（二）止泻剂

此药适用于腹泻的治疗。如洛哌丁胺，每次 2 mg，每日 3~4 次，口服；复方地芬诺酯，每次 1~2 片，每日 2~3 次，口服；蒙脱石散，每次 3~6 g，每日 3 次，口服。

（三）促动力剂

此药适用于腹胀和 IBS-C，如莫沙必利，每次 5~10 mg，每日 3 次，口服；伊托必利，每次 50 mg，每日 3 次，口服。

（四）通便剂

对 IBS-C 可试用容积性泻剂，如聚卡波非钙，每次 1 g，每日 3 次；甲基纤维素、欧车前制剂亦可选用。渗透性轻泻剂，如聚乙二醇、乳果糖等。刺激性泻剂应慎用。

（五）抗抑郁药

对伴有抑郁等心理因素者，可试用抗抑郁药。适应证：①IBS 合并存在精神心理障碍的临床表现（包括抑郁、焦虑和躯体化症状等）时，仅使用常规药物治疗效果欠佳，尽管此类患者以胃肠道症状为主，但是精神类药物对精神心理障碍表现和 IBS 症状可能均有帮助；②对于消化专科常规药物疗效不理想的难治性 IBS，患者躯体症状与精神症状之间的界限非常模糊，患者治疗过程尝试使用神经递质调节药物可能会有获益。TCA 因可延长口盲肠运输时间被推荐用于治疗 IBS-D；而 SSRI 因可缩短口盲肠运输时间被推荐用于治疗 IBS-C。一项发表于 2020 年的 meta 分析共纳入了 12 项高质量的随机对照研究。结果表明，当 IBS 患者合并抑郁或焦虑，或表现为中-重度腹痛及腹部不适，或为难治性 IBS 时可使用抗抑郁药物，且治疗疗程≥3 个月时对 IBS 有效。

（六）胃肠微生态制剂

此药适用于伴有肠道菌群失调的 IBS 患者。常用药物有双歧杆菌四联活菌片、双歧杆菌三联活菌胶囊、双歧杆菌乳杆菌三联活菌片、地衣芽孢杆菌活菌胶囊、布拉氏酵母菌散等。

（七）抗生素

利福昔明可改善非便秘型 IBS 总体症状，以及腹胀、腹泻症状。但甲烷氢呼气试验阳性是否可作为利福昔明治疗 IBS 的指征仍有待进一步证实，且重复使用利福昔明是否会引发耐药尚不明确。新霉素及诺氟沙星治疗 IBS 症状亦有疗效，但证据样本量较小。

四、心理认知和行为学指导

仅靠常规药物治疗来改善 IBS 症状很难达到令人满意的程度，尤其对于心理及躯体共病的 IBS 患者，还需重视及借助心理认知的力量，以达到更佳的治疗效果。IBS 患者常存在认知偏差和异常行为模式，如有挫败感、孤立感、对医疗现状不满意，以及抑郁、焦虑等心理问题。因此，对于以下患者应考虑尽早实施心理干预（仅限于有资质的医疗机构实施）：①社会支持不足、历史上有创伤性事件或人际关系失调的 IBS 患者；②精神疾病共病患者；③常规药物疗效不理想的患者；④对 12 个月后药物治疗无效并发展为难治性 IBS 的患者。

第五节 中 医 治 疗

一、治疗原则

IBS 的中医治疗应当分型辨证论治，根据 IBS-D、IBS-C、IBS-M 及 IBS-U 的特点结合证型变化适当佐以通便或止泻方法进行治疗（图 11-2）。

二、中医内治法

（一）辨证论治

1. IBS-D

（1）肝郁脾虚证

治法：抑肝扶脾。

主方：痛泻要方。

药物：白术、白芍、防风、陈皮。

加减：腹痛甚者，加延胡索、香附；嗳气频繁者，加柿蒂、丁香；泻甚者，加党参、乌梅、木瓜；腹胀明显者，加木香、大腹皮；烦躁易怒者，加牡丹皮、栀子。

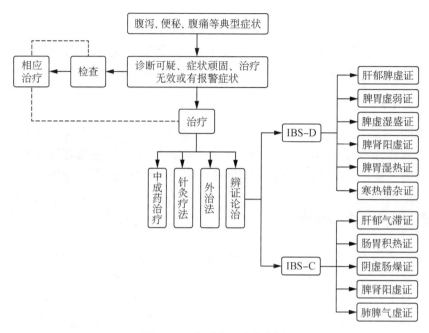

图 11-2　中医药治疗流程图

（2）脾胃虚弱证

治则:健脾益气。

主方:四君子汤。

药物:党参、白术、茯苓、炙甘草等。

加减:腹痛者加延胡索;腹胀者加砂仁、木香、陈皮、半夏;乏力明显者加黄芪;泄泻明显者加诃子、五味子等。

（3）脾虚湿盛证

治法:健脾益气,化湿止泻。

主方:参苓白术散。

药物:党参、白术、莲子肉、薏苡仁、砂仁、桔梗、白扁豆、甘草、山药。

加减:舌白腻者,加厚朴、藿香;泻下稀便者,加苍术、泽泻;夜寐差者,加炒酸枣仁、茯神。

（4）脾肾阳虚证

治法:温补脾肾。

主方:附子理中汤、四神丸。

药物:附子、人参、干姜、甘草、白术、补骨脂、肉豆蔻、吴茱萸、五味子。

加减:忧郁寡欢者,合加合欢花、玫瑰花;腹痛喜按、怯寒便溏者,加重干姜用量,另加肉桂。

（5）脾胃湿热证

治法:清热利湿。

主方:葛根黄芩黄连汤。

药物:葛根、甘草、黄芩、黄连。

加减:苔厚者,加石菖蒲、藿香、豆蔻;口甜、苔厚腻者,加佩兰;腹胀者,加厚朴、陈皮;脘

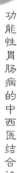

腹痛者,加木香、炒白芍。

（6）寒热错杂证

治法:平调寒热,益气温中。

主方:乌梅丸。

药物:乌梅、细辛、干姜、黄连、附子、当归、黄柏、桂枝、人参、花椒。

加减:少腹冷痛者,去黄连,加小茴香、荔枝核;胃脘灼热或口苦者,去花椒、干姜、附子,加栀子、吴茱萸;大便黏腻不爽、里急后重者,加槟榔、厚朴、山楂炭。

2. IBS-C

（1）肝郁气滞证

治法:疏肝理气,行气导滞。

主方:四磨汤。

药物:人参、槟榔、沉香、乌药。

加减:腹痛明显者,加延胡索、白芍;肝郁化热见口苦或咽干者,加黄芩、菊花、夏枯草;大便硬结者,加麻仁、杏仁、桃仁。

（2）胃肠积热证

治法:泄热清肠,润肠通便。

主方:麻子仁丸。

药物:火麻仁、白芍、枳实、大黄、厚朴、杏仁。

加减:热盛伤阴者,加玄参、生地黄、麦冬;腹痛明显者,加延胡索,原方重用白芍。

（3）阴虚肠燥证

治法:滋阴泻热,润肠通便。

主方:增液汤。

药物:玄参、麦冬、生地黄。

加减:烦热或口干或舌红少津者,加知母;大便干结者,加枳壳、当归、火麻仁。

（4）脾肾阳虚证

治法:温润通便。

主方:济川煎。

药物:当归、牛膝、肉苁蓉、泽泻、升麻、枳壳。

加减:舌边有齿痕、舌体胖大者,加炒白术、党参;四肢冷或小腹冷痛者,加葫芦巴、锁阳。

（5）肺脾气虚证

治法:益气润肠。

主方:黄芪汤。

药物:黄芪、陈皮、白蜜、火麻仁。

加减:气虚明显者,可加党参、白术;久泻不止、中气不足者,加升麻、柴胡;腹痛喜按、畏寒便溏者,加干姜、肉桂。

（二）常见兼证加减用药

IBS患者常伴有肠道外症状,如上腹胀、早饱者,加陈皮、枳壳、厚朴等;伴有嗳气、恶心

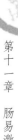

者,加旋覆花、代赭石等;反酸或烧心者加黄连、吴茱萸、海螵蛸等;兼有咽部异物感加桔梗、紫苏叶、厚朴、生姜、茯苓等;兼有神疲乏力者加黄芪、人参等;兼有尿频者加桑螵蛸、乌药、益智仁等;兼有失眠者加酸枣仁、远志、茯神等;兼有口腔溃疡者加白残花、青黛等。

(三) 中成药治疗

1. 参苓白术颗粒(丸)
功能健脾益气。用于体倦乏力,食少便溏。

2. 补中益气颗粒(丸)
功能补中益气、升阳举陷。用于脾胃虚弱、中气下陷所致的泄泻。

3. 肉蔻四神丸
功能温中散寒、补脾止泻。用于大便失调、黎明泄泻、腹泻腹痛、不思饮食、面黄体瘦、腰酸腿软。

4. 附子理中丸
功能温中健脾。用于脾胃虚寒所致脘腹冷痛、呕吐泄泻、手足不温。

5. 补脾益肠丸
功能补中益气、健脾和胃、涩肠止泻。用于脾虚泄泻。

6. 人参健脾丸
功能健脾益气、和胃止泻。用于脾胃虚弱所致腹痛便溏、不思饮食、体弱倦怠。

7. 参倍固肠胶囊
功能固肠止泻、健脾温肾。用于脾肾阳虚所致的慢性腹泻、腹痛、肢体倦怠、神疲懒言、形寒肢寒、食少、腰膝酸软。

8. 固本益肠丸
功能健脾温肾、涩肠止泻。用于脾虚或脾肾阳虚所致慢性泄泻。

9. 枫蓼肠胃康颗粒
功能清热除湿化滞。用于湿热泄泻型。

10. 痛泻宁颗粒
功能柔肝缓急、疏肝行气、理脾运湿。用于肝气犯脾所致腹痛、腹泻、腹胀、腹部不适等症。

11. 固肠止泻丸
功能调和肝脾、涩肠止痛。用于肝脾不和所致泻痢腹痛。

12. 麻仁软胶囊
功能润肠通便。用于肠燥便秘。

13. 麻仁润肠丸
功能润肠通便。用于肠胃积热所致胸腹胀满、大便秘结。

14. 清肠通便胶囊
功能清热通便、行气止痛。用于热结气滞所致大便秘结。

15. 滋阴润肠口服液
功能养阴清热、润肠通便。用于阴虚内热所致大便干结、排便不畅、口干舌燥、舌红少津等。

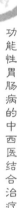

功能性胃肠病的中西医结合治疗

16. 苁蓉润肠口服液

功能益气养阴、健脾滋肾、润肠通便。用于气阴两虚、脾肾不足、大肠失于濡润而致的虚证便秘。

三、针灸疗法

泄泻取足三里、天枢、三阴交,实证用泻法,虚证用补法。脾虚湿盛加脾俞、章门;脾肾阳虚加肾俞、命门、关元,也可用灸法;脘痞纳呆加公孙;肝郁加肝俞、行间。便秘取背俞穴、腹部募穴、下合穴为主,一般取大肠俞、天枢、支沟、丰隆,实证宜泻,虚证宜补,寒证加灸。肠燥加合谷、曲池;气滞加中脘、行间,用泻法;阳虚加灸神阙。

四、中医外治法

中医按摩、药浴、穴位注射、穴位埋线等外治法对改善患者临床症状有一定的帮助。推荐采用以神阙穴为主的敷贴疗法:①虚性体质,敷贴药物采用当归、升麻、党参等;②实性体质,敷贴药物采用大黄、枳实等。贴敷时间及疗程:每日 1 次,每次 2~4 小时,7 天 1 个疗程。采用多维度的综合治疗方法可以提高临床疗效。

第六节　中西医结合治疗

IBS 治疗难点在于如何在改善单项症状如腹痛、腹泻或便秘的同时达到长期的缓解。许多 IBS 患者除了肠道症状外,往往伴有精神症状。中医因其辨病与辨证相结合,整体调整,可弥补现代医学对 IBS 症状及伴焦虑抑郁障碍患者等治疗方案的不足,减少长期服用抗焦虑抑郁药物的不良反应。

一、中西医结合治疗的目标人群

症状较重,单纯中医治疗或西医治疗效果不佳者;合并有明显的焦虑、抑郁等情绪障碍者;患者有采用中西医结合治疗的意愿要求等。

二、中西医结合治疗的用药策略

从 IBS 的终点结局来看,该病反复发作,难以彻底治愈,临床应着眼于疾病的长期管理,以中医调理体质,配合现代医学改善短期症状;对伴有的焦虑、抑郁状态的患者,在中医调理时可加用抗焦虑、抑郁药物治疗。

（1）腹痛症状明显,可在中医柔肝缓急止痛的基础上配合解痉剂,如匹维溴铵、奥替溴胺等选择性胃肠平滑肌钙通道阻滞剂及离子通道调节剂马来酸曲美布汀。

（2）腹胀患者在中医行气健脾消胀基础上增加促动力药物,如莫沙必利、伊托必利等。

（3）腹泻明显的患者,可在中医疏肝健脾、化湿止泻等基础上加洛哌丁胺、复方地芬诺酯及蒙脱石散等止泻药物。

（4）便秘症状显著的患者,可在行气导滞、滋阴润肠等治疗同时加用利那洛肽、聚乙二醇、乳果糖等通便剂。

（5）伴有肠道菌群失调的 IBS 患者,在常规的中医辨证论治基础上加用调节肠道菌群药。

（6）对伴有明显焦虑、抑郁的患者在中医疏肝解郁治疗的同时,可试用氟哌噻吨美利曲辛片及 SSRI,如氟西汀、舍曲林等。

第七节　名医经验

一、徐景藩教授

【学术观点】

国医大师徐景藩教授认为脾虚湿盛是 IBS 发病基础,病久不愈可恙及肝、肾,湿热瘀血是发病之标,故治疗方面健脾需分气虚、阴虚、阳虚不同,调理肝脾有偏虚偏实之异,温阳补肾常用于病久高龄患者,收涩止泻可与化湿药物同用[11]。

【临证经验】

徐景藩教授善用自拟的抑肝扶脾方(以痛泻要方为基础,融戊己丸、芍药甘草汤等名方为一体)治疗 IBS-D,方用陈皮、炒白术、炒白芍、防风、黄连、吴茱萸、乌梅、炙甘草。全方既能行肝脾之滞,又助运中焦,共奏肝脾同调、虚实并治之效。该方治疗本病的临床总有效率达 98.33%,且可有效缓解烦躁、紧张、焦虑等负性情绪而显著提高患者生活质量[12]。

二、李佃贵教授

【学术观点】

李佃贵教授治疗 IBS 多从浊毒角度出发,认为本病发病多属肝郁脾虚,后期累及于肾,导致脾肾阳虚,波及血分可见气滞血瘀,日久则见浊毒内蕴等症,治疗上除一般对症治疗外,中医方面强调疏肝健脾与化浊解毒相结合,标本兼治,在经典处方加减基础上自拟化浊解毒汤(藿香、佩兰、黄连、葛根、木香、茵陈、白芍、大腹皮、川楝子等),并结合现代药理、饮食起居及情志的调整对本病进行辨证论治,临床疗效堪佳。

【临证经验】

李佃贵教授临证中除一般对症治疗外,中医方面强调疏肝健脾与化浊解毒相结合,标本兼治,在经典处方加减基础上自拟化浊解毒汤(藿香、佩兰、黄连、葛根、木香、茵陈、白芍、大腹皮、

功能性胃肠病的中西医结合治疗

川楝子等),并结合现代药理、饮食起居及情志的调整对本病进行辨证论治,临床疗效堪佳[13]。

三、李振华教授

【学术观点】

李振华教授通过潜心研究总结认为IBS多虚实夹杂之证,以脾虚为本,气机不畅,湿邪困阻为致病之标,提出疏肝健脾、祛湿止泻为法,以使气机调达、脾气健旺,标本兼顾,达到疾病向愈的目的[14]。

【临证经验】

李振华教授根据其病因病机及多年临床治疗经验将本病分为以下四型:①肝郁脾虚型方以痛泻药方加减。基本处方:白芍18 g,炒白术18 g,防风10 g,陈皮10 g,党参15 g,茯苓15 g。②脾胃虚弱型方以参苓白术散加减。基本处方:党参20 g,茯苓10 g,炒白术15 g,桔梗5 g,山药20 g,砂仁5 g,麸炒薏苡仁10 g,莲子肉10 g,炙甘草6 g。③脾肾阳虚型方以附子理中丸加减,以温阳健脾。基本处方:黑附子10 g,党参20 g,炒白术15 g,炮姜10 g,山药20 g,补骨脂10 g,肉豆蔻10 g,制吴茱萸3 g,五味子10 g,炙甘草6 g。④脾虚湿盛型方以六君子汤加减。基本处方:砂仁6 g,炒白术15 g,党参20 g,茯苓30 g,桔梗6 g,山药30 g,麸炒薏苡仁30 g,莲子肉15 g,炙甘草6 g,炒扁豆12 g,秫米30 g[14]。

四、张声生教授

【学术观点】

首都医科大学附属北京中医医院张声生教授认为IBS-D的病位在肠,涉及肝、脾、肾三脏,肝脾失调为本病的发病之本,湿浊、湿热、食滞、寒凝、血瘀为致病之标,病机关键在于因虚、因滞致脾胃运化失司,湿浊、湿热、食滞、寒凝、血瘀阻滞中焦气机,脾气不升则腹胀、腹泻;若腑气通降不利则腹痛。治疗以调肝理脾化湿法为基本法则。

【临证经验】

张声生教授善用自拟调肝理脾方(党参、白术、八月札、白芍、陈皮、绿萼梅、白扁豆、芡实、防风、甘草等)为基本方,随证加减。若胸胁脘腹胀满疼痛、嗳气,在调肝理脾方的基础上,灵活运用合欢花、柴胡、郁金、木香、香附等疏肝理气止痛;紫苏梗、香橼、娑罗子、佛手、降香等调中理气。若食少纳差,酌加佩兰、藿香以芳香醒脾化湿,焦三仙、鸡内金等消食导滞。若乏力、倦怠,酌加炙黄芪、炒白术用量。大便时溏时泻,夹有黏液者,酌加白扁豆、山药、茯苓、薏苡仁。若泄泻清稀,甚则如水样,腹痛肠鸣者,为寒湿内盛,脾失健运,清浊不分,酌加藿香以芳香醒脾化湿。伴腹中冷痛,手足不温者,酌加黑附片、干姜、肉桂、草豆蔻或白豆蔻以温中散寒;苍术、厚朴以燥湿除满。若恶心呕吐,酌加旋覆花、代赭石以降逆止呕。若水肿、小便不利,酌加冬瓜皮、大腹皮以利水消肿。若腰膝酸软者,酌加补骨脂、杜仲炭、肉豆蔻、吴茱萸、肉桂以收敛止泻。若久泻反复发作者,可酌加五味子、乌梅、焦神曲、甘草等酸甘敛肝,收涩止泻之品。若腹痛肠鸣,泻下粪便臭如败卵,泻后痛减者,酌加山楂、神曲、麦芽以消食导滞。若食积较重,脘腹胀满者,酌加大黄、枳实以推荡积滞。若泄泻腹痛,泄下急迫者,为食积化热,酌加连翘以解郁清热,黄芩、黄连以清热燥湿、厚肠止泻。若湿热较重者,酌加茵陈、六一散等清热利湿之品。若泻而不爽,便色黄褐,气味臭秽者,酌加木香、莱菔子、焦槟榔以行气导滞。湿热壅滞,损伤肠胃,酌加白芍、当归以清热燥湿、调和气血[15]。

五、刘启泉教授

【学术观点】

刘启泉教授认为IBS-D的主要病机是脾虚湿盛、肝脾失调。刘教授认为风药具风之清扬开泄之性,善走不守,其性轻灵,具有多重效应,可治多种疾病,并配伍风药治疗IBS-D取得了较好疗效。风药在治疗IBS-D中可以起到疏肝理脾、祛风除湿、升举清阳、调气引经、活血通络等作用。

【临证经验】

刘启泉教授临床常应用抑肝扶脾、养心安神、运脾化湿及清开肺气等治疗大法。用药上常选用荔枝核、预知子、柴胡、延胡索等理气药,首乌藤、合欢花、炒酸枣仁等养心安神药,砂仁、豆蔻、白术等健脾化湿之品,藿香、佩兰、茵陈、紫苏叶等芳香化湿药及荆芥、桑叶、苏叶等清宣肺气之药[16-17]。

------------------------------- **参 考 文 献** -------------------------------

[1] 中华医学会消化病学分会胃肠功能性疾病协作组,中华医学会消化病学分会胃肠动力学组.2020年中国肠易激综合征专家共识意见[J].中华消化杂志,2020,40(12):803-818.

[2] Oka P, Parr H, Barberio B, et al. Global Prevalence of Irritable Bowel Syndrome According to Rome Ⅲ or Ⅳ Criteria: A Systematic Review and Meta-Analysis[J]. The Lancet Gastroenterology & Hepatology, 2020, 5(10): 908-917.

[3] Sperber AD, Bangdiwala SI, Drossman DA, et al. Worldwide Prevalence and Burden of Functional Gastrointestinal disorder, Results of Rome Foundation Global Study-ScienceDirect[J]. Gastroenterology, 2021, 160(1): 99-114.

[4] 熊理守,时权,龚晓蓉,等.消化专科门诊肠易激综合征患者123例的临床特征与就医情况调查[J].中华消化杂志,2015(7):476-477.

[5] 王倩.以罗马Ⅳ标准研究肠易激综合征的临床特点及心理特征[D].承德:承德医学院,2018.

[6] 姚欣,杨云生,赵卡冰,等.罗马Ⅲ标准研究肠易激综合征临床特点及亚型[J].世界华人消化杂志,2008(5):563-566.

[7] 付朝伟,陈维清,栾荣生,等.综合医院门诊肠易激综合征患者抑郁/焦虑影响因素研究[J].中国健康心理学杂志,2007,15(3):250-252.

[8] 常敏,陈卫,方秀才,等.腹泻型肠易激综合征患者肠外症状分析[J].胃肠病学,2010,15(11):654-656.

[9] 中华中医药学会脾胃病分会.肠易激综合征中医诊疗专家共识意见(2017)[J].中医杂志,2017,58(18):1614-1620.

[10] 李军祥,陈誩,唐旭东,等.肠易激综合征中西医结合诊疗共识意见(2017年)[J].中国中西医结合消化杂志,2018,26(3):227-232.

[11] 叶柏,陈静.国医大师徐景藩教授治疗肠易激综合征临床经验[J].中华中医药杂志,2013,28(6):1746-1748.

[12] 李丽.徐景藩教授抑肝扶脾法治疗腹泻型肠易激综合征经验应用的研究[D].南京:南京中医药大学,2012.

[13] 谷诺诺,王凯星,杨倩,等.李佃贵教授基于浊毒理论治疗肠易激综合征经验[J].四川中医,2017,35(6):3-5.

[14] 王萍.李振华教授治疗腹泻型肠易激综合征临床经验[J].中国中医药现代远程教育,2016,14(7):82-84.

[15] 齐英娜,张声生.张声生教授论治腹泻型肠易激综合征经验[J].中华中医药杂志,2015,30(8):2796-2798.

[16] 李京尧,赵蓓蓓,卫静静,等.刘启泉运用风药治疗腹泻型肠易激综合征的经验[J].时珍国医国药,2019,30(1):195-196.

[17] 赵蓓蓓,卫静静,石芳,等.刘启泉治疗腹泻型肠易激综合征用药特点[J].河南中医,2019,39(2):203-206.

第十二章　功能性便秘

功能性便秘(FC)是临床上常见的功能性消化系统疾病,也是慢性便秘的主要原因。根据流行病学资料显示,在普通人群中的患病率从 3%~27% 不等,我国慢性便秘的发病率为 4%~10%,女性患病率高于男性,FC 可发生于任何年龄段,其患病率随着年龄的增长而增加,其中 60 岁及以上发病率达到 15%~20%[1-2]。随着近年来饮食结构的改变和生活节奏的加快,FC 的患病率日渐升高。长期便秘不但会诱发肛裂、痔疮等疾病,影响情绪及生活质量,而且会造成胃肠神经功能紊乱,甚至引发老年人群心脑血管意外,同时与大肠息肉、结直肠癌密切相关[3-4]。

目前关于 FC 的发病原因尚未明确阐释,主要考虑与盆底肌协调障碍、结肠运动功能失调、肛门直肠功能障碍、肠道神经系统改变、胃肠道菌群失调、社会心理、饮食习惯及某些药物等因素有关。近年来,"脑-肠轴"学说逐渐成为机制研究的新热点,胃肠调节肽如 5-HT、VIP、去甲肾上腺素、SP、促肾上腺皮质激素释放因子等的差异表达,对胃肠排空和肠道蠕动产生影响。便秘患者常伴有不同程度的焦虑或抑郁状态,因此,在临床上应引起高度重视[5]。

第一节　临床表现和相关检查

一、临床表现

FC 属于功能性肠病的一种,临床上多因运动量较少、不定时排便、反复抑制便意、情绪影响、生活节奏紧张、饮食结构过于精细等而诱发,表现为持续或反复发生的排便时间延长、便质干硬、排便次数减少或排便不尽感,并无明显腹部不适症状。绝大多数慢性便秘患者无严重并发症,最常见的伴随症状为肛周疾患如肛裂、痔疮等;另有部分患者因长期遭受便秘的折磨,常常有失眠、烦躁、焦虑抑郁、易怒及行为等心理障碍,严重影响生活质量[6-7]。腹部听诊肠鸣音活跃、亢进或减弱,但无腹部压痛、反跳痛,下腹部有时可扪及干结粪块。

临床上根据病理生理改变,将 FC 分为四类,即正常传输型便秘、慢传输型便秘、排便障碍型便秘和混合型便秘。各型临床表现无明显特异性,需通过实验室检查进行判定。

FC 是一种身心疾病,造成生活质量受损的同时,部分患者常合并精神心理问题,易产生焦虑、抑郁、强迫等心理障碍,且精神因素会进一步加重躯体症状[8]。

二、相关检查

FC 作为功能性疾病,其诊断多依据临床症状,但系统全面的体格检查是必要的,由于多数患者便秘病程较长,所以一般无明显腹部体征。肛门直肠指检是首诊时最直接方便的检查,可以排除痔疮、肛周、直肠病变,同时也可以排除肛门括约肌的功能异常。

(一)实验室检查

常规的血液检测主要用于鉴别诊断,如血常规、尿常规、肝肾功能、C 反应蛋白、血沉、自身抗体检测及肿瘤标志物的筛查。大便常规及隐血检查,除存在肛周问题,隐血试验大多阴性,无镜检白细胞及脓细胞。

(二)X 线钡灌肠及结肠镜

X 线钡灌肠及结肠镜下均可见肠道黏膜光整,血管纹理清晰,并排除炎症、溃疡、出血、炎症性肠病、息肉、结核、肠道肿瘤等器质性病变。

(三)腹部影像学

通过腹部超声、CT、MRI 及 PET-CT 等排除肝脏、胆囊、胆道、胰腺及腹腔其他脏器病变,以行鉴别诊断。

(四)肛门直肠测压

一项用来评估肛门直肠感觉和动力的功能检查,可以监测直肠推进力是否足够,肛门张力是否增强或者减退,括约肌是否存在矛盾收缩、松弛障碍,直肠敏感性及顺应性是否改变,直肠肛门抑制反射是否存在等情况。

(五)球囊逼出试验

球囊逼出试验作为肛门直肠测压检查的一部分或者作为一个单独的检查手段,将球囊放入直肠,然后注入 50 mL 或者 100 mL 温水,让患者在马桶上用力排出球囊,一般健康人能够在 1 min 内完成,它可以反映肛门直肠对球囊的排出能力,相对于肛门直肠测压及粪造影来说简单易行。

(六)结肠压力监测

将传感器放置到结肠内,在相对生理的条件下连续 24~48 h 监测结肠压力变化。确定有无结肠无力,对治疗有指导意义。

(七)结肠传输实验

被检查者在检查前 3 天内禁止服用任何影响胃肠动力的药物或食物,检查当日服用 20 枚不透 X 线的钡条,并于 24 h、48 h 及 72 h 时行腹部 X 线检查;若 72 h 时,结肠残留钡条>

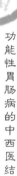

功能性胃肠病的中西医结合治疗

4 枚,则认为被检查者存在结肠传输减慢。结肠传输试验主要用来评估结肠动力功能,鉴别慢传输型便秘及排便障碍。

(八) 排便造影

排便造影利用造影剂及影像检查来评估肛门直肠的解剖结构及功能,可发现盆底肌痉挛综合征、盆底肌松弛、直肠前突、会阴下降、脱垂等异常。目前国内常用的影像学诊断多依赖于 X 线及磁共振。与 X 线造影相比较,动态磁共振排便造影分辨率高,能发现 X 线造影未能发现的组织结构异常或功能异常,具有更明显优势。

第二节　西医诊断和鉴别诊断

一、西医诊断

FC 的西医诊断标准参照国际公认的功能性胃肠病罗马Ⅳ标准[1]。

（1）在排除肠道及全身器质性因素、药物及其他原因导致便秘外,必须符合以下 2 个或 2 个以上的症状。

1）至少 25% 的时间排便感到费力。

2）至少 25% 的时间排便为块状便或硬便[参照布里斯托(Bristol)粪便量表 1-2 型]。

3）至少 25% 的时间排便有不尽感。

4）至少 25% 时间排便有肛门直肠梗阻或阻塞感。

5）至少 25% 的时间排便需要手法辅助(如用手指协助排便、盆底支持)。

6）每周自发性排便少于 3 次。

（2）不用泻药很少出现稀便。

（3）不符合 IBS-C 的诊断标准。诊断前此类症状出现至少 6 个月,近 3 个月符合以上标准。

另外值得注意的是,虽然 FC 患者排除腹部疼痛或腹胀可能存在,但不应为主要症状。部分癌症患者因疼痛服用阿片类药物,此类药物作用于胃肠道阿片受体可导致运输延迟、肠道分泌减少,增加干硬粪便形成,从而引起便秘,但不应归为 FC[9]。

二、鉴别诊断

FC 属于原发性便秘,既要与器质性病变和药物等因素引起的继发性便秘相鉴别,也要与其他类型的功能性疾病相鉴别[10],如功能性排便障碍和 IBS-C。

(一) 功能性排便障碍

排便障碍是指排便不顺畅、大便不能顺利排出的状态,包括便秘、排便不爽、排便不尽

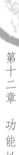

感、下坠感、排便困难、长时间用力排便、排便习惯不规律、排便次数减少等大便不正常表现。除此之外,在反复用力排便时至少有以下两项,即气囊逼出试验或影像学检查有排便功能受损的证据,或肛门直肠测压、影像学或肌电图检查发现盆底肌(如肛门括约肌或耻骨直肠肌)有异常收缩或肛门括约肌松弛少于静息状态的 20%,或肛门直肠测压或影像学评价,蠕动力不足。凡排便时伴有上述症状者均属于排便障碍。由于出口梗阻型便秘患者常伴有上述排便障碍症状,故出口梗阻型便秘与排便障碍密切相关。

(二)IBS-C

与 FC 类似,两者均无明显器质性病变,其主要表现以腹部不适为主,如腹痛、腹胀,伴随排便习惯改变,出现排便困难及排便次数减少,虽相关辅助检查结果多为阴性,均属于功能性肠病的范畴。但 IBS-C 患者的腹部不适会随着排便而缓解,而 FC 患者不伴有明显腹痛或腹部不适症状。

(三)结肠肿瘤

肠道肿瘤患者临床可见贫血、消瘦、大便出血、大便性状改变,或可触及腹部肿块,或直肠指检发现肿物,若肿瘤较大占据肠腔,可出现梗阻情况。行腹部 CT 可见结肠增厚或狭窄及周围淋巴结肿大,结肠镜检查可发现肿物。其他系统肿瘤或与肿瘤相关治疗(手术、化疗、放疗或合并肠道感染),均可能导致便秘。相关病史、实验室检查及影像学检查可明确诊断。

(四)炎症性肠病

炎症性肠病由多种病因引起异常免疫介导的肠道慢性复发性炎症,分为溃疡性结肠炎和克罗恩病。溃疡性结肠炎主要表现为脓血便、肠狭窄、肠穿孔、腹胀、腹泻与便秘交替,可伴有里急后重、排便不尽感,急性期全身反应明显,存在不同程度的消瘦、贫血、低蛋白血症、水电解质紊乱,部分患者存在多器官受损的肠外表现。克罗恩病以腹痛为主,便秘与腹泻交替,常伴有腹部包块、肠梗阻、瘘管形成及肛周病变,严重时可出现穿孔,其全身症状较溃疡性结肠炎明显,尤以发热及营养障碍为主。大便常规可见镜下红细胞、白细胞,且血沉增快。肠镜(兼病理)、小肠 CT、钡餐等可进一步鉴别诊断。

(五)肠结核

肠结核由结核杆菌侵犯肠道引起,好发于回盲部,常伴有其他器官的结核,临床表现为腹痛、腹泻和便秘交替,有部分患者可扪及腹部肿块。结肠镜下可见环形溃疡,肠壁或肠系膜淋巴结干酪样坏死性肉芽肿,病理切片可找到结核杆菌。

(六)内分泌代谢性疾病

甲状腺功能减退的患者最常见黏液性水肿、胃纳不佳、腹胀,严重者甚至出现麻痹性肠梗阻及巨结肠。血清总 T4、FT4、TSH、甲状腺抗体等检测可有助诊断。某些病程较长、血糖控制欠佳的胰岛素依赖糖尿病患者,主要由糖尿病神经病变使迷走神经脱髓鞘引起,出现恶心、呕吐、腹部不适、便秘等消化道症状,结合尿糖和血糖测定可鉴别诊断。

（七）药物相关性便秘

药物相关性便秘,如抗胆碱能类、抗痉挛药、抗帕金森病药、抗抑郁药、5-HT$_4$受体拮抗剂、胆酸结合剂、化疗药物和拟交感神经药等,其机制大多为药物抑制肠道兴奋性神经递质释放,延长结肠传输时间。部分药物可改变粪便性状及成分,造成排便困难。询问患者用药史可鉴别诊断。

第三节　中医诊断和常见证型

一、中医诊断

中医内科学中虽无 FC 病名,但根据临床症状归属便秘范畴进行诊治。2011 年中华中医药学会发布了《功能性便秘中医诊疗指南》,2017 年中华中医药学会脾胃病分会发布了具有临床意义的《便秘中医诊疗专家共识意见》[3],现多以此作为临床工作指南及研究标准。

中医认为,便秘的基本病位在大肠,与脾、胃、肝、肾、肺等脏腑密切相关,多因外感六淫阻滞肠道;饮食失节,肠道积热;情志不畅,气机失调,通降失常,传导失司;或气血亏虚、中阳不足、津伤液亏,导致糟粕内停。大肠通降不利,传导功能失司为贯穿始终的病机。除此之外,还可有湿、瘀所致的湿秘和瘀血秘。随着病情变化,亦可互相转化。病性可概括为寒、热、虚、实四方面,常相互间夹或转化,病情日久,又可见寒热虚实夹杂之象。

二、常见证型

现代中医对便秘的辨证分型,主要是根据脏腑辨证与八纲辨证相结合的方式进行,相关涉及的分型方法包括国家标准、行业学会标准、教材辨证分型标准等。现主要采用病因病机结合的分型方法,根据 2017 年《功能性便秘中西医结合诊疗共识意见》,分为热积秘、寒积秘、气滞秘、气虚秘、血虚秘、阴虚秘、阳虚秘,具体如下*。

1. 热积秘
主症:大便干结,气味臭秽和(或口干口臭)和(或)小便短赤。
次症:腹胀,面红心烦,或有自觉身热。
舌脉:舌质红,苔黄,脉滑数。

2. 寒积秘
主症:大便艰涩,或腹满拒按。
次症:手足不温或畏寒怕冷。
舌脉:舌质淡,苔薄白,脉弦紧。

---

* 证型确定:主症必备,加次症 1~2 项即可诊断,参考舌脉和理化检查。

3. 气滞秘

主症:大便干结或不甚干结,排便不爽,腹胀。

次症:肠鸣矢气或情绪不畅时加重,胸胁痞满,嗳气频作。

舌脉:舌质红,苔薄,脉弦。

4. 气虚秘

主症:大便不硬,虽有便意,但排便费力,用力怒挣则汗出短气。

次症:便后乏力,神疲懒言。

舌脉:舌质淡,苔白,脉弱。

5. 血虚秘

主症:大便干结,面色少华,头晕目眩。

次症:心悸气短,口唇色淡。

舌脉:舌质淡,脉细弱。

6. 阴虚秘

主症:大便干结如羊屎状,潮热盗汗和(或)手足心热和(或)两颧红赤。

次症:口干少津,形体消瘦,头晕耳鸣,心烦少眠,腰膝酸软。

舌脉:舌质红,有裂纹,少苔,脉细数。

7. 阳虚秘

主症:大便干或不干,排出困难,面色㿠白,小便清长。

次症:腰膝酸冷,畏寒怕冷。

舌脉:舌质淡,苔白,脉沉迟。

第四节 西医治疗

FC 的治疗目标是改善患者便秘症状,缓解焦虑抑郁状态,提高生活质量。目前个体化的综合治疗是本病的治疗原则[11]。

一、调整生活方式和饮食习惯

具体内容主要充分认识便秘的原因,去除诱因,调整饮食结构,从小剂量开始缓慢增加膳食纤维的摄入,每天至少 20~30 g,同时推荐成人每天 1.5~2 L 的液体摄入。养成良好的排便习惯;适量运动有利于肠道气体排出,促进肠道蠕动;保持心情舒畅,缓解精神负担。

二、药物治疗

(一)泻剂

容积性泻剂和渗透性泻剂主要用于轻、中度便秘患者。

1. 容积性泻药

通过滞留大便中的水分,增加大便含水量和大便体积起到通便作用。常用药物包括欧车前、聚卡波非钙和麦麸等。欧车前可以增加改善患者排便频率,但在改善粪便性状和肠道传输时间方面存在争议。聚卡波非钙为肠道吸水剂,对水具有显著的结合能力,在肠道形成亲水性凝胶,参与大便形成,能保留肠道内的游离水分,使大便蓬松柔软易于排出。该药在消化道不被吸收,长期使用安全,有助于患者建立良好的排便习惯。

此类药物潜在的不良反应如腹胀、结肠梗阻,以及钙和铁吸收不良。因此,建议便秘患者在服用容积性泻剂的同时应摄入足够水分。

2. 渗透性泻药

可在肠内形成高渗状态,吸收水分,增加粪便体积,刺激肠道蠕动。目前临床常用的是乳果糖口服溶液和聚乙二醇散剂。该类药物中的成分均难以被肠道吸收,通过高渗使粪便水分增加、变软,从而缓解便秘。

3. 刺激性泻药

这类药物可以短期、间断使用,作为上述药物的补救治疗。其作用机制为通过直接刺激肠黏膜及肠壁神经,进而增加肠分泌、促进肠动力。但刺激性泻药若长期使用不仅不会缓解便秘,还易出现药物依赖、吸收不良和电解质紊乱,反而会损伤肠神经,导致肠道运动无力,形成泻剂性便秘,日久还会引起结肠黑变病。目前临床常用的有比沙可啶、酚酞、蒽醌类药物和蓖麻油等。

(二)高选择性5-HT₄受体激动剂

目前临床常用的主要是5-HT受体激动剂,其主要机制是5-HT₄受体激动剂与肠肌间神经丛5-HT₄受体结合,能够促进乙酰胆碱的释放,刺激结肠产生高幅度推进性收缩波,使不伴有肛门直肠功能障碍的便秘患者胃排空、小肠传输和结肠传输加快,进而达到促进胃肠动力的目的,包括普芦卡必利和维司曲格。

(三)促分泌药

胃肠道内有各种氯通道,发挥流体运输、平滑肌细胞去极化、突触后传递、维持pH和细胞内体积等重要作用。其中最重要的氯通道是囊性纤维化跨膜调节传导蛋白,结肠促分泌素类药即肠道氯通道激活剂,可通过离子通道向肠腔分泌离子,从而促进液体分泌。该类药物包括鲁比前列酮、利那洛肽。研究表明,鲁比前列酮作为脂原性前列腺素成分,主要通过激活肠腔内2型氯通道,以发挥其促肠道分泌水及电解质,改善便秘。利那洛肽作为促尿钠排泄的鸟苷酸环化酶C(GC-C)受体激动药。治疗便秘的作用机制是通过调节胃肠道中的酸碱离子,诱导液体转运进入胃肠道,增加胃肠道的蠕动,亦是通过促进肠道水分分泌和肠道传输而实现[12]。

(四)润滑剂

临床上,润滑剂常用开塞露,由甘油和纯化水成分组成。其中甘油具有高浓度、高渗的作用,安全性高,临时应用可以润滑肠道,软化大便,反射性引起排便反应。但长期使用易使直肠对药物的刺激敏感降低,效果变差。

(五) 微生态制剂

微生态制剂如益生菌、益生元或合生元,可改善肠道微生态环境、促进结肠传输的作用。临床上多采用含有双歧杆菌、乳杆菌等微生态制剂。

(六) 非药物治疗

1. 心理治疗

越来越多的研究证实 FC 与心理因素有关。对于有抑郁、焦虑情绪的 FC 患者,先进行相应社会心理评估,再进行心理疏导,必要时可予抗焦虑、抑郁治疗。临床研究表明,治疗 FC 伴有抑郁的患者,临床上以黛力新(氟哌噻吨美利曲辛)应用最广[13]。

2. 生物反馈治疗

生物反馈疗法是将患者的生理功能通过电子仪器转换成声音、影像等反馈信号,再根据反馈信号,反复刺激训练患者正确地控制肛门括约肌的舒缩活动,使患者建立正常的排便反射,纠正异常的排便反射,达到治疗效果。此法对便秘的治疗有独到之处,具有无创、无副作用、可反复治疗等优点[14-15]。

3. 粪菌移植

粪菌移植是目前微生态治疗的一个重要研究方向,是指将大便通过口服胶囊、鼻肠管、鼻胃管、灌肠等方式将健康人群大便中的功能菌群移植至患者肠道内,重建肠道微环境,由此治愈因肠道微生态失调所致的疾病。粪菌移植是微生态治疗中效果最为明显的治疗方法,随着移植技术的进一步优化和不断完善,以及肠道病原体检测技术的进步,在 FC 的治疗中拥有更为广阔的应用前景。

4. 手术治疗

FC 患者一般很少需要外科治疗,但对于重度 FC 患者,经过长期、严格的内科治疗后效果不明显者,则可以考虑外科手术治疗。此外,确有某些部位解剖或功能异常的便秘患者也可以考虑手术治疗。目前理想的术式常见的有结肠全切术、回直肠吻合术、结肠次全切除、升直肠吻合术、结肠旷置术等。

第五节　中医治疗

一、治疗目标和原则

FC 治疗目的为减轻或缓解临床症状,减少病情复发,提高生活质量。调节情志及生活习惯则是常用的基础治疗。中医治疗上以通下为主,仍需兼顾各脏腑间的相互影响。治疗中还应分虚实,原则实证以祛邪为主,据热积秘、冷积秘、气滞秘的不同,施以泻热、温散、理气之法,辅以导滞之品,标本兼治,邪去便通;虚证以养正为先,依阴阳气血亏虚的不同,用滋阴养血、益气温阳,酌用甘温润肠之药,标本兼顾。

二、中医内治法

（一）辨证论治

1. 热积秘

治法:清热润肠。

主方:麻子仁丸加减。

药物:生大黄、火麻仁、枳实、厚朴、杏仁、郁李仁、瓜蒌仁。

加减:津液已伤,可加生地黄、玄参、麦冬;郁怒伤肝,易怒目赤者,加用服更衣丸以清肝通便;若兼痔疮便血者,加槐花、地榆、白及。

2. 寒积秘

治法:温通散积。

主方:温脾汤加减。

药物:附子、大黄、芒硝、当归、干姜、党参、甘草等。

加减:寒凝气滞,腹痛较甚,加小茴香、肉桂、延胡索,散寒止痛。

3. 气滞秘

治法:顺气导滞。

主方:六磨汤合四逆散加减。

药物:柴胡、炒白芍、炒枳壳、木香、乌药、瓜蒌仁、槟榔等。

加减:便秘腹痛,舌红苔黄,加黄芩、栀子;腹部胀痛甚,加厚朴、柴胡、莱菔子;食滞胃肠可加焦神曲、厚朴消食导滞;忧郁寡言者,加合欢皮、郁金;素体肝旺,气郁化火,加焦栀子、芦荟;若跌扑损伤,腹部术后,便秘不通,加桃仁、红花、赤芍。

4. 气虚秘

治法:益气润肠。

主方:黄芪汤加减。

药物:黄芪、火麻仁、陈皮、当归。

加减:气虚明显者,加党参、白术;气虚下陷,肛门坠胀,可加用升麻、柴胡、白术;咳喘便秘者,加紫苏子、瓜蒌仁、杏仁;若日久肾气不足,可用大补元煎。

5. 血虚秘

治法:滋阴养血,润燥通便。

主方:润肠丸加减。

药物:当归、生地黄、火麻仁、桃仁、枳壳。

加减:若兼有气虚,可加党参、白术、黄芪益气生血;若血虚已复,大便仍干燥,可用五仁丸润肠。

6. 阳虚秘

治法:温阳通便。

主方:济川煎加减。

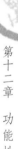

药物:肉苁蓉、牛膝、当归、升麻、枳壳、火麻仁。

加减:若老年患者虚冷便秘,可用半硫丸;若脾阳不足,中焦虚寒,可用理中汤加当归、芍药;若肾阳不足,可用金匮肾气丸或右归丸[16]。

7. 阴虚秘

治法:润肠通便。

主方:增液汤加减。

药物:玄参、麦冬、当归、石斛、北沙参。

加减:胃阴不足,口干口渴者,可用益胃汤;肾阴不足,腰膝酸软者,可用六味地黄丸;阴亏燥结,热盛伤津者,可用增液承气汤。

(二)中成药治疗

1. 麻仁润肠丸

该方由火麻仁、杏仁、大黄、木香、陈皮、白芍组成。用于胃肠积热,胸腹胀满。口服,每次1~2丸,每日2次。

2. 黄连上清丸

该方由黄连、栀子、连翘、蔓荆子、防风、菊花、薄荷等组成。用于上焦内热,症见头晕脑涨,牙龈肿痛,口舌生疮,咽喉肿痛,大便干燥,小便黄赤。水丸,口服,每次3~6 g,每日2次。

3. 枳实导滞丸

该方由枳实、大黄、黄连、黄芩、神曲、白术、茯苓组成。用于饮食积滞,湿热内阻所致。口服,每次6~9 g,每日2次。

4. 木香槟榔丸

该方由木香、槟榔、青皮、陈皮、枳壳、黄连、黄柏、大黄、香附、牵牛子等组成。用于积滞内停,湿蕴生热证。口服,每次3~6 g,每日3次。

5. 苁蓉通便口服液

该方以肉苁蓉、何首乌、枳实、蜂蜜为主要成分。用于老年便秘,产后便秘。口服,每次10~20 mL,每日1次。

6. 首荟通便胶囊

该方由何首乌、芦荟、决明子、枸杞子、阿胶、人参、白术、枳实组成。用于气阴两虚,以养阴益气、泄浊通便。口服,每次2粒,每日3次。

7. 通乐颗粒

该方由何首乌、地黄、当归、麦冬、玄参、枳壳组成。用于阴虚便秘。口服,每次2袋,每日2次。

三、针灸治疗

(一)针刺

针刺可明显促进肠道蠕动、调节人体交感和副交感神经的平衡。多选用大肠俞、天枢、支沟等穴。实秘用泻法,虚秘用补法。肠道实热可加针刺合谷、曲池;肠道气滞可加刺中脘、

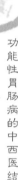

功能性胃肠病的中西医结合治疗

行间;脾气虚弱加针刺脾俞、胃俞。

（二）耳针疗法

常用胃、大肠、小肠、直肠、交感、皮质下、三焦等穴位,一次取三四个穴位,中等刺激,每日 1 次,两耳交替进行,每天按压 10 次,每次 3 min。

（三）灸法

艾叶性温纯阳,艾灸可通过燃烧时产生的刺激作用于体表穴位,以达散寒通络之功。针对阳虚便秘患者,临床多选用腹部的任脉俞穴,以神阙、气海、关元、天枢最为常见。艾条距皮肤 5 cm 为宜,以局部皮肤潮红为度,每次 30 min,每日 1 次,连续 10 日。

四、中医外治法

（一）外敷法

外敷法即将药物研磨,用一定的溶媒调成膏状或糊状,敷贴固定于选取的穴位或脐部。多取神阙、中脘、关元、天枢、足三里、三阴交等。每 2 日贴敷 1 次,每次 4~6 h,5~10 次为 1 个疗程。

热结便秘的患者可用芒硝 9 g、皂角 1.5 g,各研细末,混合调匀。用纱布包裹敷神阙穴,外用胶布固定,并不时给药末滴水少许,使之湿润,具有清热通便作用,主治热结便秘;用醋炒葱白至极热,用布包熨肚脐部,凉后再炒再熨,具有温散寒结,温运通便作用,主治阴寒积滞及阳虚便秘。

（二）穴位埋线

穴位埋线由针刺发展而来,主要将胶原蛋白线或羊绒线埋入相应穴位中,通过持续性刺激增加疗效,可弥补传统针刺治疗持续时间短、疗效不持久及病情易复发的缺点。选穴同针刺类似,以脾、胃、大肠经的背俞穴,大肠的募穴及下合穴多见。

（三）中药灌肠

选用番泻叶 30 g 或大黄 10 g 加沸水 150~200 mL,浸泡 10 min 后,加玄明粉搅拌至完全溶解,去渣,药液温度控制在 40℃,灌肠。灌肠前嘱咐患者排空小便,患者取左侧卧位暴露臀部,将肛管插入 10~15 cm 后徐徐注入药液,保留 20 min 后,排出大便,如无效,间隔 3~4 h 重复灌肠。该法适用于腹痛、腹胀,有硬便嵌塞肠道,数日不下等便秘急症患者。

第六节　中西医结合治疗

近年来中西医结合治疗 FC 的研究不断增加,中、西医治疗便秘各有优势和不足。西药起效虽快但容易产生依赖性,长期使用可能对身体其他系统产生不利影响;中医治疗则注重综合整体调理,复发率低,但起效时间较长;在中医治疗基础上,配合西医协同共用,在改善临床症状、减少副作用、提高远期疗效等方面有着鲜明优势,中西医融合优势互补,在临床上取得了良好的疗效。

(1)大便干结难解,排出呈粟粒状,可在中药濡润肠道基础上加用容积性泻药或润滑性药物增加大便含水量及大便体积,使大便容易排出,此适用于轻度便秘型患者,如欧车前、甲基纤维素、开塞露等。

(2)对老年型便秘患者,合并慢性心功能及肺功能不全,在中药益气滋阴润肠基础上加用渗透性泻药,如乳果糖、聚乙二醇,促进肠道蠕动[17]。

(3)腹胀、形体壮实患者,可在中药通腑泄热、软坚散结治疗基础上配合促动力药物,如莫沙必利、伊托必利等,改善胃肠动力,诱导和维持临床症状的缓解。

(4)明显进食相关的腹胀、纳差等消化功能低下症状,在中医消食助运基础上可配合应用微生物制剂。

(5)合并焦虑、抑郁状态,中医当予以疏肝解郁、养心安神治疗,并可参照《消化心身疾病中西医结合整体诊治专家指导意见(2017年)》联合抗焦虑、抑郁治疗。轻、中度抑郁、焦虑症状,可选用黛力新(氟哌噻吨美利曲辛片);严重者现多用SSRI,如氟西汀、帕罗西汀、西酞普兰、舍曲林及氟伏沙明等,必要时精神心理科专科诊治[18-19]。

第七节　名医经验

一、徐景藩

【学术观点】

病机主要是脏腑气机升降失调,分为肺气闭郁、肝气郁滞、脾胃气滞、肾失气化4个证型[20]。

【临证经验】

1. 宣肺利气、顺肠通便

紫菀、杏仁、炒枳壳、生地黄、麦冬、玄参、桃仁、火麻仁、郁李仁、炒莱菔子、桔梗、炙甘草。

2. 疏肝解郁、理气通便

紫苏梗、香附、炒白芍、炒枳壳、炙甘草、鸡内金、郁金、决明子、莱菔子、炒谷芽、炒麦芽、佛手柑。

3. 健脾和胃、燮理升降

太子参、茯苓、生白术、法半夏、麦冬、炒枳壳、肉苁蓉、炒莱菔子、乌药、百合。

4. 温肾益精,润肠通便

主要以济川煎加减(当归、怀牛膝、肉苁蓉、炒枳壳、升麻、泽泻、北沙参、乌药、百合)。偏气虚者常加太子参、黄芪等，偏阴虚者加麦冬、枸杞子、何首乌等。

二、李乾构教授

【学术观点】

李乾构认为便秘当以脾虚为本，由于本病多见于老年人或由久病发展而来，常导致阳虚、气郁、湿浊相兼，治疗当以益气健脾、温补脾肾、理气解郁、祛湿导滞为主要治疗方法[21]。

【临证经验】

1. 温补脾肾法

可选用济川煎、大黄附子细辛汤、温脾汤等方剂温阳通便。临证时可佐附子、干姜、肉桂、淫羊藿等药物以温脾肾之阳。

2. 疏肝理气

可选用四逆散、柴胡疏肝散、逍遥散之类作为基础方进行辨证论治。

3. 益气健脾法

常用四君子汤为基本方，标本同治、扶正祛邪。若气虚为甚，可用人参、黄芪增强益气之功；若年老体弱，气阴不足者，常选用太子参气阴双补；若大便干燥者，常以玄参易党参以益胃生津、润肠通便。

4. 祛湿导滞法

若湿从热化者，治疗需清热祛湿兼顾，临证时可选用黄连、茵陈、龙胆草、酒大黄、滑石等使湿热从二便而消；若湿从寒化者，重在温化寒湿，临证时可选用茯苓、薏苡仁、藿香、厚朴、豆蔻等，甚者可选用附子、干姜之品。

三、唐旭东教授

【学术观点】

唐旭东认为证型分布特点以虚证多见，依次为阴虚、气虚、阳虚、血虚；其次为气秘证，治疗常侧重滋阴润肠、健脾益气、温润通便、养血行气[22]。

【临证经验】

1. 疏肝理气和胃法

药用柴胡、枳实、白芍、白术、木香、厚朴、大腹皮、当归、生姜、大枣、甘草。

2. 益气健脾法

老年患者或素体虚弱者多见，常用黄芪、党参、柴胡、升麻、白术、厚朴、枳实等，可配当归、白芍补血养血。

3. 滋阴养血润肠法

常用药物有当归、生地黄、麻仁、桃仁、厚朴、知母、何首乌、桑葚、肉苁蓉、柏子仁、瓜蒌仁、瓜蒌皮、北沙参、麦冬等。

4. 健脾燥湿法

常用药物有党参、半夏、陈皮、苍术、厚朴、茯苓、枳实，对湿盛者多用芳香化湿，如豆蔻、佩兰、藿香。

5. 泻热导滞法

适用于肠胃积热证,药物有火麻仁、大黄、杏仁、白芍、枳实、厚朴、芒硝。如心烦易怒者可加山栀子;便干、便后有出血的可加地榆、槐花。

四、刘绍能教授

【学术观点】

刘绍能认为以气虚为主,在疾病过程中气滞、血虚、津亏等可与其同时存在,且各病因之间互为影响,形成恶性循环,但气虚推动无力,肠道干涩,腑气不通是导致便秘持续、难以治愈的关键病机[23]。

【临证经验】

刘绍能自拟益气润肠方:生黄芪 30 g、生白术 30 g、当归 10 g、桃仁 9 g、杏仁 10 g、枳实 10 g、虎杖 15 g、大腹皮 15 g、鸡内金 20 g,全方补泻兼施,补、润、通相结合,气血同调。又无过用泻药之弊,可获整体调节,恢复胃肠健运之功。

———————————————————————— 参 考 文 献 ————————————————————————

［1］Drossman DA. 罗马Ⅳ:功能性胃肠病肠-脑互动异常:原书第 4 版(第 2 卷)[M].方秀才,侯晓华,主译.北京:科学出版社,2016.

［2］中国中西医结合学会消化系统疾病专业委员会.功能性便秘中西医结合诊疗共识意见(2017 年)[J].中医杂志,2018,26(1):18-26.

［3］中华中医药学会脾胃病分会.慢性便秘中医诊疗共识[J].北京中医药,2011,30(1):3-7.

［4］中华中医药学会.功能性便秘诊疗指南[J].中国中医药现代远程教育,2011,9(11):127-128.

［5］Chu H, Zhong L, Li H, et al. Epidemiology Characteristics of Constipation for General Population, Pediatric Population, and Elderly Population in China[J]. Gastroenterol Res Pract, 2014, 2014:532734.

［6］Belsey J, Greenfield S, Candy D, et al. Systematic Review:Impact of Constipation on Quality of Life in Adults and Children[J]. Aliment Pharmacol Ther, 2010, 31(9): 938-949.

［7］柯美云,方秀才,侯晓华.功能性胃肠病:肠-脑互动异常[M].北京:科学出版社,2016:642-653.

［8］廖奕,刘诗.慢性功能性便秘病理生理机制研究[J].临床消化病杂志,2013,25(4):225-229.

［9］王振华,丁良,梁婧,等.Cajal 间质细胞在慢性传输型便秘中的临床研究进展[J].湖南中医杂志,2015,31(1):164-166.

［10］Aziz I, Whitehead WE, Palsson OS, et al. An Approach to the Diagnosis and Management of Rome IV Functional Disorder of Chronic Constipation[J]. Expert Rev Gastroenterol Hepatol, 2020, 14(1):39-46.

［11］葛均波.内科学[M].北京:人民卫生出版社,2013:406-407.

［12］朱佳慧,钱阳阳,廖专.肠道 Cajal 间质细胞与慢性便秘发生和治疗的关系[J].中国病理生理杂志,2021,37(8):1531-1536.

［13］姜亚,汤玉蓉,谢忱,等.睡眠障碍和相关焦虑、抑郁对 126 例慢性便秘患者的影响[J].2016,36(5):331-336.

［14］吴晓丹,钟就娣,温咏珊,等.生物反馈训练对功能性便秘患者干预效果的 Meta 分析[J].中国全科医学,2019,22(5):606-611.

［15］孙明明,颜帅,陈映辉.枳实生白术配伍联合生物反馈治疗混合型功能性便秘临床观察[J].广州中医药大学学报,2019,36(1):20-26.

［16］李晔,王宝,于普林,等.老年人功能性便秘中西医结合诊疗专家共识[J].中华老年医学杂志,2019,38(12):1322-1328.

［17］高洁,郭苗苗,蒋芹,等.乳果糖口服液联合中医推拿治疗小儿功能性便秘的临床研究[J].哈尔滨医科大学学报,

2018,52(5):496-501.

[18] 崔文文,管忠安.中医诊治慢性便秘现状与进展[J].现代中西医结合杂志,2021,30(36):4094-4098.

[19] 中华中医药学会脾胃病分会.便秘中医诊疗专家共识意见(2017)[J].中医杂志,2017,58(15):1345-1350.

[20] 孙丽珍,罗文舟,岳胜利,等.国医大师徐景藩从"气"论治便秘经验[J].江苏中医药,2016,48(9):18-20.

[21] 丁军威,陶琳.李乾构教授从阳虚、气郁、湿浊论治排便障碍型便秘经验浅析[J].环球中医药,2020,9(13):1558-1660.

[22] 张汾燕.功能性便秘中医证治规律研究及唐旭东教授治疗功能性便秘经验总结[D].北京:中国中医科学院,2017.

[23] 刘绍能.便秘的脏腑论治探析[J].北京中医药,2011,30(8):598-599.

第十三章　功能性腹泻

功能性腹泻(FDr)是以持续或反复地出现排稀便,而无明显腹痛或其他腹部不适症状的一组综合征。患者便质多呈糊状或水样便,即为 Bristol 大便分型中的 6 型或 7 型,且排除了感染、胃肠道器质性病变或其他全身系统性疾病。该病在全球范围内多发,并存在逐年上升的趋势。目前尚无权威性的流行病学调查,大多数也未将功能性腹泻与 IBS-D 加以区分,因此,功能性腹泻的确切发病率仍不可知。

功能性腹泻发病基础较为复杂,可能由生物、心理和社会等多种因素导致[1]。现代医学对功能性腹泻的发病机制尚未完全阐明,主要研究和假说围绕胃肠动力和内脏感觉功能异常、肠道离子转运异常、肠黏膜机械屏障损害、肠道菌群失调、胃肠激素与脑-肠轴、社会心理因素、遗传因素、饮食因素等[2]。此外,自主神经功能紊乱、自身免疫、胃肠感染等因素也可能参与其中。功能性腹泻对患者的生活质量和精神心理方面造成一定的影响,严重可影响日常生活工作,带来不同程度的经济负担。

第一节　临床表现和相关检查

一、临床表现

功能性腹泻相对于其他功能性肠病而言较难识别,其诊断主要依赖病史及临床表现。患者常有肠道感染、饮食不洁、情绪、应急生活事件等诱因,临床表现为持续或反复发生的、不伴有腹痛或其他腹部不适症状的稀便或水样便,大便次数通常不超过每日 5 次,多数患者可耐受,极少出现严重并发症,影响生活及工作。功能性腹泻病情容易反复,病程较长,重则迁延数十年,但少数患者会因腹泻而出现脱水、电解质紊乱及酸碱失衡、营养不良等全身症状。腹部查体可见肠鸣音活跃或亢进,但无腹部压痛、反跳痛、叩击痛等,也无明显腹部包块或其他阳性体征。

功能性腹泻目前尚无严格分类标准,临床以参考腹泻的分类方式为主。

二、相关检查

(一) 实验室检查

患者血常规、尿常规、肝肾功能、血糖、C 反应蛋白、血沉、甲状腺功能等实验室检查结果正常,以及肿瘤标志物鉴别胃肠道肿瘤。

（二）大便检查

患者需进行至少 3 次大便常规及大便培养检查。大便常规可见便质多呈糊状或水样,符合 Bristol 粪便分型中的 6 型或 7 型,无镜检红细胞、白细胞,隐血试验阴性。大便培养下无致病菌生长。

（三）X 线钡灌肠及结肠镜

X 线钡灌肠及结肠镜下均可见肠道黏膜光整,血管纹理清晰,并排除炎症、溃疡、出血、炎症性肠病、息肉、结核、肠道肿瘤等器质性病变。在怀疑或需排除小肠病变的情况下患者可选择进行小肠镜检查。

（四）腹部影像学

通过腹部超声、CT、MRI 及 PET-CT 等排除肝脏、胆囊、胆道、胰腺及腹腔其他脏器病变。

第二节　西医诊断和鉴别诊断

一、西医诊断

功能性腹泻的西医诊断目前以国际上公认的功能性胃肠病罗马标准作为金标准。2016 年更新发布的罗马Ⅳ标准中对于功能性腹泻的诊断描述:25%以上排便为松散便或水样便,且不伴有明显的腹痛或腹胀不适,诊断前症状出现至少 6 个月,近 3 个月符合以上标准。应排除符合 IBS-D 诊断标准的患者。

功能性腹泻的诊断必须进行相关实验室检查及特殊检查,并排除了相关感染性腹泻、胃肠道器质性病变、内分泌疾病或其他脏器病变。需注意的是,排便次数多、排便有急迫感,但每次均排出成形大便,此为"假性腹泻",临床中并不属于腹泻。

二、鉴别诊断

功能性腹泻既要与器质性病变引起的慢性腹泻相鉴别,又要与其他类型的功能性疾病相鉴别,特别是 IBS-D。

（一）炎症性肠病

炎症性肠病是一类由多种病因引起的异常免疫介导的肠道慢性复发性炎症,其临床症状显著。其中溃疡性结肠炎主要表现为反复发作的腹泻、解黏液脓血便、腹痛,可伴有里急后重、排便不尽感,急性期全身反应明显,存在不同程度的消瘦、贫血、低蛋白血症、水电解质

紊乱,部分患者存在多器官受损的肠外表现。克罗恩病以腹痛为主,常伴有腹部包块、肠梗阻、瘘管形成及肛周病变,严重时可出现穿孔,其全身症状较溃疡性结肠炎明显,尤以发热及营养障碍为主。大便常规可见镜下红细胞、白细胞,且血沉增快。肠镜(兼病理)、小肠 CT、X 线钡灌肠等可进一步鉴别诊断。

(二)肿瘤

肠道肿瘤患者临床可见贫血、消瘦,大便为黏液血便,或可触及腹部肿块。行 X 线钡灌肠或结肠镜检查可发现肿物。其他系统肿瘤或与肿瘤相关治疗(手术、化疗、放疗或合并肠道感染),均可能出现腹泻。结合相关病史、实验室检查及影像学检查可诊断。

(三)IBS-D

与功能性腹泻类似,两者均无明显器质性病变,表现为大便性状改变,持续或反复解糊状或水样便,相关辅助检查结果多为阴性,均属于功能性肠病的范畴。但 IBS-D 患者临床多见腹痛或其他腹部不适,而功能性腹泻患者不伴有明显腹痛或腹部不适症状。

(四)感染性腹泻

慢性细菌性痢疾、阿米巴肠病、病毒感染、肠结核、伤寒或副伤寒、尿毒症、脓毒血症等均可导致感染性腹泻。肠结核患者多有消耗性热、盗汗、营养障碍等,结核菌素试验、抗结核抗体测定及混合淋巴细胞培养+干扰素测定(T-Spot)阳性可提示肠结核。阿米巴肠病患者大便可检出阿米巴病原体。慢性菌痢患者一般有不洁饮食史,粪便培养志贺菌属阳性。此外,艾滋病相关性腹泻、旅游者腹泻、医院感染性腹泻也属于感染性腹泻。

(五)肝炎、肝硬化、肝癌引起的腹泻

该腹泻多表现为脂肪泻,部分晚期患者可出现腹水、急性消化道出血等,可行肝功能检查、肝炎病毒特异性标志物检查、腹部超声、上腹部 CT 等检查。

(六)慢性胰腺炎、胰腺癌引起的腹泻

患者由于胰腺分泌功能受到影响,表现为消化不良性腹泻甚至脂肪泻,可进一步行血淀粉酶、血脂肪酶、腹部超声、上腹部 CT 等检查明确诊断。

(七)胆囊切除术后

患者有明确胆囊切除病史,腹泻多为脂肪泻,与功能性腹泻不难鉴别。

(八)内分泌疾病

糖尿病腹泻的发生可能与胃肠道自主神经病变有关,患者间歇性腹泻,以夜间及清晨多见,且糖尿病病史较长,口服降糖药症状可缓解。此外,甲状腺功能亢进、甲状腺功能减退、肾上腺皮质功能减退、血管活性肠肽瘤、甲状腺髓样癌等均可能因调节功能紊乱出现慢性腹泻。

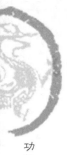

（九）药物性腹泻

患者有明确用药史,多为抗生素,大便可为水样或带有黏液、血性水样便或见假膜,常伴有腹痛、腹胀、恶心、呕吐,严重者可有寒战、高热、休克、昏迷甚至导致死亡。

第三节　中医诊断和常见证型

一、中医诊断

中医学中并无"功能性腹泻"的病名。临床工作中多根据其症状表现参考泄泻或以腹泻为主的疾病进行诊治。2017 年中华中医药学会脾胃病分会发布的《泄泻中医诊疗专家共识意见》[3]中明确指出,功能性腹泻可以参照"泄泻"进行辨证论治。现多以此作为临床工作指南及研究标准。但功能性腹泻临床表现单一,无明显腹痛,属于慢性腹泻的一种,不可完全按照上述专家共识意见论治。因此,在 2020 年中华中医药学会脾胃病分会发布了《消化系统常见病功能性腹泻中医诊疗指南(基层医生版)》[4],指导基层医生规范诊疗疾病、合理使用中医药。

功能性腹泻属于泄泻中久泻的范畴。该病多由先天禀赋不足,或由急性泄泻失治、误治,迁延日久而成,常因感受六淫外邪、饮食内伤、情志失调等诱发。其病位在肠,主脏在脾,与肝、肾密切相关,脾胃虚弱为病机之根本。脾虚湿盛,脏腑功能失调,导致脾胃收纳及水谷精微运化功能受损,故而出现水谷停滞、清浊不分、传导失司,发为泄泻。

二、常见证型

根据 2020 年《消化系统常见病功能性腹泻中医诊疗指南(基层医生版)》,对该病进行辨证。

（一）肝郁脾虚证

主症:大便清稀,排便次数增加,每因情绪紧张或抑郁恼怒而作。
次症:胸胁胀满,嗳气,纳呆。
舌脉:舌边红,苔薄黄,脉弦细。

（二）脾胃虚弱证

主症:大便时溏时泻,迁延反复,完谷不化,稍进食油腻或劳累时大便次数明显增加。
次症:面色萎黄不华,神疲乏力。
舌脉:舌淡胖,边有齿痕,苔薄白,脉细弱。

（三）湿热内蕴证

主症：腹泻肠鸣，泻下不多，里急后重，或泻而不爽。

次症：口干口苦，不欲饮水，或纳呆，肢体沉重，头晕头重如裹。

舌脉：舌质红，苔黄腻，脉滑数。

（四）寒热错杂证

主症：大便日行大于 3 次，便质稀溏，泻下不爽，偶见便秘。

次症：脘腹痞满，口干口苦，不欲多饮，小便黄。

舌脉：舌淡红或边尖红，苔黄腻，脉弦或沉。

（五）脾肾阳虚证

主症：五更泻，腰膝酸软冷痛。

次症：脘腹喜温喜按，肠鸣即泻，形寒肢冷。

舌脉：舌胖大，边有齿痕，苔薄白，脉沉细。

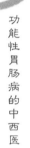

第四节　西医治疗

功能性腹泻的总体治疗原则为消除患者顾虑，改善症状，提高生活质量。因其具体发病机制尚未明确，目前治疗方案仍以控制临床症状及对症支持为主。一般治疗首先应建立合理饮食习惯，避免暴饮暴食，减少生冷油腻及辛辣刺激性食物。缓解精神负担对肠道传输作用有正向调节作用。对于长期腹泻导致的水电解质紊乱及酸碱失衡等，应积极合理补液。合理用药，避免滥用抗生素。针对性用药多采用微生态制剂、收敛止泻药物、解除肠痉挛药物、微量元素与维生素、镇静剂或抗焦虑药物、肠动力调节剂等。另外，需要注意治疗措施的个体化及治疗方法的综合应用。

一、微生态制剂

微生态制剂在治疗功能性腹泻中有着确切的临床疗效，但对于种类选择、疗程、剂量把握及是否联用等方面仍需进一步的研究验证。

二、收敛止泻药物

目前临床上应用最多的收敛止泻药为蒙脱石散。它可覆盖于胃肠道表面，提高胃肠道的防御功能，抑制细菌、病毒及其产生的毒素，促进黏膜上皮的再生与修复。同时蒙脱石散还能够吸附胃肠道内气体，降低黏膜敏感性，调节肠道菌群平衡，止泻效果快速。由于蒙脱石散不被胃肠道吸收，并不进入血液循环，临床应用中不良反应较少，患者接受度高。与微生态制剂相比，蒙脱石散可显著改善功能性腹泻患者的排便次数及大便性状，但益生菌等在改善肠道微环境、双向调节胃肠动力方面更优于蒙脱石散。故两者多联合应用。此外，还有氢氧化铝凝胶、药用炭、鞣酸蛋白等药物。

三、解除肠痉挛药物

解痉药主要用于肠道高敏感导致的胃肠痉挛。常用药物有阿片及其衍生物如阿托品、洛哌丁胺、地芬诺酯等，可减少胃肠道内乙酰胆碱分泌，抑制平滑肌收缩，减缓肠道蠕动，增强水液吸收功能，从而发挥止泻作用。但该类药物存在强依赖性及不良反应，不可长期大量应用，且停药后容易复发。钙通道阻滞剂如奥替溴铵、匹维溴铵，可抑制 Ca^{2+} 流入肠道平滑肌细胞，减低肠高敏状态。雷贝拉唑为苯丙咪唑类化合物，可通过调节 H^+-K^+-ATP 酶，持续性抑制消化液及胃肠水钠分泌，减少稀便次数。曲美布汀既可以松弛胃肠道平滑肌，缓解肠道痉挛；又可作用于肾上腺素受体，抑制去甲肾上腺素的释放，增加胃肠运动节律。其双向调节作用对于 IBS 治疗效果更为显著。

四、微量元素与维生素

功能性腹泻反复发作会引起患者水电解质紊乱及酸碱失衡，严重可影响营养吸收，需采取相应针对性措施。人体多种微量元素均处于动态平衡中，其过剩或缺乏都会导致一系列生理功能异常，诱发疾病。锌具有提高机体免疫、改善上皮组织完整性及维持肠道屏障等功效。缺锌会导致小肠黏膜水-钠转运功能下降，增加腹泻的严重程度。故可适当运用锌剂辅助治疗功能性腹泻，尤其是儿童患者。铁元素的缺乏会抑制相关生物酶活性，导致 DNA、RNA 合成障碍，引发肠道功能紊乱，出现腹泻。叶酸可促进上皮细胞再生，增强肠黏膜修复作用，尤其对病程较长患者症状改善显著。

五、镇静剂或抗焦虑药物

精神心理异常作为功能性腹泻的重要病因之一，可能通过脑-肠轴，引起肠运动及内分泌功能失调，增加胃肠道蠕动，出现腹泻症状。对于功能性腹泻患者伴有抑郁、焦虑等精神心理问题时，小剂量使用镇静剂或抗焦虑药，可缓解异常情绪，减轻精神负担，一定程度上达到治疗效果。临床上多予氟哌噻吨美利曲辛、氟西汀、多虑平等药物。多虑平作为传统三环类抗抑郁药，可抑制中枢神经系统对 5-HT 及去甲肾上腺素的再摄取，降低内脏敏感性，抑制胃肠运动及分泌功能。但相当一部分患者仍存在病情顽固、反复发作的特点。

六、肠动力调节剂

该类药物是指 5-HT 受体拮抗剂，可能通过抑制 5-HT 与其受体结合，减慢肠道蠕动，降低肠道敏感性,改善腹泻症状,提高生活质量。目前该类药物正处于积极研发阶段,对治疗功能性腹泻具有前瞻性,但仍需大量实验和研究来验证其作用机制、临床疗效及安全性。

此外,有学者提出肠道菌群移植、肠道定向催眠疗法、认知行为干预、腹部热敷理疗等亦可应用于功能性腹泻。随着现代医学的不断发展,功能性腹泻的研究逐渐从单一消化系统延伸至"神经-内分泌-免疫"多系统调节的复杂网络干预,治疗方案及药物的研发也在不断完善和补充。

第五节 中医治疗

功能性腹泻属于慢性复发性疾病,病程较长,应针对每个阶段不同病机分论而治。该病治疗还应辨病情轻重、缓急,病性寒热、虚实。由于泄泻的基础病理变化为脾虚湿盛,肠道传导失司,当以健脾化湿止泻作为基本治法,同时需兼顾各脏腑间的相互影响[5]。若出现肝木克脾,脾运不畅时,需抑肝扶脾。若病久入肾,肾阳虚衰,脾失温煦时,需温肾健脾,固涩敛肠。然临症百态,病情复杂、虚实夹杂、脏腑互现者并不少见,应圆机灵变,随证而论。明·李中梓在《医宗必读·泄泻》中提出"治泻九法",今世医家亦可借鉴通用。

一、中医内治法

功能性腹泻的中医药治疗参照 2020 年中华中医药学会脾胃病分会发布的《消化系统常见病功能性腹泻中医诊疗指南(基层医生版)》相关内容应用[4]。

(一) 常见主证辨证论治

1. 肝郁脾虚证

治法:抑肝扶脾。

主方:逍遥散合痛泻要方。药物:柴胡、当归、薄荷^{后下}、茯苓、生姜、大枣、陈皮、白术、白芍、防风、甘草等。

加减:肝郁气滞甚者,加用香附、郁金以疏肝解郁;血虚者,加用熟地黄以养血;肝郁化火者,加牡丹皮、栀子以清热凉血;久泻者,加用升麻以升阳止泻;舌苔黄腻者,加用木香、黄连以清热燥湿、理气止泻。

2. 脾胃虚弱证

治法:益气健脾,渗湿止泻。

主方:参苓白术散。药物:党参、白术、茯苓、砂仁、山药、薏苡仁、白扁豆、莲肉、桔梗、甘草。

加减:兼见脾肾阳虚者,加用干姜、附子以温中散寒;兼见中气下陷者,加用黄芪、升麻、柴胡以升阳止泻;兼见肝木乘脾者,加用白芍、陈皮以疏肝柔肝;兼见脾胃虚寒,肠滑失禁者,加用煨肉豆蔻、石榴皮以温中涩肠止泻。

3. 湿热内蕴证

治法:清热化湿,升清止泻。

主方:葛根芩连汤。药物:葛根、黄芩、黄连、甘草。

加减:热痢里急后重者可配伍白头翁汤;腹胀明显者,加用枳实、厚朴、木香等行气除满;兼呕吐者,加用半夏以降逆止呕;兼食滞者,加用山楂、神曲以消食。

4. 寒热错杂证

治法:辛开苦降,平调寒热。

主方:半夏泻心汤。药物:制半夏、黄芩、黄连、干姜、太子参、炙甘草、生姜、大枣。

加减:腹胀明显者,加用枳实、厚朴以行气宽中;大便稀溏、少腹畏寒者,加用补骨脂、肉豆蔻以补肾助阳;情志不舒者,加用郁金、玫瑰花以行气解郁;夜卧不安者,加用茯神、炙远志以宁心安神。

5. 脾肾阳虚证

治法:温肾健脾,固涩止泻。

主方:附子理中汤合四神丸。药物:附子、党参、干姜、甘草、白术、煨肉豆蔻、五味子、吴茱萸、补骨脂、大枣。

加减:腹胀明显者,加用陈皮、木香以行气宽中;大便完谷不化、四肢不温者,加用肉桂以温中散寒;大便稀薄、带有泡沫者,加用藿香以芳香化湿;不思饮食者,加用焦三仙以消食助运。

(二)中成药治疗

1. 痛泻宁颗粒

功能:柔肝缓急、疏肝行气、理脾运湿。用于肝气犯脾所致的腹痛、腹泻、腹胀、腹部不适等症。

2. 四君子丸

功能:益气健脾。用于脾胃气虚,胃纳不佳,食少便溏。

3. 六君子丸

功能:补脾益气,燥湿化痰。用于脾胃虚弱,食量不多,气虚痰多,腹胀便溏。

4. 香砂六君丸

功能:益气健脾和胃。用于脾虚气滞,消化不良,嗳气食少,脘腹胀满,大便溏泄。

5. 参苓白术丸

功能:健脾、益气。用于体倦乏力,食少便溏。

6. 人参健脾丸

功能:健脾益气,和胃止泻。用于脾胃虚弱所致的饮食不化、脘闷嘈杂、恶心呕吐、便溏、不思饮食、体弱倦怠。

7. 补脾益肠丸

功能:补中益气,健脾和胃,涩肠止泻。用于脾虚泄泻所致的腹泻、腹胀、肠鸣。

8. 葛根芩连片

功能:解肌清热,止泻止痢。用于湿热内蕴所致的下利泄泻、身热烦渴、下痢臭秽。

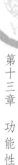

9. 香连丸

功能:清热化湿,行气止痛。用于湿热内蕴所致的腹泻、里急后重等症。

10. 肠胃康颗粒

功能:清热除湿化滞。用于腹痛腹满、泄泻臭秽、恶心呕腐、苔黄、脉数等。

11. 克痢痧胶囊

功能:解毒辟秽,理气止泻。用于夏季脾虚湿盛所致的泄泻、湿热泄和痧气(中暑)。

12. 胃肠安丸

功能:芳香化浊、理气止痛、健胃导滞。用于湿浊中阻、食滞不化所致的腹泻、纳差、恶心呕吐、腹痛腹胀。

13. 四神丸

功能:温肾散寒,涩肠止泻。用于肾阳不足所致的泄泻,症见肠鸣腹胀、五更溏泻、食少不化、久泻不止、面黄肢冷。

14. 固本益肠丸

功能:健脾温肾、涩肠止泻。用于脾虚或脾肾阳虚所致的慢性泄泻,症见慢性腹泻、大便清稀、食少腹胀、腰酸乏力、形寒肢冷。

二、中医外治法

(一) 针刺

针刺可明显降低肠道高敏状态、改善肠道菌群紊乱、调节人体交感和副交感神经的平衡。治疗多选用手足阳明经、足太阴经经穴,配以足太阳经经穴。主穴:中脘、天枢、关元、足三里等穴。配穴:肝郁气滞加用合谷、期门、太冲;脾肾阳虚加三阴交、脾俞、肾俞、大肠俞、命门。

(二) 灸法

艾叶性温纯阳,艾灸可通过燃烧时产生的刺激作用于体表穴位,以达散寒通络、补虚调经、治病健体之功。临床多选用腹部的任脉俞穴,以神阙、气海、关元、天枢最为常见。对不同证型灵活运用。神阙穴宜采用隔盐灸或隔姜灸,每次 5 壮最好。寒湿困脾灸水分;脾虚乏力、声低懒言灸气海;五更泄泻灸关元;脐中痛甚灸神阙;泄泻伴腹胀予隔葱灸;泻下冷冻如痰予隔附子灸等。

(三) 穴位贴敷

取穴:神阙、中脘、关元、天枢、足三里、三阴交等。

治疗前先用75%乙醇棉球对脐及周围皮肤常规消毒。多选取中药干姜、吴茱萸、肉桂、丁香、苍术、细辛、胡椒等研磨成末,加入黑醋或黄酒调成丸状,均匀铺于医用贴敷上。脘腹冷痛者可用姜汁调丸,贴于上述穴位。每 2 日贴敷 1 次,每次 4~6 h,5~10 次为 1 个疗程。

(四) 穴位埋线

穴位埋线由针刺发展而来,通过持续性刺激增加疗效。可弥补传统针刺治疗持续时间

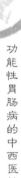

短、疗效不持久及病情易复发的缺点。选穴同针刺类似,以脾、胃、大肠经的背俞穴,大肠的募穴及下合穴多见。

(五)脐疗

将中药(乌药、青皮、白术等)做成不同剂型(如丸、散、膏等),通过贴、敷、涂、蒸等方式应用于脐部(神阙),以激发元气,开通经络,改善血运,调节人体阴阳脏腑,防治疾病。

(六)中药灌肠

选用黄芪 10 g、黄连 10 g、白术 10 g、槐花 6 g、茵陈 6 g、藿香 6 g、紫苏梗 6 g、山药 6 g、薏苡仁 6 g、木香 6 g、甘草 6 g,水煎取浓汁 100 mL,等药液温度降至 38~42℃,保留灌肠。灌肠前嘱咐患者排空大小便,将灌肠液灌入肛门,患者先取左侧卧位 3 min,然后取右侧卧位 3 min,再取膝胸卧位,尽量延长药液保留时间。每晚 1 次,2 周为 1 疗程。

第六节　中西医结合治疗

功能性腹泻是消化系统常见功能性疾病之一,因其慢性、反复性、难治性等特点长期困扰患者。常规西医治疗主要针对调节胃肠运动、调节内脏感觉过敏及改善中枢情感等方面,多采用饮食调摄、微生态制剂、止泻药物、心理疏导等对症治疗,一定程度上可改善患者腹泻症状,达到短期治愈效果,但其病情反复迁延,复发率高,且药物存在一定不良反应,更易增加患者的精神及躯体双重压力。中医学以整体观作为指导,以运脾化湿为基本原则;辨证论治,使各脏腑间相互协调,相互促进,机体正气乃充。综合运用中西医结合治疗,在改善临床症状、减少副作用、提高远期疗效等方面有着鲜明优势。

一、中西医结合治疗原则

功能性腹泻的总体治疗原则为改善患者症状,消除患者顾虑,提高生活质量。与患者沟通时要建立良好的医患关系,让其对医生产生充分的信任,解决患者的精神负担,保证治疗方案能够得到有效实施。在此基础上可根据患者症状进行对症治疗,或者根据其病情严重程度进行分级治疗,同时注重治疗措施的个体化及治疗方法的综合运用。

二、中西医结合治疗的用药策略

近年来中西医结合治疗功能性腹泻的研究不断增加,并取得了良好的临床疗效。治疗时不应拘泥于单一手段,可联合使用西药或中药汤剂内服、针刺、艾灸、推拿等多种治疗方法,取长补短,协同共用。

（1）对于泻下急迫,腹泻次数每日≥4 次,Bristol 分型为 Ⅵ、Ⅶ型的患者,可急则治其标,在中药辨证施治、渗湿止泻的基础上,酌情选用收敛止泻药、解痉药等缓解症状。

(2)对于排便势缓,时溏时泻,迁延反复,腹泻次数每日<4次,Bristol分型为V型的患者,可缓则治其本,当以健脾升清为主。若患者每因饮食不慎诱发或加重,当注重顾护脾胃。若患者因情志不畅诱发,多为肝木克脾,应加强抑肝扶脾。若患者遇寒、劳而作,则需顾护肾阳。同时给予合适的微生态制剂改善肠道菌群环境,维护肠道黏膜屏障,调节胃肠道稳态。

(3)对于重度腹泻,排便次数每日≥7次,甚至出现发热、脱水等全身症状,则以内科综合治疗为主。此时应加强补液,补充微量元素与维生素,维持机体水电解质及酸碱平衡。临证时可根据患者配合程度,选用清热解毒、收涩固脱等汤药联合应用。

(4)若患者存在明显焦虑、抑郁等情志问题,在运用中医中药疏肝解郁、调养心神的同时,可根据汉密尔顿焦虑量表(Hamilton anxiety scale,HAMA)、汉密尔顿抑郁量表(Hamilton depression scale,HAMD)联合选用合适的抗焦虑或抑郁药,并给予患者相应的心理疏导、健康宣教。

第七节 名医经验

关于功能性腹泻的治疗,现代医家在临证时不断总结经验,探索创新,既有个人独到的临证思路,又有共识意见及诊疗指南作为参考,形成了丰富的理论体系和独到的治疗方法。

1. 谢晶日教授[6]

【学术观点】

功能性腹泻病机主要以脾虚为本,传导失司为标,兼有肝郁气结、肾阳不足和食积不化之证,治疗当以健脾除湿、运脾消积为本,止泻生津为标,疏肝化积、温肾助阳为辅,同时配合针灸佐助,开路祛邪,共同调理患者机体气血阴阳,提高治疗效果。

【临证经验】

①健脾除湿,运脾消积:常用炒白术、炒黄芪、党参、太子参、炒山药、炙甘草以健脾益气;苍术、茯苓、白扁豆、猪苓、泽泻、薏苡仁、藿香、佩兰以健脾化湿;若为湿热证,加黄连、黄柏、黄芩、栀子、苦参、龙胆草以苦寒燥湿兼以清热;另加焦山楂、焦麦芽、焦神曲、鸡内金、炒莱菔子、陈皮以运脾消积;豆蔻、紫苏子、乌药、枳实、厚朴以宽中和降胃气。②涩肠止泻,滋阴生津:常用涩肠止泻药物有诃子、五味子、五倍子等,滋阴性平不恋邪之药有沙参、麦冬、石斛、天花粉等。兼有热证者加黄芩、栀子、苦参等以清热泻火;兼有痰热加竹茹、清半夏以清热豁痰;兼有胃胀满疼痛加炒白芍、炙甘草、延胡索、枳实、厚朴等以和胃止痛。③疏肝温肾,精血互资:常用柴胡、香附、香橼、佛手、青皮、枳实、厚朴以行气疏肝,理气解郁;四神丸加减以助肾阳,温肾止泻。④针灸并施,开路祛邪:常选足三里、神阙、天枢等穴行针刺,同时施以灸法,灸神阙、足三里、天枢、中脘等穴。

2. 唐旭东教授[7]

【学术观点】

功能性腹泻应属于泄泻的一个亚型"濡泄"。《黄帝内经》曰:"湿盛则濡泄",濡泄的重要原因为脾虚水湿运化不及,留着胃肠,脾虚为本,湿胜为标,病性为虚实夹杂。治疗初期以

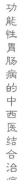

燥湿、利小便为主,日久大肠不固、脾气下陷,需酌以升提脾气、温肾固肠等综合辨治。

【临证经验】

①健脾益气:选用参苓白术散加减以健脾益气,渗湿止泻。可配伍柴胡、荆芥、防风、蝉蜕等风药。若是久泻诸多治疗方法无效时,使用攻法攻除积滞痰饮浊毒,攻补兼施。②疏肝理脾:多选用柴胡疏肝散或逍遥散加减。肝气郁结较重,伴有嗳气、腹部胀闷者多选用柴胡疏肝散,起疏肝健脾之效;肝郁脾虚日久,气血化生不足,伴有头痛、头晕目眩、神疲食少者多选用逍遥散,在疏肝解郁的同时健脾养血。③温肾补脾:若肾阳虚衰明显,加附子、肉桂等温肾助阳;若脾阳不足,则配伍干姜、莲子肉等暖脾止泻;若泄泻次数增多,则配伍乌梅、五倍子等涩肠止泻;若久泻中气不足,乏力明显,则配伍黄芪、党参、白术之类益气升阳,从而温肾健脾,涩肠止泻。

3. 王垂杰教授[8]

【学术观点】

"无湿无虚不成泄",脾胃乃气机升降之枢纽,若脾胃不虚,则内湿不生。功能性腹泻的病机关键在于脾运受损,本虚标实,治疗应以健脾、温脾、醒脾为机要,配以行气化湿、涩肠止泻之方药,注意兼顾其他脏腑辨证施以疏肝、温肾、宁心、益肺等法。

【临证经验】

①脾胃虚弱证:方用参苓白术散为基础方。兼见寒邪困重者,加桂枝,并重用干姜,以加强温阳之效。②肝郁脾虚证:方以痛泻要方合四逆散为基础。若气滞重,加青皮、旋覆花、川楝子以疏肝和胃。③脾肾阳虚证:方用四神丸合附子理中汤以温肾健脾,止泻固涩。④湿热内蕴证:方用葛根黄芩黄连汤加减,治以清热燥湿,分消止泻。若有饮食所伤者,加焦三仙、炒莱菔子以消食化滞,理气和胃。⑤寒热错杂证:方用半夏泻心汤加减。

4. 迟莉丽教授[9]

【学术观点】

基于意象思维,取象天地,效法自然,将人体肠道类比为自然界的河流,将肠道津液类比为河道里的河水,将肠道的粪便类比为舟船,将泄泻类比为河水泛滥,舟船倾覆。若使舟泛江上,不致倾覆,则要减少洪水的发生,须保持水土,涵养水源,保持河道宽阔通畅,通调下游,开支泄洪,减轻风力,增强蒸发。

【临证经验】

①疏木培土、强基御洪:自拟舒肝健脾方(北柴胡、白芍、党参、茯苓、白术、清半夏、陈皮、砂仁、香附、麦芽、炙甘草)。②清热化浊、涤荡胃肠:自拟清热化浊方(黄连、清半夏、竹茹、麸炒枳实、茯苓、薏苡仁、茯苓、白术、厚朴、陈皮、炙甘草)。③消食导滞、通腑宽中:选用保和丸(山楂、神曲、莱菔子、陈皮、茯苓、连翘)。④转输水液、开支泄浊:选用藿香正气散(藿香、半夏、陈皮、白术、茯苓、紫苏叶、白芷)。⑤斡旋中气、祛风胜湿:选用升阳除湿防风汤(苍术、防风、羌活、白芍、白术、茯苓)。⑥散寒助阳、增强蒸发:自拟健脾补肾方(补骨脂、肉豆蔻、制吴茱萸、五味子、炮附片、黄芪、党参、麸炒白术、茯苓、薏苡仁、山药、熟地黄、炒白芍、防风、炙甘草)。

参 考 文 献

[1] Palsson OS, Whitehead W, Trnblom H, et al. Prevalence of Rome IV Functional Bowel Disorder Among Adults in the United

States, Canada, and the United Kingdom[J]. Gastroenterology, 2020, 158(5):1262-1273.

[2] 姜泊.胃肠病学[M].北京:人民卫生出版社,2015:726-728.

[3] 中华中医药学会脾胃病分会.泄泻中医诊疗专家共识意见(2017)[J].中医杂志,2017(14):1256-1260.

[4] 魏玮,尹璐,刘力,等.消化系统常见病功能性腹泻中医诊疗指南(基层医生版)[J].中华中医药杂志,2020,35(3):1360-1364.

[5] 李元.基于脑肠肽探讨功能性腹泻脾虚证"脾失健运"生物学机制及中药疗效机制[D].北京:北京中医药大学,2018.

[6] 王艳阁,艾宗雄,谢晶日.谢晶日教授辨治功能性腹泻经验[J].西部中医药 2024,37(5):63-65.

[7] 马金鑫,唐旭东,王凤云,等.从脾论治功能性腹泻机制探析[J].中华中医药杂志,2020,35(8):3828-3830.

[8] 田帝,王垂杰.中西医治疗功能性腹泻研究进展[J].辽宁中医药大学学报,2019,11(3):222-224.

[9] 宋昱佼,王帅,迟莉丽.迟莉丽运用意象思维论治功能性腹泻经验[J].中医药导报,2022,28(1):172-175.

功
能
性
胃
肠
病
的
中
西
医
结
合
治
疗

第十四章 功能性腹胀

功能性腹胀(FAB)是临床上比较常见的功能性胃肠疾病。以腹胀为主要症状,常伴纳差、嗳气、排气增加、腹部胀满或憋胀感、自主性肠鸣等症状,而无胃肠道器质性或其他FGIDs,属于FGIDs中功能性肠道疾病的一组症状谱。功能性腹胀发病机制尚不明确,目前认为可能与肠道气体的堆积、食物不耐受、肠道液体潴留、腹壁肌肉薄弱、内脏感觉动力功能异常及心理因素等多种作用有关。治疗方案主要采用促胃肠动力、调节肠道菌群、解痉、饮食干预等治疗。中医学认为本病大多与情志失调、饮食劳倦、药物所伤等多种因素有关,其病位在大肠,与脾、胃、肝等脏腑关系密切。

第一节 临床表现和相关检查

一、临床表现

反复发作的腹部胀满压迫感或者气体堵胀感,可伴有腹部膨胀、肠鸣、轻度腹痛(通常在腹胀严重时出现)及轻微排便异常。患者无胃肠道器质性或其他功能性病变,症状反复发作、迁延难愈,甚至产生焦虑、抑郁等不良情绪。

二、相关检查

1. 血常规、血生化检查

血常规、血生化检查包括血常规、血沉、肝肾功能、电解质、甲状腺功能和血糖等,了解有无其他脏器疾病及全身系统性疾病引起的腹胀。

2. 大便常规检查和隐血试验

功能性腹胀患者大便常规检查及隐血试验均正常。大便常规检查及隐血试验对于肠道器质性改变如息肉、肿瘤、溃疡和炎症具有一定的提示意义。

3. 电子结肠镜及电子胃镜检查

电子结肠镜及电子胃镜检查可直接观察结肠、直肠及胃黏膜情况,有助于排除消化道的器质性病变。对于年龄超过45岁,近期出现腹胀,同时伴有消瘦、贫血、黑便、吞咽困难、腹部包块等报警临床症状和体征的患者,应作为常规检查项目。

4. 影像学检查

腹部X线片能显示肠腔扩张积气、大便存留。消化道钡餐可显示钡剂在胃肠内运行的情况以了解其运动功能状态。腹部超声及 CT 可以了解腹腔脏器有无感染性疾病导致的影像学改变,如渗出、水肿、脓肿等;是否存在占位性病变,如良、恶性肿瘤等;是否存在畸形、结石、梗阻、狭窄、穿孔、积液等。

5. 肠道动力检测

肠道动力检测包括结肠传输试验、肌电图检查等,有助于科学评估肠道运动功能。

6. 心理状态评测

功能性腹胀患者有可能伴有焦虑、抑郁,需要进行相应评估。

第二节　西医诊断和鉴别诊断

一、西医诊断

功能性腹胀必须同时包括下列 2 项[1-2]。

(1)反复出现的腹胀和(或)肉眼可见的腹部膨胀,平均至少每周 1 日;腹胀和(或)腹部膨胀较其他症状突出。

(2)不符合 IBS、FC、功能性腹泻或餐后不适综合征的诊断标准。诊断前症状出现至少 6 个月,近 3 个月符合诊断标准。腹胀可伴有轻度腹痛及轻微排便异常。

二、鉴别诊断

1. 肠道器质性病变

对近期内出现腹胀或伴随症状发生变化的患者,鉴别诊断尤为重要。对年龄超过 40 岁、有报警征象的患者,应进行必要的实验室、影像学和结肠镜检查,以明确腹胀是否为器质性疾病所致、是否伴有消化道形态学改变。报警征象包括便血、大便隐血试验阳性、贫血、消瘦、明显腹痛、腹部包块、有结直肠息肉史和结直肠肿瘤家族史。当患者伴有腹泻、体质量下降及营养缺乏时需尽快进行相应检查,以除外肠道疾病。

2. 其他功能性胃肠病

在诊断时应该注意功能性腹胀与其他 FGIDs 的鉴别,如 FC、IBS、FD 等。FC 和功能性腹胀均可出现肠鸣、排气增多等症状,但 FC 主要表现为持续的排便困难,便次减少,或排便不尽感,功能性腹胀一般无此类症状。IBS 亦可出现腹胀,但往往表现为白天明显、夜间睡眠后减轻,一般腹围不增大,其主要特征为慢性或复发性腹痛、腹泻、排便习惯和大便性状异常。功能性消化不良餐后不适综合征和功能性腹胀均可出现腹胀症状,但功能性消化不良餐后不适综合征主要表现为餐后出现的上腹部饱胀不适,不伴中下腹胀满和腹部膨胀,而功能性腹胀可出现腹部膨胀。

第三节 中医诊断和常见证型

一、中医诊断

本病多与饮食不节、内伤七情、素体虚弱、劳倦损伤等因素有关,其病位在大肠,与脾、胃、肝等脏腑关系密切。基本病机分为虚实两端,虚者多为气虚、阳虚致脏腑失养,水湿内蕴,气机停滞,还有阴津亏虚,致肠道失润,腑气不通;实者多为肝气郁结、脾胃湿热或饮食停滞,致气机不和,通降失常;亦有虚实夹杂者,致脾胃失和,运化失司,气机升降失常。

二、常见证型

1. 肝郁气滞证
症状:腹胁胀满,胀满攻窜,部位不定,嗳气频作,善太息,每于情志不畅时加重。
舌脉:舌淡红,苔薄白,脉弦。

2. 脾胃湿热证
症状:脘腹胀闷,口苦口臭,大便黏腻不爽,肢体困重,口干不欲饮。
舌脉:舌红,苔黄腻,脉滑或数。

3. 饮食停滞证
症状:脘腹胀满,或呕吐不消化食物,吐后胀减,厌食欲呕,嗳腐酸臭,口苦不喜饮,不思饮食,大便臭秽不爽,得矢气及便后稍舒。
舌脉:舌淡红,苔厚腻,脉滑。

4. 寒热错杂证
症状:腹胀,肠鸣,脘腹痞闷、心烦、口苦,恶心,便溏。
舌脉:舌淡红,苔黄腻,脉弱或沉。

5. 脾虚湿阻证
症状:脘腹胀满,食少纳呆,大便溏而黏滞不爽,肢体困倦。
舌脉:舌淡,苔白腻,脉弱。

6. 中焦虚寒证
症状:腹部胀满,遇冷加重,喜热饮,喜热敷,得热则舒,四肢不温,小便清长,大便溏烂。
舌脉:舌体淡胖有齿痕,脉沉。

7. 肠燥津亏证
症状:腹部胀闷为主症,无腹部疼痛,时伴有大便干燥,口干或口臭,喜饮,头晕。
舌脉:舌红,苔少或黄燥,脉细或数。

第四节　西　医　治　疗

西医治疗参见罗马Ⅳ标准[1]功能性腹胀/腹部膨胀治疗部分。功能性腹胀的治疗目的是缓解症状,减少复发。主要治疗方法如下。

一、饮食干预

研究表明,功能性肠紊乱患者出现腹胀的病理生理机制可能与食物的不耐受有关,糖类的吸收不良也可导致FGIDs患者腹胀症状的发生。采用无糖饮食可改善患者的腹胀症状。

二、促胃肠动力药

现在普遍认为功能性腹胀的发生与胃肠的传导功能减慢有关,研究发现部分功能性腹胀患者的胃肠通过时间相比于健康人明显延长,胃肠排空率也明显低于健康人群。胆碱能通路是影响胃肠动力的最主要的通路之一,促胃肠动力药就是通过作用于$5-HT_4$受体、多巴胺及MLT等受体促进胃肠平滑肌的收缩,增强胃肠运动,加快胃肠道的传导功能。运用促动力药可对功能性腹胀患者起到一定的改善作用。常用药物包括多潘立酮、莫沙必利、西沙必利、伊托必利等。多潘立酮通过作用于胃肠壁促进胃蠕动和胃排空,对于功能性腹胀有较好的疗效,但有相关报道提示多潘立酮可有溢乳反应,亦可导致锥体外系不良反应,用药时应多加警惕。莫沙必利较早应用于临床,在改善症状的同时有复发率低的优点。

三、解痉药

现普遍认为胃肠道平滑肌的痉挛可以导致FGIDs患者出现腹胀症状,所以解痉药被临床上应用来治疗腹胀。目前认为匹维溴铵、奥替溴铵、曲美布汀、甲苯凡林及薄荷油等可有效改善腹胀症状。奥替溴铵和匹维溴铵通过作用于肠道平滑肌的钙通道,缓解平滑肌收缩,解除平滑肌痉挛,从而缓解腹部不适;曲美布汀具有双向调节作用,在胃肠运动无力时,直接作用于胃肠道平滑肌,促进胃蠕动和胃排空。

四、益生菌

肠道内细菌通过发酵各种食物产生气体,肠道内菌群的紊乱可使患者产生腹胀感。其中芽孢杆菌和大肠杆菌更易产生肠道内气体,调整肠道菌群平衡可改善患者的腹胀。同时肠道菌群是脑-肠轴系统的重要一员,通过肠道微生态制剂来调节肠道菌群、缓解症状是近年来治疗FGIDs的新方向。循证医学发现肠道微生态制剂在改善腹泻、腹胀、腹痛等症状的同时,还可改善患者的焦虑、抑郁状态。

五、抗生素

小肠内细菌的过度增殖使大量碳水化合物在肠道内发酵产生气体,过多气体或气体积聚在异常位置导致腹胀,故针对小肠内细菌的过度增殖而产生的腹胀,临床应采用抗生素如利福昔明治疗。

六、抗抑郁及抗焦虑药

精神、心理因素在 FGIDs 中的影响得到了越来越多的关注。研究表明,FGIDs 患者更易出现抑郁、严重焦虑等,而抑郁及焦虑也是功能性腹胀发病的危险因素,脑-肠轴是连接中枢神经系统和胃肠道的双向通路,精神心理因素可以使胃肠道感觉阈值降低,胃肠道敏感性增强,胃肠道不适症状传输到中枢神经系统又可引起焦虑、抑郁等精神反应。目前临床上多用小剂量抗抑郁药物联合常规药物治疗 FGIDs,以避免常规剂量抗抑郁药物的不良反应。黛力新是一种神经阻滞剂和抗抑郁剂的混合剂,临床研究发现黛力新联合胃肠药物可治疗一些常规治疗无效,且伴有焦虑、抑郁的功能性腹胀患者;小剂量三环类抗抑郁药阿米替林联合促胃动力药和抑酸药可有效缓解功能性腹胀患者的症状,同时改善患者的焦虑、抑郁情绪和睡眠质量。

第五节　中医治疗

一、中医内治法

(一) 辨证论治

1. 肝郁气滞证

治法:疏肝解郁,行气导滞。

主方:木香顺气散。

药物:木香、香附、槟榔、青皮、陈皮、枳壳、砂仁、厚朴、苍术、炙甘草。

加减:若胁肋胀痛者,酌加郁金、延胡索、当归、乌药等以增强其行气活血之力;肝郁化火者,可酌加山栀子、黄芩以清热泻火;腹胀较重者,枳实易枳壳增强其行气消胀之力。

2. 脾胃湿热证

治法:清热祛湿,理气消滞。

主方:三黄泻心汤合枳实导滞丸。

药物:大黄、黄连、黄芩、厚朴、枳实、神曲、白术、茯苓、泽泻。

加减:若兼有食积者,可加麦芽、焦山楂、神曲以消食和胃;大便不爽者,可加白芍、当归、木香、槟榔以调和气血。

3. 饮食停滞证

治法:消食和胃,理气化滞。

主方:保和丸。

药物:山楂、法半夏、茯苓、神曲、陈皮、连翘、莱菔子、麦芽。

加减:若胀满明显者加厚朴、枳实、大黄以增强其行气消积之力;兼热象明显者加黄芩、黄连以清热祛湿;兼有气滞者加香附、木香以行气消胀;兼湿阻者加藿香、佩兰以芳香化湿。

4. 寒热错杂证

治法:平调寒热,消胀散痞。

主方:半夏泻心汤加减。

药物:黄芩、黄连、党参、法半夏、干姜、炙甘草、大枣。

加减:腹胀甚者加厚朴、枳实以增强其行气消胀之力;脾虚明显者,加炒白术、茯苓以增强健脾祛湿之力。

5. 脾虚湿阻证

治法:健脾和中,化湿理气。

主方:香砂六君子汤。

药物:党参、木香、砂仁、陈皮、法半夏、白术、茯苓、炙甘草。

加减:腹胀明显者,加厚朴、枳实以增强其行气消胀之力;肠鸣泄泻者,加淮山药、葛根以增强其健脾升清止泻之力;腹痛喜温、畏寒肢冷者,加干姜、桂枝以增强其温中散寒之力。

6. 中焦虚寒证

治法:温补脾阳,行气消胀。

主方:理中汤合平胃散。

药物:党参、干姜、白术、苍术、厚朴、陈皮、炙甘草。

加减:腹胀明显者,加木香、枳实;身体沉重,疲倦畏寒者,加附子;恶心者,去白术,加丁香、半夏;虚汗者,加黄芪。

7. 肠燥津亏证

治法:增液养津,清热润燥。

主方:麻子仁丸。

药物:火麻仁、白芍、大黄、枳实、厚朴、杏仁。

加减:阴虚津亏明显者,加玄参、生地黄、麦冬以增液行舟,润肠通便。

（二）中成药治疗

1. 木香顺气丸

功能:疏肝和胃,行气化湿。用于湿浊中阻、脾胃不和所致的胸膈痞闷、脘腹胀痛、呕吐恶心、嗳气纳呆。

2. 柴胡舒肝丸

功能:疏肝理气,消胀止痛。用于肝郁气滞导致的胸闷、胁肋胀满、食欲减退、嗳气、呕吐酸水、食滞不消等。

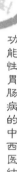

3. 枳实导滞丸

功能:消积导滞,清利湿热。用于饮食积滞、湿热内阻所致的脘腹胀痛、不思饮食、大便秘结。

4. 麻仁丸

功能:清热通腑,行气润肠。用于肠热津亏所致的腹胀便秘,症见大便干结难下、腹部胀满不舒者。

5. 保和丸

功能:消食导滞和胃。用于食积停滞,脘腹胀满,嗳腐吞酸,不欲饮食。

6. 枳实消痞丸

功能:清热消痞,健脾行气。用于湿热交蒸,胸腹痞痛。

7. 香砂六君丸

功能:健脾祛湿,理气和胃。用于脾虚气滞引起的食少、腹胀、大便不成形等。

8. 理中丸

功能:温中散寒,健脾和胃。用于脾胃虚寒,呕吐泄泻,胸满腹痛,消化不良。

二、中医外治法

1. 针刺

针刺多选用大肠俞、天枢、足三里。偏上腹胀者,主穴配内关、中脘;偏下腹胀者,主穴配上巨虚、下巨虚;实证用泻法,虚证用补法。有实热者可加针刺合谷、曲池;肝郁气滞可加刺公孙、中脘、天枢、气海;脾气虚弱加针脾俞、胃俞、中脘;脾肾阳虚可艾灸神阙、关元、气海。7 天为 1 个疗程,共治疗 1~2 个疗程。

2. 灸法

灸法适用于虚证。取中脘、关元、足三里、气海、关元等穴,采用艾卷灸之温和灸,每穴灸 10 min,每日灸 1 次。10 次为 1 个疗程。

3. 推拿疗法

第一步,患者取俯卧位,用轻柔的手法推按膀胱经,并点按脾俞、胃俞、大肠俞、三焦俞,治疗 5 min;一指禅推八髎穴,治疗 3 min;柔和手法掌推腰骶部,治疗 3 min。第二步,顺胃肠蠕动方向摩揉腹部 2 min。第三步,按揉足三里,治疗 2 min。以上治疗,每日 1 次,7 天为 1 个疗程。

4. 莱菔子烫熨腹部法

莱菔子烫熨腹部法适用于所有证型患者。将中药莱菔子(或川厚朴)500 g 装入碗中,放入家用式微波炉(900 W)中,用高火加热 2~3 min 或放在铁锅里炒热至 70℃后,放置于 15 cm×15 cm 自制小布袋,袋口扎紧。然后根据患者的情况,备好屏风遮挡(冬天应注意保暖),协助患者充分暴露腹部,然后把布袋放置于患者的中脘处,先顺时针沿脐周旋转反复熨烫致腹部皮肤潮红;再逆时针方向沿脐周旋转反复熨烫致腹部皮肤潮红;接着把布袋放于上脘部,从上至下至气海穴,再从下至上反复熨烫;最后将布袋放于升结肠处沿横结肠、乙状结肠、降结肠、直肠方向,从上至下反复熨烫;如果袋内的药物温度下降变凉,则需再次加热后,

继续熨烫致使患者出现肛门排气，感觉腹胀减轻后方可停止。视患者腹胀情况，每天熨烫1~3次，3天为1个疗程。给患者熨烫时，开始时速度应快，以防烫伤腹部皮肤，待布袋里的药物温度降到40℃后，再适当减慢速度。

5. 中药敷脐(神阙)疗法

可应用复方丁香开胃贴贴敷神阙穴治疗。丁香开胃贴由丁香、苍术、白术、豆蔻、砂仁、木香、冰片等药物组成，具有健脾醒胃、行气消胀的功效。将药芯对准脐部神阙穴贴上即可。每天2剂，连用5天，每天不超过12 h。可取吴茱萸6 g或吴茱萸3 g加肉桂3 g磨粉，以醋调，将肚脐用消毒棉签蘸0.9%氯化钠溶液洗净，将调好的药物敷于肚脐，上敷一小块塑料薄膜，外敷消毒纱布，胶布固定，敷12 h，每日1次，2次为1个疗程。可将木香、丁香、小茴香、肉桂各等份，共为末，研细过筛，装入无菌瓶内备用。使用时，先以热毛巾擦净脐部，然后取适量药末装于纱布袋内，置于脐部，其上加热毛巾热敷，再覆以塑料薄膜保温。为增加疗效，其上可放置热水袋加温，每次外敷30 min以上，3次为1个疗程。可将葱白约3 cm的带须全葱1根捣为葱泥，然后加蜂蜜调和，做成饼状，大小能盖住脐部。将其外敷于脐部，经24 h后取去即可。如效果差可换新葱蜜饼再敷治疗。

6. 拔罐治疗

以"三募四穴"为主，即中脘(胃经募穴)、天枢(大肠经募穴，取左右双侧2穴)、关元(小肠经募穴)，用中号透明玻璃罐，直径3.5~5 cm，一般需备用2~3只罐具，因为玻璃罐导热过快，不断用火闪拔会使罐体温度过快升高，当感觉过热烫手时可另换一罐继续操作。患者屈髋屈膝，暴露腹部，找准穴位作以标记。用"闪火法"使罐子吸附于皮肤后，又立即用腕力提拉，使罐子脱掉，再闪火叩罐。如此连续叩拔，反复多次，直到皮肤潮红发热为止。一般从上腹部开始，顺时针方向按照中脘—右侧天枢—关元—左侧天枢的顺序进行闪罐，每个穴位上闪罐30次左右，4处共计120次；每次闪罐2遍共240次。每日1次，5次为1个疗程。

7. 耳穴压豆法

一手固定患者耳郭，另一只手持探棒在耳部相应穴位上按压，找到敏感点，用酒精棉签消毒皮肤，待干，用镊子夹持中间黏有王不留行的胶布(大小约0.5 cm×0.5 cm)贴压在事先选好的穴位上，适当按压，使相应的穴位部有发热胀痛感。双侧耳穴压豆期间，每天于餐后及睡前按压穴位3~4次，每次1~2 min，3天为1个疗程，按压时用拇指指腹用力，应使局部有发热胀痛感。

第六节　中西医结合治疗

功能性腹胀的诊治过程中，西医注重实验室、消化内镜等检查，严格遵循罗马IV标准进行诊断，治疗通常是促胃肠动力治疗等对症治疗，临床疗效欠佳。中医诊断疾病以症状为主，尤其注重证候诊断，从整体观点出发，辨证论治，强调治疗过程中形神一体、人与自然和社会的协调统一，但缺乏统一的诊断标准。因此，中西医结合方法诊治功能性腹胀在临床上可实现优势互补(图14-1)。例如，有研究者发现在服用莫沙必利的基础上小茴香合中频治疗仪治疗功能性腹胀,使小茴香透入腹部局部皮肤表面,通过轴突放射和温热作用,使局部毛细血管扩张,促进局部血液循环,有利于药物分子透入体内进而发挥促进排气、减轻腹胀的作用[3];保济丸联合多潘立酮治疗老年性功能性腹胀的临床有效率高于单纯应用多潘立酮,且安全性可靠[4]。

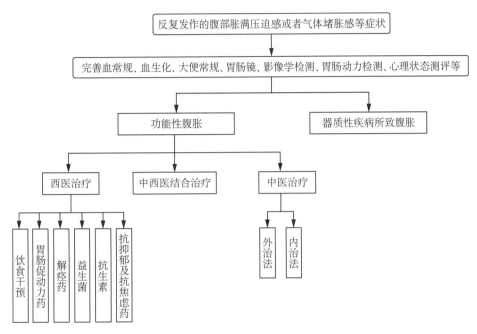

图 14-1　功能性腹胀诊治流程

第七节　名医经验

一、张琪教授

【学术观点】

健脾胃,温脾阳不宜用量过猛,宜从小剂量开始,如此徐徐收功多能治愈;健脾补虚,亦当顾及先天之本,酌加益智仁、桑螵蛸以益火补土。同时注意以辛温为主,少量佐以苦寒药,使泄中有开,通而能降。

【临证经验】

脾虚气滞之腹胀,治疗当健脾温运,宽中除满,以厚朴生姜半夏甘草人参汤加减。临证用本方治太阳病发汗后所致的腹胀满之脾虚气滞证较为少见。临床实践中,不必拘泥于发汗后,所谓是证则用是方,凡遇病机为脾虚气滞所致之腹胀满者皆可随症加减用之,只要细心辨证,加减得宜,往往能收到满意的效果。其辨证要点在于腹胀满多表现为上午轻、下午重,以傍晚尤重,但胀满发作时不喜温按,属虚中有实[5]。

二、杜晓泉教授

【学术观点】

功能性腹胀的病因主要是外感寒、热、湿邪,内伤饮食不节,情志失调,脾胃虚弱是其基本病机,食积、湿浊、瘀血则是腹胀发生的关键致病因素。临床须审证求因,注意辨别脾虚与食积、湿浊、瘀血的相兼关系及腹胀时间的不同。

【临证经验】

治疗上以健脾理气为基石,以自拟香苏六君子汤为主方,兼消食化积、行气消滞、化湿消浊、通络祛瘀。组方用药宜平和轻灵,配伍精当,不宜长期应用辛燥之品,当中病即止,并重视饮食调护,以助恢复正常的脾胃功能[6]。

三、周正华教授

【学术观点】

功能性腹胀多与生理、心理和社会因素密切相关。中医治胀有其特定优势。①舌象是临床重要的辨证指标,根据舌象,可以推测病邪的性质及病情的变化。凡病属实者,其舌必坚敛而苍老;病属虚者,其舌必浮肿而娇嫩。腹胀之人,初期病情轻浅,舌象可无明显变化;若为虚证,日久气血生化之源,不荣于舌,舌色多淡白;湿阻于舌,舌多胖大而伴有齿痕。②判断津液盛亏。苔润者,说明津液未伤或津伤不甚;苔燥者,多属阴液不足,亦可因阳虚气不化津而致。③判断疾病的转归。如湿盛之人,舌苔由厚转薄,多是湿邪渐消,病向痊愈;如气阴两虚之人,苔由花剥逐渐长全,多属邪去正胜,胃气渐复之佳兆,反之则不然。

【临证经验】

用药方面,治疗此病,病属气滞者,用紫苏梗、枳壳、厚朴、木香四味理气,枳壳主高,善理胸膈之气;紫苏梗性缓,行气宽中;厚朴味厚主降,善理肠道之气;木香,味辛性温,乃"三焦气分之药,能升降诸气"。四药上、中、下三焦之气机,气机得通,则气滞得散;气虚者,喜用党参、太子参、茯苓、白术等;阴虚者,用山药、白芍、石斛等甘淡微寒之品补脾胃之阴[7]。

--------------------------------- 参 考 文 献 ---------------------------------

[1] Drossman DA. 罗马Ⅳ:功能性胃肠病肠-脑互动异常:原书第4版(第2卷)[M].方秀才,侯晓华,主译.北京:北京科技出版社,2016:659-664.

[2] Longstreth GF, Thompson WG, Chey WD, et al. Functional Bowel Disorder[J]. Gastroenterology, 2006, 130(5):1480-1491.

[3] 向卓越,谭君花,汪丽萍,等.小茴香配合中频治疗仪治疗功能性腹胀的疗效观察[J].养生保健指南,2019(38):22.

[4] 白淑叶,周红霞,刘奇斌.保济丸联合多潘立酮治疗老年功能性消化不良的效果[J].中国药物与临床,2019,19(1):131-133.

[5] 周美馨,张琪.国医大师张琪治疗顽固性腹胀验案1则[J].中医药导报,2017,23(23):127-128.

[6] 王延秋,郭星,杜晓泉.杜晓泉教授应用健脾理气法治疗功能性腹胀[J].吉林中医药,2021,41(1):50-53.

[7] 丁伟.周正华教授治疗功能性腹胀验案举例[J].环球中医药,2018,11(12):1990-1992.

下篇　进展篇

功能性胃肠病的中西医结合治疗

第十五章 临床研究进展

第一节 新药临床试验与评价方法

一、FGIDs 新药临床试验概述

2020 年,国家药品审评中心发布《中国新药注册临床试验现状年度报告》显示[1],登记临床试验 2 602 项,其中中药仅占 2.6%,可见中药新药临床试验的数量仍然较少。为进一步了解近年来我国 FGIDs 新药临床试验现状,分别以"功能性胃肠病""肠易激综合征""功能性腹泻""功能性便秘""功能性腹胀""功能性消化不良""功能性烧心""功能性吞咽困难""癔球症""功能性吞咽困难"为检索词,查询临床试验登记与信息公示平台登记的新药临床试验信息,共检索到 FD 新药临床试验 20 项,涉及中药 4 种(安胃疡胶囊、连夏消痞颗粒、奥兰替胃康片、舒肝顺气丸)。IBS 新药临床试验 19 项,共涉及 12 种药物,其中中药 7 种(丁桂油软胶囊、肠安颗粒、肠康颗粒、肠激安胶囊、仁术肠乐颗粒、顺气痛泻颗粒、术苓健脾胶囊)。FC 新药临床试验 12 项,其中中药 5 种(苁蓉润通颗粒、复方蓉术颗粒、枳朴润肠胶囊、便可通片、小儿便通颗粒)。目前中药新药研发的热点主要为 FD、IBS 和 FC。如何充分发挥中医药的优势,将临床应用有效的方剂,更多地开发成中药新药推向市场,是我们所有中医药人值得思考的重要科学问题。

二、FGIDs 评价方法

疗效是临床医学的关键和核心问题。中药成分复杂,临床使用多为复方,含有多种药效物质,具有多靶标和多效应途径。中药的临床研究与评价应注重挖掘和总结优势,更客观、更全面地进行疗效评价,以突出中药的整体效应,彰显中药优势。

新药研发的目的是满足临床治疗的需要,从临床需求角度确定新药品种的适应证尤为必要。中医药长于辨证治疗,亦可对症治疗、对病治疗。随着循证医学在中医药领域的传播和应用,中药临床疗效的评价方法亦在不断改进之中。2019 年的《关于促进中医药传承创新发展的意见》[2]首次提出"中医药理论、人用经验和临床试验相结合的中药注册审评证据体系",中医药的发展迎来了天时、地利的好机遇。针对 FGIDs 这一中医优势病种,寻找合适的临床定位,开展科学的临床试验,研发中药新药,以满足更多未被满足的需求。

（一）临床评价一般原则

1. 随机化

随机化是临床试验的基本原则,也是统计学的基础,其目的是使各种影响因素在处理组间的分布趋于相似。随机化的成功与否取决于两方面:一是在试验前由统计人员产生随机分配序列;二是随机分配遮蔽[3]。目前中药新药的疗效确证性试验大多采用按中心分层的区组随机方法,更有利于控制中心效应与入组时间先后所带来的偏倚。近年来普遍采用中央随机化系统实现受试者随机化分组[4],并获得药物编号,提高了试验效率,保证了试验质量。

2. 盲法

盲法是客观评价随机对照试验结果,避免主观因素影响,控制偏倚的重要措施。根据设盲程度的不同,分为双盲、单盲和非盲(开放)。双盲临床试验中,受试者、研究者及其他研究人员均应处于盲态;单盲试验中,仅受试者一方处于盲态。临床试验的设盲程度,应综合考虑药物的应用领域、评价指标和可行性,尽可能地采用双盲实验。当双盲难度大、可行性较差,可考虑单盲临床试验,甚至开放性研究。由于中药的疗效指标中主观性指标占据着举足轻重的地位,所以疗效确证性试验中均应采用双盲设计,以最大限度地减小主观因素的影响。盲态的执行应该有标准操作程序进行规范,且在临床研究方案中明确规定破盲人员的范围。

3. 对照

对照药的设置一方面可以作为试验药物疗效判定的参照物;另一方面对于临床试验的成功与否的判定有着重要的作用。Ⅱ期临床试验根据证型探索和剂量探索的不同,设置不同证型及剂量组作为对照,一般不需要选择阳性药物。对于Ⅲ期临床试验而言,FGIDs 目前尚无公认有效的药物,且安慰剂不会给受试者带来不可逆的病理损害,不会使病情急剧恶化,故在伦理学原则的基础上,推荐采用安慰剂作为对照[5]。此外,可设计阳性药对照的三臂试验,但需注意阳性药应选择公认疗效最佳的已上市西药对照,如 FD 选择促动力剂,IBS选择解痉药为对照,不推荐采用缺乏可靠循证医学证据支持的中成药为对照。选用阳性对照药物,说明书中应有相同的适应证,并尽量选择同类药物的同剂型药物,剂量应是可达到最佳疗效的剂量。

（二）样本量

样本量的确立是一个令研究者常感困惑的问题。2020 年国家市场监督管理总局公布的《药品注册管理办法》中明确了药物临床试验的最低样本例数,这是从安全性方面考虑而做出的规定。从有效性方面看,样本例数应在运用统计学方法计算的基础上,结合申办者或研究者的经验而加以确定。一般来说,样本量的确定应说明以下因素:试验设计类型、主要疗效指标、不同干预方法疗效的差值、检验统计量、检验假设中的原假设和备择假设、Ⅰ类和Ⅱ类错误率,以及处理脱落和方案违背的比例等。所以,样本例数的估算具有一定的灵活性。

（三）数据集

用于统计分析的数据集事先需要明确定义,并在盲态审核时确认每位受试者所属的分析集。一般情况下,临床试验的分析数据集包括全分析集(full analysis set, FAS)、符合方案集(per protocol set, PPS)和安全数据集(safety set, SS)。根据不同的研究目的,需要在统计分析计划中明确描述这3个数据集的定义,同时明确对违背方案、脱落/缺失数据的处理方法。在定义分析数据集时,需遵循以下2个原则:①使偏倚减到最小;②控制Ⅰ类错误率的增加。

(四)剂量、疗程与观察时点

药物疗效与其剂量是密切相关的,剂量偏小会导致药物无效,剂量偏大可能会使毒副反应增多。因此,剂量探索是一项十分重要的研究内容。FGIDs往往症状重叠,而中药的复方治疗在改善整体症状、减少复发等方面存在优势,在进行剂量、疗程与观察时点、随访时间设计时,需要根据临床定位、试验目的、药物处方特点和给药途径进行合理设置,宜进行远期疗效探索[6]。

(五)疗效评价指标的选择

1. 中医证候疗效评价

辨证论治是中医药的特色之一,证的疗效评价自然也就成为中药新药疗效评价的特色。在疗效确证性试验中,现代医学的病与中医的证有机结合有助于中药新药证的疗效判定,采用病、证结合的模式是我国学者评价传统药物疗效的一个创造性举措。中医证候疗效为复合性指标,包括主症和次症共同积分的改变。以前FGIDs证候评价多参照《中药新药临床研究指导原则》中的尼莫地平法[7],但实际上其中存在一些问题,更合理的证候评价方法需要借助科学的综合指标体系,而这一体系的建立尚需时间。

2. 症状评价

症状评价在不同疾病中权重差异甚大,FGIDs基于症状的评价非常重要。以IBS为例,常见的症状评价模式有两种:一是定位于短期的单一主要症状的缓解(如腹痛、腹胀、腹泻、便秘等);二是定位于针对IBS的整体改善,如对于IBS-D,主要包括腹痛强度、粪便性状评估,其中粪便性状的评估可参考Bristol粪便性状量表。对于IBS-C,主要终点指标的两大组成部分为腹痛强度的评估和排便频率的评估(每周的完全自主排便次数)。对于腹痛强度的评价,推荐使用11等级(0~10)的数字等级量表。目前国际上通用的IBS的量表是基于症状形成的,即IBS症状严重程度量表(IBS symptom severity scale, IBS-SSS),其从腹痛的程度、腹痛的频率、腹胀的程度、排便满意度及对生活的影响五方面计算总分。

3. 生存质量评价

FGIDs患者生存质量评价目前常采用普适性量表与疾病特异性量表。SF 36是国际上应用最为广泛的普适性量表。国内常用的FD疾病特异性量表为功能性消化不良生存质量量表(functional digestive disorder quality of life questionnaire, FDDQL)。国际上,IBS疾病特异性量表较为通用的是IBS生存质量量表(irritable bowel syndrome-quality of life measure, IBS-QOL)。

4. 基于患者报告的结局疗效评价

基于患者报告临床结局量表(patient reported outcomes, PRO)是一种直接来自患者对于

功能性胃肠病的中西医结合治疗

自身健康状况的各方面的测量。2006 年 FDA 发布了《关于 PRO 应用于新药研发和疗效评价的指南草案》。目前基于患者自评的疗效评价指标越来越受到重视,基于 PRO 的研究越来越多。FGIDs 的疾病特点决定了在其临床疗效评价过程中,PRO 的使用能够体现中医药治疗特色[8],开发性能良好并获得国际公认的 PRO 量表是解决中医药疗效评价瓶颈问题的一个重要措施。

5. 精神心理量表

FGIDs 发病与精神心理因素密切相关。精神心理状态的测量常作为 FGIDs 临床疗效评价的辅助指标。常用的有医院焦虑抑郁量表(hospital anxiety and depression scale,HADS)、焦虑自评量表(self-rating anxiety scale,SAS)、抑郁自评量表(self-rating depression scale,SDS)、汉密尔顿焦虑量表(HAMA)、汉密尔顿抑郁量表(HAMD),各个量表繁简程度不一,可根据具体的临床研究目的选择使用。

综上所述,随着我国药物临床试验水平的不断提高,中药新药的疗效评价不仅应该遵循药物疗效评价的"随机、盲法、对照"的一般性原则,还要考虑中医药特点[9]。根据中药新药的适应证特点及药物自身特征,将疗效评价的一般原则科学、合理地体现于具体的方法之中。

第二节 临床循证研究进展

近年来,国内外有关 FGIDs 的临床研究数量非常多,检索 Pubmed、CNKI、万方数据库、CoChrane 图书馆,对文献进行梳理,包括随机对照试验、系统评价、指南及专家共识等,总结 FGIDs 的治疗进展(以 FD、IBS 和 FC 为例)。

一、FD

FD 是一种非常普遍的胃肠道功能失衡,潜在致病机制目前尚不清楚。针对 FD 的治疗,除了调整饮食结构、改变生活方式外,药物治疗主要包括促动力药、抑酸剂、抗抑郁药物等,传统中医药治疗也是 FD 的重要干预手段。

(一)促动力药

促动力药是一类通过刺激平滑肌收缩,从而增强胃排空及小肠转运的药物。常用的促动力药有甲氧氯普胺、多潘立酮、莫沙必利、伊托必利等。促动力药被推荐作为餐后不适综合征(postprandial distress syndrome,PDS)的一线治疗方法;而美国胃肠病学会和加拿大胃肠病学协会联合发表的消化不良指南建议其作为 FD 的第三线治疗。促动力药是否真正有效? 是否优于安慰剂治疗? 选择哪种促动力药疗效更佳? 针对这些临床问题,2018 年 Pittayanon R 等[10]的一项 Meta 分析表明:促动力剂西沙必利、阿考替胺和替加色罗可有效减轻消化不良症状,而伊托必利、莫沙必利与安慰剂没有区别;在生活质量改善方面促动力药和安慰剂没有差异。促动力药临床试验最常选用的对照药多潘立酮,其他促动力药(伊托必利、西尼必利、莫沙必利)在改善症状方面与多潘立酮差不多。

（二）抑酸剂

抑制胃酸治疗已被提出作为治疗 FD 的一种选择。常用药物如 PPI 和 H_2RA，它们可以减少胃酸并促进胃排空。虽然这些抑酸药的安全性得到认可，但也存在一些副作用，最常见的有头痛、腹痛、腹胀、腹泻和恶心。同时，长期使用 PPI 与感染性腹泻、骨折、细菌过度生长相关。H_2RA 患者是否适合长疗程服用 PPI，PPI 治疗是否可以使 H_2RA 症状得到缓解仍存有争议。

2017 年一项系统评价比较 PPI 与安慰剂、H_2RA 或促动力剂，在改善患者整体消化不良症状和生活质量方面的疗效差异[11]。该文章纳入 25 项 RCT(8 453 名受试者)，结果发现小剂量 PPI 的疗效与标准剂量 PPI 相似，亚组分析显示在缓解功能性消化不良患者的总体消化不良症状方面，PPI 比安慰剂更有效(RR 0.88，95%CI 0.82～0.94)。PPI 较 H_2RA 在缓解 FD 的总体消化不良症状上没有优势(RR 0.88，95%CI 0.74～1.04)，但 PPI 比促动力剂更有效(RR 0.89，95%CI 0.81～0.99)。与单用 PPI 相比，PPI 加上促动力剂对缓解总体消化不良症状可能没有优势(RR 0.85，95%CI 0.68～1.08)。与安慰剂相比，PPI 对 FD 的治疗有效，且与剂量和疗程无关，但缺乏高质量证据。

（三）抗抑郁治疗

精神、心理因素被公认为功能性消化不良的重要病因之一。一些抗抑郁药物也逐渐被纳入本病的治疗选择。常用药物包括传统的三环类、单胺氧化酶拮抗剂、四环类药物和 SSRI 等。国内外研究报道证实抗抑郁药可改善 FGIDs 患者的情绪异常，缓解症状，且联合其他药物使用疗效更佳。2021 年发表的一篇黛力新治疗 FD 有效性与安全性的 Meta 分析表明，黛力新治疗 FD 比单独使用常规消化道药物或安慰剂有效率更高，但不良反应发生率可能更高[12]。

（四）针灸

针灸作为一种传统的治疗方法，在我国被广泛用于 FGIDs 的治疗，但目前仍缺乏高质量的循证医学证据。2020 年发表的一篇 Meta 分析表明[13]，中医外治法是治疗 FD 的有效手段，总有效率、痊愈率均明显高于对照组，且能更好地降低症状积分，改善胃促生长素等。2021 年发表的一项研究显示[14]，针刺可显著改善餐后不适综合征患者餐后饱胀、早饱感、上腹胀和嗳气。但这些研究尚存在一些局限，如纳入患者的严重程度不一，纳入文献的质量较低，随机序列的产生和分配隐藏环节不严谨、盲法缺失等设计缺陷，都可影响结果的可靠性。

（五）中药治疗

FD 属于中医学胃脘痛、胃痞的范畴。临床研究资料显示，中药治疗可改善 FD 的症状，显示了良好的前景。例如，半夏泻心汤治疗 FD 随机对照试验的 Meta 分析，提示半夏泻心汤在提高临床总有效率、临床治愈率、改善临床症状、降低复发率方面效果良好。又如，四君子汤加味治疗 FD 的系统评价，结果显示在总有效率、症状积分方面，和单纯西药组比较，疗效存在优势,但仍需更多高质量的研究予以证明。

FD 是我国常见的功能性疾病之一。首先应注意排除器质性、系统性和代谢性疾病引起的消化不良症状。对于有报警症状的患者,应尽早予以相应的检查明确诊断。2017 年 12 月 27 日,国家药品监督管理局发布《中药新药用于功能性消化不良临床研究技术指导原则》,有助于指导 FD 的中药新药研发。目前国内正在开展的中药新药临床试验主要有安胃疡胶囊、连夏消痞颗粒、舒肝顺气丸三项。期待有更多临床定位清晰、有效缓解 FD 患者临床症状、提高患者生活质量的中药新药研发上市。

二、IBS

IBS 是一种胃肠道功能紊乱的慢性疾病,确切发病机制尚不清楚。近些年,国内外学者对 IBS 的临床实践和研究不断深入,提出了新的认识与概念。2016 年 FGIDs 的罗马Ⅳ标准颁布后,我国学者也进行了许多研究,并于 2020 年 12 月发布的《2020 年中国肠易激综合征专家共识意见》[15],达成包括 IBS 的定义与流行病学、病因与发病机制、诊断和治疗共 29 条共识意见。需要强调的是,因为目前 IBS 的治疗方法并不统一,主要是针对临床主要症状进行治疗,因此一旦诊断出 IBS,还需进一步诊断出亚型以制定个性化治疗方案,治疗的目标是改善症状,提高生活质量。

(一) 良好的生活方式干预

良好的生活方式干预是治疗 IBS 最重要和有效的非药物治疗方法。调整饮食是胃肠疾病治疗的一线方法,2020 年美国胃肠病学院(American College of Gastroenterology, ACG)发布的 IBS 管理指南建议 IBS 患者的饮食应规律,避免暴饮暴食,保证每天约 2 L 的液体摄入量,限制酒精或碳酸饮料摄入,减少脂肪、可溶性纤维、咖啡因和产气食物的摄入量[16]。《2020 年中国肠易激综合征专家共识意见》也提出 IBS 应避免食用诱发或加重 IBS 症状的食物。对于 IBS-C 患者,应增加可溶性好、黏性佳、发酵性差的纤维摄入,并尽量减少麦麸等产气不溶性纤维的摄入以免加重腹胀、腹痛症状。对于 IBS-D 患者则应严格限制脂肪摄入量。2020 年 12 月 ACG 发布的 IBS 诊治推荐对 IBS 患者进行有限的低 FODMAP 饮食,以改善整体 IBS 症状(弱推荐,很低证据质量)[16]。FODMAP 是指易发酵的短链碳水化合物,主要包括低聚糖、双糖、单糖和多元醇,不包括大部分多糖,如淀粉、纤维素。低聚糖主要存在于奶类及奶制品、豆类、谷物和坚果中;双糖主要指乳糖;单糖主要指果糖;多元醇主要包括山梨醇和甘露醇。虽然目前大量临床研究证实低 FODMAP 饮食可以显著改善多数 IBS 患者的症状,但长期过度低 FODMAP 饮食可能会导致营养不良和肠道菌群紊乱,且大多数低 FODMAP 饮食临床研究均在西方国家进行,我国人群的有效性还有待考量。因此,建议部分患者可以尝试有限的低 FODMAP 饮食,并需要专业人员的监督指导。

此外,适当的体育锻炼和维持健康的心理状态,也是预防 IBS 的良好手段,应予以重视。

(二) IBS 治疗药物进展

目前治疗 IBS 的药物包括解痉剂、通便剂、止泻药等,但没有药物可以同时覆盖腹痛、便

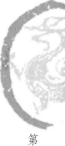

秘或腹泻等多个症状,有的药物甚至会增加腹胀、腹痛的症状,特别是刺激性泻药和抗抑郁药物的不良反应较多。

1. IBS-C

ACG 发布的 IBS 诊治指南建议使用鸟苷酸环化酶激动剂来治疗 IBS-C(强烈推荐,高证据质量)[16]。鸟苷酸环化酶受体被激活后,肠道蠕动显著增快,液体分泌明显增多,从而能够改善 IBS-C 症状。利那洛肽和普卡那肽是目前 FDA 批准的两种鸟苷酸环化酶激动剂。利那洛肽于 2019 年 1 月 15 日经国家药品监督管理局批准在中国上市,商品名为令泽舒。普卡那肽可通过刺激肠道分泌肠液和加速排便达到治疗 IBS-C 的效果。该药物最初获得 FDA 批准的适应证为慢性特发性便秘,近年来又被批准用于 IBS-C 的治疗,普卡那肽目前国内尚未上市。

2006 年在美国上市的鲁比前列酮是前列腺素类药物,可激活小肠上皮细胞表面的 2 型氯通道分子,通过将氯化物和水分排至肠腔中,加快胃肠道转运,从而治疗便秘。该药目前并无新近的 RCT 证据,ACG 发布的 IBS 诊治虽将其强烈推荐用于 IBS-C 治疗,但证据质量却为中等。目前国内暂无鲁比前列酮相关制剂获批上市。

2019 年 9 月 12 日 FDA 获准治疗 IBS-C 的新药 Tenapanor 上市,商品名为 Ibsrela®(盐酸特纳帕诺片),是钠/氢交换蛋白 3 的抑制剂,通过抑制小肠和结肠上皮细胞上钠/氢交换蛋白 3 的功能,减少小肠和结肠对钠离子的吸收,使水分在肠道内分泌增加,加快肠道蠕动并导致大便疏松,并能通过与结肠痛觉神经元上发现的瞬时受体电位香草素-1(transient receptor potential vanilloid-1, TRPV1)受体的相互作用来减少内脏痛觉过敏[17]。Tenapanor 已经在我国开展了 I 期临床试验(CTR20201783),有望在不久的将来可以给我国 IBS-C 患者带来更多的用药选择。

2. IBS-D

我国 IBS 患者以 IBS-D 最为常见。临床上多种药物可用于 IBS-D 的治疗,如抗生素利福昔明,止泻药物洛哌丁胺、阿洛司琼和艾沙度林等。加拿大胃肠病学会(CAG)和 ACG 指南基于 IBS-D 循证医学证据的推荐意见的证据等级都不高。

抗生素利福昔明可用于缓解 IBS 的整体症状和 IBS-D 的腹胀和腹痛,其治疗 IBS 的机制可能与调节肠道菌群有关。该药已被 FDA 批准用于非 IBS-C 的治疗。RCT 和相关 Meta 分析结果显示,主要为 IBS-D 患者使用利福昔明可明显获益;但相关研究间存在显著异质性,尽管其证据质量为中等也只作为 ACG 指南的弱推荐药物。

洛哌丁胺是用于止泻的合成阿片受体激动剂,早期的 RCT 结果表明洛哌丁胺可改善 IBS 患者排便频率和大便硬度,但并未能明显改善 IBS-D 患者的整体症状或腹痛,目前也缺乏长期应用的报道。基于证据不足,CAG 指南建议不要单独、持续地使用洛哌丁胺;ACG 指南不建议将其用于 IBS 整体症状的改善,但洛哌丁胺仍然可用于一些短期预防腹泻的情况。

艾沙度林是肠神经系统中的 μ 阿片受体激动剂、κ 阿片受体激动剂,以及 δ 阿片受体拮抗剂,已获 FDA 批准,尚未在我国上市。ACG 指南推荐混合型阿片受体激动-拮抗剂用于治疗 IBS-D 症状(弱推荐,中度证据质量)。

3. 疼痛治疗

治疗腹痛一般选择解痉药,可通过毒蕈碱受体、5-HT$_{1A}$ 受体、神经肽 1 受体、神经肽 2 受体、相应离子通道(钙、钾通道)、瞬时受体电位缓解肠道平滑肌痉挛。我国的一项多中心、随机对照试验研究证实,匹维溴铵可显著改善 IBS-D 患者的腹痛、腹泻和总体症状[18]。国际上多个指南和共识意见均推荐解痉剂作为改善 IBS 腹痛症状的一线用药,然而此类药物的支持证据等级并不高。此外,抗抑郁药也是缓解慢性腹痛的良好选择。腹泻时首选三环类抗抑郁药,便秘时选择 5-HT 受体拮抗剂可能更有用,因为其具有促动力作用[19]。

4. 益生菌治疗

美国胃肠病学会不建议使用益生菌来治疗整体 IBS 症状。《2020 年中国肠易激综合征专家共识意见》指出,益生菌对改善 IBS 症状有一定疗效,推荐级别:A+,40%;A,60%(证据等级:低等质量)。许多随机对照试验发现,益生菌可缓解 IBS 患者的单个症状和总体症状,但是各研究纳入的试验对象、治疗菌株、观察指标、疗程等均存在较大差异,因此难以获得关于有效治疗 IBS 的益生菌种属、剂量和疗程的结论性意见[20-21]。因此,未来的研究重点应放在寻找某些特定的益生菌,对 IBS 的治疗更有针对性。

5. 中医药治疗

近年来关于中医药治疗 IBS 的随机对照试验逐渐增多,《2020 年中国肠易激综合征专家共识意见》指出[15],痛泻要方和痛泻宁颗粒是目前治疗 IBS 证据较多的药物,被多项随机安慰剂对照研究证实其可改善 IBS-D 患者的总体症状和腹痛症状,降低排便频率、减轻排便窘迫感和排便不尽感。除此之外,还有四君子汤联合痛泻要方、升阳益胃汤、四神丸等 IBS-D 的随机对照研究,显示出了较好的疗效。

目前正在开展的 IBS 中药 RCT 研究包括熄风化湿颗粒、三仁润肠方、清化止泻方、肠激灵、舒肝解郁胶囊、仁术肠乐颗粒等。在群众对中医药需求越来越广泛的背景之下,我们期待中药新药研发能回归中医本身的特色和优势,体现中医的治疗特点和内涵,找到属于中药该有的临床定位,避免滥竽充数的药物出现。

6. 心理治疗

IBS 是脑-肠轴功能异常的疾病,ACG 指南推荐使用肠道导向的心理疗法来治疗 IBS 症状(弱推荐,很低证据质量)。我国指南强调心理认知和行为学指导是 IBS 治疗中的必要环节,心理治疗对部分 IBS 患者有效,但仅限于有资质的医疗机构实施(推荐级别:A+,48%,A,52%;证据等级:中等质量)。IBS 患者存在认知偏差和异常行为模式,常伴有抑郁、焦虑表现等心理问题,当前的心理治疗主要包括认知行为治疗、正念疗法、催眠治疗和暗示治疗等。然而,关于心理治疗的适应证尚未达成共识。

综上所述,目前用于治疗 IBS 的药物和方法较多,但经过严格的循证医学研究证实疗效和安全性的并不多。IBS 的治疗药物选择需根据患者的特异性症状及药物的疗效证据,其中利那洛肽的有效性和安全性已经得到临床试验证实,为 IBS-C 提供了新的治疗选择。期待更多经科学设计的临床研究,寻找最理想的剂量方案及最节约医疗成本且有效的治疗策略问世,帮助我国 IBS 患者获益。

三、FC

FC 表现为持续的排便困难、排便次数减少或排便不尽感,且不符合 IBS 的诊断标准。

随着饮食结构改变、社会心理因素的影响,FC的发病率逐年增加,长期便秘可引起肛裂、痔疮、直肠脱垂等肛肠疾病,还会诱发心脑血管意外事件等,严重影响人们的生活质量。

初始治疗包括改变饮食习惯(增加膳食纤维摄入)、生活方式改变、使用经典泻药(纤维补充剂、润滑剂、渗透性和刺激性泻药)。纤维补充剂和渗透性泻药是有效的一线疗法。然而,仍有20%~40%的患者疗效不满意,针对这类患者,建议进一步行球囊逼出试验、肛门直肠测压等检查以明确便秘亚型,再予以针对性个体化治疗。慢传输型便秘使用药物促进肠蠕动是缓解症状的关键;排便障碍型与盆底肌肉功能不协调有关,生物反馈治疗效果更佳。胆汁酸转运体抑制剂可能对缺乏胆汁酸到达结肠的便秘患者有益。

(一)调整生活方式

合理膳食、多饮水、运动,建立良好的排便习惯是治疗FC的基础治疗措施。有研究对慢传输型便秘患者随机给予地中海饮食或一般饮食(55%碳水化合物、15%~20%蛋白质、30%脂肪)进行一项为期2周导入期、8周治疗期、2周洗脱期的研究,发现8周地中海饮食能明显改善患者的便秘症状,减少结肠传输时间。

(二)西药治疗

口服泻药是FC临床较常采取的治疗方式。目前主要的药物:渗透性泻药(聚乙二醇、乳果糖)、刺激性泻药(比沙可啶)、肠道促分泌药(利那洛肽)、5-HT$_4$受体激动剂和胆汁酸转运抑制剂等。

1. 5-HT$_4$受体激动剂

5-HT$_4$受体激动剂是促动力剂的一种,包括西沙比利、莫沙必利、替加色罗及普芦卡必利等。西沙比利、替加色罗对心血管有严重的不良反应,现已退出市场。Yiannakou等[22]首次对374例男性慢性便秘患者进行一项普芦卡必利的多中心随机对照研究,发现普芦卡必利与安慰剂比较,在男性患者中每周>3次的自发完成排便的比例显著增加。

2. 肠道氯离子(Cl$^-$)促分泌剂

肠道Cl$^-$促分泌剂可促进Cl$^-$经肠上皮基底侧Na$^+$-K$^+$-Cl$^-$同向转运体进入肠上皮细胞。目前用于治疗便秘的肠道Cl$^-$促分泌剂主要包括利那洛肽、普卡那肽、鲁比前列酮等[23]。鲁比前列酮的临床试验正在国内开展。鲁比前列酮是一类Ⅱ型氯通道(chloride channels,ClC-2)活化剂,具有亲脂性,是肠道难以吸收的一种前列腺素类似物,通过活化ClC-2,引起Cl$^-$、Na$^+$和水进入肠腔,疏松大便使得排便频率增加、改变大便性状、减轻排便费力感和缓解排便的总体症状。Lacy等[3]对483例伴有腹胀的慢性特发性便秘患者进行了一项为期12周的随机对照试验,发现利那洛肽显著改善了慢性特发性便秘患者的肠道症状及腹部症状。

3. SGLT1选择性抑制剂

葡萄糖在小肠中的吸收主要依赖小肠上皮细胞刷状缘膜上钠-葡萄糖协同转运蛋白-1(sodium-glucose cotransporter 1,SGLT1),从食物中摄取的葡萄糖可通过SGLT1被小肠吸收,抑制小肠SGLT1可使胃肠道残余葡萄糖水平升高,可能引起跨细胞渗透梯度,从而促进渗透水的保留。

Mizagliflozin是一种葡萄糖转运体SGLT1选择性抑制剂,作为一种抗糖尿病药物应用于临床,可改善患者餐后血糖水平。最新的研究表明 Mizagliflozin 可用于治疗慢性便秘[24]。一项多中心、双盲、随机对照的Ⅱ期临床研究观察不同剂量 Mizagliflozin(10 mg/d、5 mg/d)和安慰剂用于治疗日本 FC 患者。结果显示,与安慰剂组相比,不同剂量 Mizagliflozin 治疗 1 周后的自发排便次数显著增加,且 Mizagliflozin 10 mg/d 组患者在治疗后 4 周出现完全自发性排便的比例高于安慰剂组,但 Mizagliflozin 不同剂量组患者也出现了一定比例的腹泻[25]。

4. 胆汁酸转运抑制剂

依洛昔巴特是一种为治疗慢性便秘和针对便秘为主的 IBS 而开发的药物,可通过抑制回肠胆汁酸转运体,增加胆汁酸浓度,促进结肠分泌和收缩,从而加速结肠转运,刺激排便,最终达到改善患者排便情况的效果[26]。NGM282 是成纤维细胞生长因子 19 的类似物,成纤维细胞生长因子 19 是动物和人类胆汁酸合成的有效抑制剂。在一项安慰剂对照临床试验中显示 NGM282 可加快 FC 患者胃和结肠的传输速度,增加排便次数,使大便变得松散,排便更加顺畅[27]。

5. 钠/氢交换蛋白 3 抑制剂

钠/氢交换蛋白 3(Na$^+$/H$^+$ exchanger-3,NHE3)抑制剂的作用位点位于肠黏膜上皮细胞顶膜的离子通道蛋白,主动内向转运 Na$^+$、Cl$^-$ 等电解质产生的跨上皮电解质浓度差是驱动结肠液体重吸收的原动力[28]。Tenapanor 可通过抑制或阻断胃肠道 NHE3 转运而减少饮食中钠的吸收,导致肠道内 Na$^+$ 增加,进而增加肠道的液体,减轻便秘症状[28]。

6. 二酰基甘油酰基转移酶抑制剂

2019 年,用于代谢性疾病治疗的二酰基甘油酰基转移酶 1(diacylglycerol acyltransferase,DGAT1)的小分子抑制剂 pradigastat 在中国获批上市,其适应证为 FC。

虽然治疗 FC 的新药不断问世,但目前 FC 患者的治疗满意度仍然<50%。2019 年发表在《柳叶刀》子刊——《胃肠肝病学杂志》的一篇评价药物治疗特发性便秘疗效的网状 Meta 分析结果显示[29],常用渗透或刺激性泻药、依洛昔巴特、利那洛肽、鲁比前列酮、mizagliflozin等疗效均优于安慰剂,且普芦卡必利疗效最佳。然而,由于大多数试验的治疗时间为 4~12 周,这些药物的长期疗效尚不清楚。

因此,对于这些新问世的新药,许多尚未在我国上市,对于药物的远期疗效和安全性仍需要更多高质量多中心随机对照试验(RCT)证实。

(三)非药物治疗

振动胶囊可通过物理振动刺激肠道蠕动,这一概念最早由 Ron 等[30]首次提出。我国长海医院自主研发的智能手机控制的振动胶囊,临床研究初步证实可显著缓解 FC 患者的症状,但由于样本量较小,有待进一步开展多中心、大样本临床研究明确其临床应用价值[31]。此外,生物反馈是治疗盆底肌功能障碍所致便秘的有效方法。

(四)微生态疗法

目前微生态制剂是 FC 研究的热点,各类研究涉及制剂的不同类型、组合、浓度,以及治疗时间和频率。患者自身因素,如便秘时间长短、年龄、性别、肠道菌群的个体异质性、饮食结构等都会影响研究结果,研究异质性较大。益生菌治疗 FC 方面尚无定论,仍需大量的实验探索这一问题。

（五）中医药治疗

近年来中药治疗 FC 的高质量 RCT 试验并不多。王垂杰教授团队开展了评价理气通便方治疗 FC(肠道气滞证)的随机双盲安慰剂对照试验取得了不错的疗效[32]。此外，还有四磨汤口服液治疗 FC、益气开秘方联合生物反馈治疗 FC 等研究正在进行中。

中医外治法方面，包括针刺[33]、穴位埋线、穴位敷贴、推拿、耳穴等在 FC 中发挥重要作用。北京广安门医院刘志顺等的一项电针治疗 FC 的全国多中心 RCT 研究，共纳入 1 075 例患者，显示电针组有非常好的疗效[34]。另一篇灸法治疗 FC 有效性与安全性的 Meta 分析结果显示，灸法治疗 FC 在总有效率、治愈率方面均具有优势，但只纳入了 10 篇 RCT 的结果[35]。因此，仍需开展多中心、大样本的中医药治疗 FC 的高质量 RCT，提高整体文献质量。

························· 参 考 文 献 ·························

[1] 落楠.2020 年度新药注册临床试验现状报告发布[N].中国医药报.2011-11-17(001).

[2] 中华人民共和国中央人民政府.中共中央　国务院关于促进中医药传承创新发展的意见[EB/OL].[2022-03-01]. http://www.gov.cn/zhengce/2019-10/26/content_5445336.

[3] 钟伟华,陆梦洁,刘玉秀,等.随机分配簿:实现临床试验随机分配遮蔽的新技术[J].医学研究生学报,2017,30(1): 91-94.

[4] 刘保延,文天才,姚晨,等.多中心临床试验中的中央随机系统研究[J].中国新药与临床杂志,2006(12):931-934.

[5] 赵迎盼,陆芳,高蕊.功能性胃肠病中药新药临床研究方案设计与疗效评价的探讨[J].中药新药与临床药理,2015, 26(4):566-570.

[6] 张北华,唐旭东.功能性胃肠病中药复方临床研究实践与思考[J].中国药理学与毒理学杂志,2019,33(9):649.

[7] 郑筱萸.中药新药临床研究指导原则[M].北京:中国医药科技出版社,2002.

[8] 安宇,王阶,李赵陵.中药新药临床疗效评价的现状与发展[J].中华中医药杂志,2015,30(1):9-11.

[9] 王海南.中药新药临床疗效判定的几个关键因素[J].世界科学技术-中医药现代化,2007,9(1):21-24.

[10] Pittayanon R, Yuan Y, Bollegala N P, et al. Prokinetics for Functional Dyspepsia: A Systematic Review and Meta-Analysis of Randomized Control Trials[J]. Am J Gastroenterol, 2019,114(2): 233-243.

[11] Pinto-Sanchez M I, Yuan Y, Hassan A, et al. Proton Pump Inhibitors for Functional Dyspepsia[J]. Cochrane Database Syst Rev, 2017, 11(11): CD011194.

[12] 张羽博,杜雅馨,管洁琼,等.黛力新治疗功能性消化不良有效性与安全性的 Meta 分析[J].中国循证医学杂志, 2021,21(4):438-445.

[13] 余卫锋,张智,陈远方,等.中医外治法治疗功能性消化不良 Meta 分析[J].中国中医药信息杂志,2020,27(1): 86-91.

[14] 王宇,杨静雯,胡慧,等.针刺改善 278 例餐后不适综合征患者消化不良相关症状:一项多中心随机对照研究的二次分析[J].中国针灸,2021,41(6):583-587.

[15] 中华医学会消化病学分会胃肠功能性疾病协作组,中华医学会消化病学分会胃肠动力学组.2020 年中国肠易激综合征专家共识意见[J].中华消化杂志,2020,40(12):803-818.

[16] Lacy BE, Pimentel M, Brenner DM, et al. ACG Clinical Guideline: Management of Irritable Bowel Syndrome[J]. Am J Gastroenterol, 2021,116(1): 17-44.

[17] Chey WD, Lembo AJ, Yang Y, et al. Efficacy of Tenapanor in Treating Patients With Irritable Bowel Syndrome With Constipation: A 26-Week, Placebo-Controlled Phase 3 Trial (T3MPO-2) [J]. Am J Gastroenterol, 2021, 116(6): 1294-1303.

[18] 姚佳敏,唐梅文,夏琳超,等.中医药对比匹维溴铵治疗腹泻型肠易激综合征疗效的 Meta 分析[J].环球中医药, 2021,14(9):1722-1730.

[19] 顾浩然,卞兆连.2020 年美国胃肠病学会《肠易激综合征临床指南》解读及中美诊治对比[J].中国医药导报,2021,

18(30):4-8.

[20] 陈秋杉,梅昭均,李仁君.布拉酵母菌辅助治疗腹泻型肠易激综合征疗效的 Meta 分析[J].中国微生态学杂志,2021,33(8):900-904.

[21] Ishaque SM, Khosruzzaman SM, Ahmed DS, et al. A Randomized Placebo-Controlled Clinical Trial of a Multi-Strain Probiotic Formulation (Bio-Kult®) in the Management of Diarrhea-Predominant Irritable Bowel Syndrome[J]. BMC Gastroenterol, 2018, 18(1): 71.

[22] Yiannakou Y, Piessevaux H, Bouchoucha M, et al. A Randomized, Double-Blind, Placebo-Controlled, Phase 3 Trial to Evaluate the Efficacy, Safety, and Tolerability of Prucalopride in Men with Chronic Constipation[J]. Am J Gastroenterol, 2015, 110(5): 741-748.

[23] 姜亚,林琳.肠道促分泌药治疗慢性便秘的临床进展[J].胃肠病学,2020,25(3):176-179.

[24] Fukudo S, Kaku K. Future Possibility of Mizagliflozin on Functional Constipation and/or Irritable Bowel Syndrome With Constipation[J]. Gastroenterology, 2019,157(3): 898-899.

[25] Fukudo S, Endo Y, Hongo M, et al. Safety and Efficacy of the Sodium-Glucose Cotransporter 1 Inhibitor Mizagliflozin for Functional Constipation: A Randomised, Placebo-Controlled, Double-blind Phase 2 Trial[J]. Lancet Gastroenterol Hepatol, 2018, 3(9): 603-613.

[26] 王相峰,张四喜,宿文昱,等.慢性便秘治疗新药-Elobixibat[J].实用药物与临床,2019,22(7):773-776.

[27] Oduyebo I, Camilleri M, Nelson AD, et al. Effects of NGM282, an FGF19 Variant, on Colonic Transit and Bowel Function in Functional Constipation: A Randomized Phase 2 Trial[J]. Am J Gastroenterol, 2018, 113(5): 725-734.

[28] 夏博,王芳,李增军.治疗便秘型肠易激综合征新药:钠/氢交换蛋白 3 抑制剂 tenapanor[J].中国新药与临床杂志,2020,39(10):596-599.

[29] Luthra P, Camilleri M, Burr N E, et al. Efficacy of Drugs in Chronic Idiopathic Constipation: A Systematic Review and Network Meta-Analysis[J]. Lancet Gastroenterol Hepatol, 2019, 4(11): 831-844.

[30] Ron Y, Halpern Z, Safadi R, et al. Safety and Efficacy of the Vibrating Capsule, an Innovative Non-Pharmacological Treatment Modality for Chronic Constipation[J]. Neurogastroenterol Motil, 2015, 27(1): 99-104.

[31] 朱佳慧,钱阳阳,于金,等.振动胶囊治疗功能性便秘的安全性和有效性单中心随机对照研究[J].中华消化杂志,2021,41(10):677-684.

[32] 李玉锋,姜巍,刘阳,等.理气通便方治疗功能性便秘(肠道气滞证)的随机双盲安慰剂对照临床研究[J].世界中西医结合杂志,2021,16(10):1900-1904.

[33] Liu B, Wu J, Yan S, et al. Electroacupuncture vs Prucalopride for Severe Chronic Constipation: A Multicenter, Randomized, Controlled, Noninferiority Trial[J]. Am J Gastroenterol, 2021, 116(5): 1024-1035.

[34] Liu Z, Yan S, Wu J, et al. Acupuncture for Chronic Severe Functional Constipation: A Randomized Trial[J]. Ann Intern Med, 2016, 165(11): 761-769.

[35] Wang XY, Wang H, Guan YY, et al. Acupuncture for Functional Gastrointestinal Disorder: A Systematic Review and Meta-Analysis[J]. J Gastroenterol Hepatol, 2021, 36(11): 3015-3026.

第十六章　基础研究进展

第一节　动物模型的制备与应用

一、FD

（一）单因素造模法

单因素造模法包括不规则喂养法、胃酸刺激法、夹尾刺激法、束缚应激法、吗啡阿托品灌胃法、碘乙酰胺造模法、耗气破气法等。

1. 不规则喂养法

不规则喂养法[1]是采用饮食诱导 FD 模型,通过采用单日进食、双日禁食,但不禁水的饲喂方法,改变大鼠正常的饮食规律,诱导胃的电节律失常,同时配合超声波噪声刺激引起动物烦躁不安的情绪,以建立 FD 大鼠模型。此种方法诱导的 FD 模型在中医中多用来研究 FD 脾胃虚弱证。

2. 胃酸刺激法

胃酸刺激法[2]是采用化学方法诱导 FD 模型,通过灌胃给予大鼠 4℃ 食醋灌胃,每天 1 次,连续 10 天构建模型,大鼠出现活动减少、倦卧乏力、饮食饮水量明显减少等类似 FD 患者临床表现等症状。此种方法诱导的 FD 大鼠模型常用来研究功能性消化不良脾胃虚寒证。

3. 夹尾刺激法

夹尾刺激法[3-6]是国内最常用的 FD 造模方法,采用鼠夹夹大鼠尾巴远端 1/3 处,每次夹尾持续 30 min,每日 4 次,连续刺激 7 天,夹尾刺激过程中,大鼠出现烦躁易怒而相互撕咬,伴随进食量减少、排泄物臭秽、毛发枯槁、光泽减少、反应迟钝等表现。此种方法诱导的模型常用来研究 FD 肝郁气滞证。

4. 束缚刺激法

束缚刺激法[7]是指每日将大鼠束缚于特制的束缚架上 3 h,连续 21 天后大鼠可出现焦虑、进食量减少等症状。束缚刺激法与夹尾刺激法相同,都是通过影响大鼠情志改变,从而形成脾虚症状。

5. 吗啡、阿托品灌胃法

吗啡、阿托品灌胃法[8-9]是指运用吗啡、阿托品建立 FD 大鼠模型。阿托品是胆碱能神经 M 受体阻滞剂,可舒张胃肠平滑肌,从而减慢胃肠运动,吗啡与阿托品作用相反,它可以增加胃肠平滑肌张力,进而抑制胃肠推进。此法造模属于胃动力障碍性 FD 模型。

6. 碘乙酰胺造模法

碘乙酰胺造模法[10-11]是国际上比较认可的 FD 的造模方法。碘乙酰胺是蛋白组学中半胱氨酸和组氨酸的烷基化试剂,可抑制蛋白酶活力下降甚至消失而不使蛋白变性,具有诱导细胞缺氧、黏膜损伤、焦虑和抑郁等作用,可基本模拟 FD 的病理生理机制。此方法是将 SPF 级雄性 SD 大鼠给予 0.1% 蔗糖溶液灌胃(每日 0.2 mL),连续灌胃 6 天后大鼠出现体重明显下降、倦怠嗜卧、大便稀溏、食欲明显下降、毛发枯槁等症状。此模型相当于中医的脾虚证。

7. 耗气破气法

耗气破气法[12]是指每日给予大鼠重量比为 1∶1∶1 的大黄、厚朴、枳实的浓缩药灌胃,每日 2 次,每次 2 mL,连续 6 周后处死大鼠并观察大鼠宏观表现、胃黏膜上皮细胞等各种指标。中医认为长期采用此法可损伤体内正气,而形成脾气虚弱证。

(二)双因素造模法

1. 不规则喂养法和酸刺激法

不规则喂养法和酸刺激法[13]是指将模型组大鼠自行设计的不规则喂养法(单日进食、双日禁食)饲养 4 周,以打乱大鼠正常的饮食节律,让大鼠自由饮水,每升饮水中加入 10 mol/L HCL 10 mL,以破坏胃内酸碱环境建立大鼠胃电节律失常模型。

2. 不规则喂养法和夹尾刺激法

不规则喂养法和夹尾刺激法[14-15]是将模型组大鼠给予不规则喂食和夹尾刺激双因素的造模方法,即单日正常进食、双日禁食不禁水,连续 2 周后,继续以上喂养方法的同时,用长海绵钳夹大鼠尾巴远端 1/3 处,以不破皮为度,以激怒幼鼠,每次夹尾刺激 20 min,每隔 3 h 刺激 1 次,每日 3 次,连续刺激 1 周后大鼠出现肝郁脾虚的症状。

3. 碘乙酰胺灌胃和改良小平台法

碘乙酰胺灌胃和改良小平台法[11]是采用 0.1% 碘乙酰胺蔗糖溶液灌胃(每日 0.2 mL),连续灌胃 6 天,再给予改良小平台法处理,即将小平台站立箱水槽中注水,大鼠可在小平台面上正常活动,若大鼠进入睡眠状态,则会因肌肉舒张而落入水槽中,每日持续 14 h,连续 14 天,建立胃动力障碍型 FD 模型,14 天后模型组大鼠出现明显消瘦、倦怠嗜卧、大便稀溏、毛发枯槁、食欲下降等现象。

4. 不规则喂养和左旋精氨酸法

不规则喂养法和左旋精氨酸法[16]是指给予幼鼠足食 2 天、禁食 1 天,循环实施,共 15 天,在造模的第 11 天腹腔注射左旋精氨酸 3.7 g/kg,在第 12~15 天腹腔注射左旋精氨酸 1.85 g/kg。

(三)多因素造模法

多因素造模法包括慢性束缚法+过度疲劳法+饮食失节法,食物剥夺+明暗颠倒+夹尾束缚,以及大黄煎剂+高脂饲料喂养+束缚及游泳法、番泻叶煎剂+高脂饲料喂养+束缚及游泳法,夹尾刺激+饮食不规律+饮酸法,碘乙酰胺灌胃法+小平台站立法+饮食失节法,夹尾刺激法+不规则饮食法+冰生理盐水灌胃法,慢性束缚+夹尾刺激法+摇晃+游泳+饮食失节法等。

1. 慢性束缚+过度疲劳+饮食失节法

慢性束缚法+过度疲劳法+饮食失节法[17-18]是采用复合病因造模法,连续21天,制造FD大鼠模型。根据造模前后大鼠毛发、大便、食量、体质量等变化情况,可知肝郁脾虚证FD大鼠造模成功。也有在此基础上加入夹尾刺激法建立模型。

2. 食物剥夺+明暗颠倒+夹尾刺激法

食物剥夺、明暗颠倒及夹尾束缚等9种方法联合造模[19](食物剥夺;食物剥夺并空瓶刺激;明暗颠倒;湿笼饲养;强迫游泳;倒悬;束缚;超声波噪声;夹尾),每天随机选取9种刺激中的任意1种,相邻2天的刺激不能重复,使动物不能预知刺激的发生,连续刺激21天,可以成功塑造肝郁脾虚证FD大鼠。

3. 泻下药+高脂饲料喂养+束缚及游泳法

(1) 大黄煎剂+高脂饲料喂养+束缚及游泳法[20]:用浓度为0.5 g/mL的大黄煎剂及提前制备的高脂饲料适应性喂养1周后,再将大鼠束缚于束缚架上,每日3 h,连续21天,同时每日强迫大鼠游泳12 min,持续3周。结果发现此造模方法使胃排空率和小肠推进率显著降低,实现了多种致病因素相结合,更贴合FD的发病机制,但是此法倾向于脾虚症状的造模方向。

(2) 番泻叶煎剂+高脂饲料喂养+束缚及游泳法[21]:大鼠适应性喂养3天后,每次给予1.5 mL的番泻叶煎剂灌胃,连续给药10天,并进行高脂饮食饲养2周,同时将大鼠束缚于束缚架上,每日3 h,连续21天。另外,强迫实验大鼠每日游泳12 min,持续2周。

4. 夹尾刺激法+饮食不规律+饮酸法[22]

大鼠每隔2天禁食1天,并且每天用鼠夹夹大鼠尾部末端,每只大鼠1次夹尾10 min,每日4次。造模期间,给予大鼠稀盐酸水(1 000 mL水中加入10 mol/L的盐酸10 mL)。

5. 碘乙酰胺灌胃法+小平台站立法+饮食失节法[23]

给予幼鼠0.1%碘乙酰胺蔗糖溶液0.2 mL/只灌胃,每日1次,并采用小平台站立法,期间进食日足量喂食,隔日禁食,造模共14天。此法能较好地模拟中医学肝郁脾虚证。

6. 夹尾刺激法+不规则饮食法+冰生理盐水灌胃法[24]

采用夹尾法夹大鼠尾部,每日2次,连续14天,同时用冰生理盐水(-4℃ 0.9% NaCl注射液2 mL,每日2次)灌胃,其间打乱大鼠正常饮食(逢单日进食、双日禁食、不禁水)。

7. 慢性束缚+夹尾刺激法+摇晃+游泳+饮食失节法[25]

将大鼠放置于束缚盒内3 h,夹尾30 min,摇晃饲养箱5 min,游泳10 min,并隔日进行喂食,连续3周。

二、IBS

IBS生理机制尚未完全阐明,因此建立典型、稳定、易重复的IBS动物模型至关重要,是进一步开展IBS相关研究的重要基础。其造模方法可分为病理模型和病症结合模型。

(一) IBS-D 模型

1. 母婴分离法

母婴分离法[26-27]诱导IBS-D模型是指将新生幼鼠与母鼠及同窝幼鼠进行人为分离以

模拟早期生活应激事件导致行为及神经发育异常,并在成年后持续出现内脏高敏感化现象。目前最普遍使用的方法是在产后第 2 天(PND2)到产后第 21 天(PND21),每日将幼鼠与母鼠分离,3 h 后,将幼鼠放回笼中,之后将哺乳期母鼠放回,使母婴团聚。母婴分离模型具有内脏高敏感性、结肠动力增强、肠上皮通透性增加、肠道菌群失调等特征,可在多个方面模拟 IBS 疾病特征,其模拟的内脏高敏感性持久稳定、重复性好,故常被学者用于复制内脏高敏感性的模型,但同时有造模时间长、对实验操作要求及成本高、死亡率高的缺点。

2. 束缚应激法

束缚应激模型[28]是指对身体实施束缚刺激的应激造模方式,是实验医学最普遍应用的神经、心理刺激类应激源之一。研究采用慢性束缚应激的刺激量为束缚每日 2 h 且持续束缚 14 天可以成功复制出成熟的 IBS-D 模型。在束缚时用医学弹性网状绷带束缚大鼠,能在一定程度上降低操作误差,适用于大样本量的实验。

3. 直结肠扩张法

直结肠扩张模型[29-30]是一种可重复的、可靠的内脏刺激,可在大鼠未麻醉状态下实施。其方法是使用出生第 8 天的幼鼠,向球囊中注入 0.3 mL 水后插入肠腔并施加 60 mmHg 的压力持续刺激 1 min,每日 2 次,持续 2 周。此种造模方法可使大鼠内脏敏感性显著增高,模型稳定性增强,但其造模的周期过长。

4. 病证结合动物模型

病证结合模型是根据中医的病因病机采用化学、物理和束缚应激或制备特殊饮食等多因素方法使原有动物状态和身体条件发生变化,表现出相关证型的症状和体征,从而构建出中医证型与西医疾病相结合的模型。根据《肠易激综合征中医诊疗专家共识意见(2017)》,IBS-D 分为 5 个证型,分别是肝郁脾虚证、脾虚湿盛证、脾肾阳虚证、脾胃湿热证及寒热错杂证[31-32]。

(1)肝郁脾虚病证结合模型:采用母婴分离+束缚+番泻叶灌胃三因素联合造模,其母婴分离能造成大鼠的内脏高敏感性,并联合使用功能国内相对公认的慢性束缚法产生心理应激进而造成肝郁脾虚的证候模型,再通过番泻叶灌胃使大鼠脾虚产生稀便及大便次数增多的症状。

(2)脾肾阳虚病证结合模型:采用母婴分离+番泻叶灌胃、避水应激+番泻叶灌胃及直肠扩张造模,并用中药治疗,反证其证候造模成功;也有采用母婴分离或直肠扩张或避水应激联合番泻叶灌胃进行造模。

(3)脾胃湿热病证结合模型:采用慢性应激动物模型与脾胃湿热证模型相结合制备其动物模型,使用高脂高糖饲料喂养+湿热环境+白酒灌胃+随机刺激建立模型,通过基于肥甘厚味之品及外界湿热之邪共同作用,造成脾胃湿热的证型,并通过随机刺激导致大鼠内脏高敏感性。

(二) IBS-C 模型

IBS-C 模型可分为三种类型,包括慢传输型便秘(结肠型便秘)、排便障碍型便秘和混合型便秘。目前,有关 IBS-C 机制和治疗的动物实验是研究的一大热点,三种类型中又以慢传输型便秘模型为代表,排便障碍型便秘多以手术的方法造模[33],对实验动物有创伤,不利于后期喂养治疗,且不属于功能性疾病范畴。故本章仅介绍慢性传输型便秘(结肠型便秘)造模方法。便秘造模选用的动物多以大鼠为主,大鼠具有经济、易得、繁殖快、耐受力高等优点,造模的方法亦有多样,主要分为药物与非药物法。

1. 非药物法造模

(1) 限水法[34-35]:通过限制大鼠饮水使肠道水分重吸收增加制作便秘模型。因肠道水分重吸收增加导致大便干结是便秘的重要原因之一。造模时,首先常规饲养并测定、计算此大鼠正常日饮水量,估计每日大便量正常值范围,之后于造模的第1、2天给水量为正常日饮水量的1/6,第3~6天为1/3,每日分2次以手持水瓶的方式给水,造模结束发现大鼠出现干燥如豌豆样、圆柱状粪便。限水法操作简单,但因易受环境因素影响,效果不稳定。

(2) 低纤维饮食法[36]:指给予大鼠饲喂低纤维饲料(41.5%的玉米淀粉、10.0%蔗糖、24.5%牛奶酪蛋白、7.0%的矿物质、10.0%糊精、6.0%的玉米油、1.0%维生素),连续5周后模型组的粪便质量、粪便含水量相对于正常饮食组显著降低,造模成功。

(3) 冰水刺激法[37-38]:指每日用冰水(0~4℃生理盐水)按2 mL/只给大鼠灌胃,共14天。结果模型组大鼠排便量和粪便含水量明显低于正常组。此法主要通过物理刺激模拟FC,无药物影响。但亦有人认为此法虽未造成器质性损害,但更接近IBS的概念,反复冰水刺激导致胃肠功能紊乱,造模效果并不稳定。

2. 药物法造模

(1) 复方地芬诺酯:又称作复方苯乙哌啶,长期使用复方苯乙哌啶可导致肠道传输速度明显减慢,减弱结肠动力而造成便秘,并未产生病理组织损害,不造成体重丢失,比较接近慢传输型便秘的结肠功能状态,饲喂此药是目前国内较为常用的造模方法。具体方法是将复方苯乙哌啶混匀到饲料中让大鼠自食,每天8 mg/kg体重,饲养120天[39]。

(2) 洛哌丁胺:又名易蒙停,作用与吗啡类似,可有效抑制肠蠕动,延长肠内容物的滞留时间,但无吗啡样中枢抑制作用,亦不影响肠腔内溶质和水的转运,是目前较为常用的造模方法。洛哌丁胺法是指连续给大鼠按3.0 mg/kg体质量灌胃洛哌丁胺悬液(洛哌丁胺溶于1.0 mL 0.9%的生理盐水),造模后大鼠摄食量、排便量、粪便含水量均减少[40]。

(3) 黄连素:又名盐酸小檗碱,是一种抗菌消炎的常用药,便秘是其常见的副作用之一。具体方法是以50 mg/kg的盐酸小檗碱按10 mL/kg体重连续灌胃14天,每天1次,造模成功后大鼠体重未受明显影响[41]。

第二节 发病机制研究

FGIDs是一组由生理、精神心理和社会因素相互作用而产生的,缺乏器质性病理改变,根据胃肠道症状分类的疾病。随着肠道菌群、代谢组学、免疫分子学、遗传学等多组学的兴起,有关FGIDs研究的不断深入,人们对本病的病理生理认识不断提升。

一、饮食

很多 FGIDs 患者症状与摄入特定食物存在一定关联,由于饮食活动会直接导致胃肠道生物群发生变化,这可能是导致 FGIDs 的致病因素之一[42]。在豆科植物、坚果、含乳糖食品中存在大量的可发酵低聚糖、多元醇及单双糖,会导致患者症状[43-44]。另一项研究发现,一些 IBS 和 FD 患者,在组织学、血清标记均无实质性证据证明其为乳糜泻的情况下,但将食物内谷蛋白去除后患者的症状能够得到明显的缓解,研究者将其称为非乳糜泻谷蛋白敏感性。

二、遗传及基因多态性

FGIDs 经常在家族内多发。研究显示,IBS 在家族内聚集[45],同卵双胞胎中 IBS 发生的相关性高于异卵双胞胎。研究显示,上皮屏障功能和免疫调节、5-HT 信号转导的相关基因、大麻素受体和胆汁酸合成相关的基因密切相关[46-48]。

三、黏膜低度炎症、免疫活化和肠道通透性改变

以人群为基础的研究表明,FGIDs 患者的黏膜嗜酸性粒细胞增多与同时存在的结肠螺旋体病之间存在联系[49-50]。IBS-D 患者和 FD 患者常同时伴有黏膜炎症的组织学证据及分离的外周血单核细胞中促炎因子释放的增加[51]。通过培养 IBS-D 患者外周血单核细胞上清液并用于动物研究,发现小鼠对机械刺激产生了超敏反应,肿瘤坏死因子-α 拮抗剂英夫利昔单抗可对此作用进行有效的阻断[52]。

四、微生物-肠-脑轴

既往研究发现,在 FGIDs 患者中,焦虑症和抑郁症的患病率都很高。部分研究者认为 FGIDs 可能是脑功能障碍的主要表现,甚至可能是主要的躯体化表现形式[53-56]。机体通过对脑-肠轴的调节改善胃肠道功能。随着肠道菌群研究的深入,研究者发现,胃肠道内存数量巨大的微生物及其代谢物不仅发挥局部调节胃肠道功能,而且可通过脑-肠轴发挥全身调节作用。新的生物学概念"微生物-肠-脑轴"逐渐替代脑-肠轴而为研究者所接受。微生物-肠-脑轴在功能性胃肠病、精神疾病中均有作用,涉及肠道菌群、细菌代谢物、肠道免疫应答、神经信号通路、内分泌等[57]。

(一)微生物及其代谢物

肠道微生物群是由细菌、真菌和病毒等组成的高度复杂的微生物群落。人类与这些微生物共同创造了一个动态的生态系统[57]。

肠道微生物可以通过代谢物经血循环作用于中枢神经系统,包括短链脂肪酸

（SCFA）、次级胆汁酸和色氨酸代谢物等。SCFA 是蛋白质及碳水化合物经过肠道微生物发酵后产生的,主要包括乙酸、丙酸和丁酸。SCFA 能改变肠道黏膜通透性,同时能刺激肠上皮的肠内分泌细胞(enteroendocrine cell, EEC)产生包括 YY 肽(peptide YY, PYY)、CCK、胰高血糖素样肽-1 等神经肽,作用于迷走神经传入途径上的受体并影响神经系统。SCFA 被认为是肠道与大脑之间的直接介质,影响宿主的功能和行为。

胆汁酸主要由肝脏产生,通过胆管经由十二指肠释放至肠道,在回肠末端约 96% 胆汁酸被重吸收,通过门静脉进入肝脏。胆汁酸通过刺激肠道上皮细胞中的胆汁酸受体,诱导成纤维细胞生长因子 19 产生,对肝细胞进行负反馈,利用内质网实现 klothoβ 蛋白介导的 β -内酰胺的贮存,减少新胆汁酸的产生[58]。近年来,在 FGIDs 患者横断面研究中发现多达 20% 的 IBS-D 患者可能有特发性胆汁酸腹泻的证据,通过胆汁酸螯合剂干预治疗可改善 IBS 症状[59]。

血清素或 5-HT 是不可或缺的神经递质,其能够激活内源性和外源性初级传入神经元,从而达到提供胃肠动力的目的,并将肠道信息传递到中枢神经系统。在 5-HT 转运蛋白的作用下,肠上皮细胞重新吸收 5-HT,将之分解为 5-羟基吲哚乙酸,从而限制其作用。目前对于 IBS 患者来说,针对不同的 5-HT 受体的治疗性干预措施效果显著。有研究通过对 1 596 名慢性便秘的妇女持续 12 周应用普芦卡必利的研究发现 $5-HT_4$ 受体激动剂普芦卡必利对便秘患者症状的改善具有显著作用,可以减少便秘患者的腹胀与硬便症状[60]。

PYY 是由肠道内分泌细胞 L 细胞分泌,它能抑制空肠及结肠的运动且对消化道的"回肠制动"有着调节作用,即当食物进入回肠末端后,可以抑制消化道动力及运输。PYY 的释放受食物、副交感神经系统及其他肠激素的调节,包括胆囊收缩素等。PPY 降低时,食物通过肠道的时间减少,肠道对食物的吸收减弱,增加腹泻的发生。PYY 作为一种抑制性胃肠激素,对消化道生理功能有着重要调节作用,与 FGIDs 的发生有一定的关系。Salhy 等对 41 名 IBS 患者结肠组织进行研究,结果显示所有的 IBS 中 PYY 的密度均是最低的。PYY 刺激肠道对水、电解质的吸收,抑制前列腺素 E_2(PGE_2)和血管活性肠肽的分泌[61]。Lixin 等认为 Y2 受体位于结肠肌间和黏膜下神经末梢,Y2 介导的抑制作用作用于神经元的突触前部位[62]。动物实验的电生理研究表明,PYY 和 Y2 激动剂对豚鼠结肠肌间神经胆碱能传递产生严重的突触前抑制。这些研究说明,PYY 抑制结肠运动可能是通过抑制 $5-HT_4$,减少胆碱释放来实现的。

(二) 肠道免疫

微生物-肠-脑轴是一个双向系统,包括肠神经系统(enteric nervous system, ENS)、自主神经系统(autonomic nervous system, ANS)、中枢神经系统(central nervous system, CNS)和下丘脑-垂体-肾上腺轴(hypothalamus pituitary adrenal axis, HPA)。该网络不仅调节宿主的激素水平和免疫反应,还能调控肠道通透性及神经活性物质的产生和降解。胃肠道是人体免疫细胞数量最多的区域,与肠道菌群之间有着微妙联系。肠道微生物群参与黏膜内免疫细胞亚群的调节,包括 T 辅助细胞(Th)、T 调节细胞(Treg)、自然杀伤细胞(NK)、单核吞噬细胞和先天淋巴细胞。某些细菌化合物,如肽聚糖(peptidoglycan, PGN)、脂多糖

（lipopolysaccharide，LPS）、鞭毛、细胞壁碎片等被认为是病原体相关的分子模式。它们是免疫系统的重要组成部分，可被模式识别受体和非模式识别受体识别。LPS 和 PGN 除了存在血液中，也能通过血脑屏障进入大脑，并激活脑室周围器官、星状胶质细胞、内皮细胞表面 NOD 样受体，进而影响 5-HT 信号的传递，同时，还能通过激活肠道 PRR 受体产生促炎因子影响大脑的功能与精神状态[63-64]。

（三）神经及内分泌信号通路

1. 神经信号通路

肠神经系统位于消化道内壁，被称为第二大脑。ENS 包含大约数十亿个神经元，其中大部分位于肌间神经丛及黏膜下神经丛，调节肠道的运动和分泌，并且可产生 30 多种不同的神经递质[65]。

自主神经系统是指交感神经和副交感神经，它们可以将来自肠腔内的信号通过肠道、脊髓和迷走神经通路传递给中枢神经系统。ENS 和 CNS 通过 ANS 及外周初级感觉神经组成反馈环路（肠-脑轴），进一步影响个体的情绪、食欲和行为等。已经发现的传导神经冲动的多种神经递质如 5-HT、生长抑素、去甲肾上腺素、多巴胺和 γ-氨基丁酸等可由肠道内的乳杆菌属、双歧杆菌属、大肠杆菌属、肠球菌属等多种细菌产生[66]。5-HT 又是一种关键的神经递质，参与情绪控制、食物摄入、睡眠和疼痛调节。但是，属于中枢神经系统的 5-HT 含量很少，大约为 3%，剩余的 5-HT 大多位于胃肠道，由肠嗜铬细胞产生。有研究表明 5-HT 和肠道微生物之间存在相互作用。肠道细菌及细菌产物，如 SCFA，已被证明可以调节 5-HT 的产生[67-68]。基于 5-HT 在 CNS、ENS 和微生物组的交互作用，5-HT 可能是连接微生物-肠-脑轴的节点物质，参与调节肠脑间信息交流。

2. 内分泌信号通路

人体内分泌调节途径的核心是 HPA，是参与应激反应的主要通路。应激可以改变肠道上皮的完整性、调节肠道运动、介导相关激素的释放，影响胃肠道的功能。在应对慢性和不可控的应激原时，机体也会引发适应性不良变化，并导致大脑结构和功能的改变[69]。在基础研究发现无菌小鼠在应激时表现出 HPA 异常，促肾上腺皮质激素和皮质醇异常升高，而将正常共生菌定植到小鼠的肠道后，发现 HPA 恢复正常。以上结果说明肠道菌群影响 HPA，从而影响宿主行为和认知水平。

第三节　中医药治疗机制研究

一、FD

我国近年来中医药研究表明，中医的辨证论治、单方验方、中药提取物、中西药联用等对 FD 有一定疗效，且在促进胃肠动力、减少复发、副反应小等特点方面，成为 FD 研究的热点。相关研究表明，中药对胃肠激素的分泌及变化具有调控作用。张一弛等通过研究表明，益气养阴健脾方能显著改善 ICR 小鼠体内血浆胃动素水平（motilin level，MTL），从而增加小鼠胃排空率及小肠推进率，改善小鼠胃肠动力[70]。徐珊等研究健脾助运之乐胃饮（淮山药、炒薏苡仁、陈皮）对大鼠胃肠激素 SP 及 VIP 的影响。研究结果表明，乐胃饮能有效增加大鼠胃窦组织中 SP 含量，同时降低 VIP 含量，提高胃肠道神经兴奋性，改善胃肠动力[71]。

二、功能性腹泻与 IBS-D

功能性腹泻和 IBS-D 在中医学中没有准确相对应的病名，因其症状和中医学中泄泻的症状相似，故中医学中多参照泄泻治疗[72]。中医药治疗腹泻症状主要从调节肠道菌群、改变肠黏膜通透性、增强肠黏膜屏障、改善胃肠动力障碍与胃肠激素水平、调节内脏高敏感性、对肠道甜味觉受体细胞的调控作用、调节免疫功能、调节肠水通道蛋白表达等方面来体现。

（一）调节肠道菌群

研究表明在功能性腹泻患者的粪便中常可以观察到肠道菌群数量的改变和菌群比例失调的情况。例如，双歧杆菌、益生菌等对肠道有益菌的菌类减少，肠杆菌和球杆菌等有害致病菌增多，肠道内的有益菌群对有害的致病性菌群定植的组抗力减弱及肠道对于致病菌的定植组抗力降低等[73]。现代许多研究表明中药治疗可以改善腹泻患者肠道菌群情况。祝丽超等学者通过观察发现虚寒型泄泻患者在使用真人养脏汤和参苓白术散治疗后，患者的大便稀溏、怕冷等症状均减轻，且乳杆菌、双歧杆菌等益生菌的含量显著升高，而肠杆菌含量明显降低，从而得出使用真人养脏汤和参苓白术散可以有效改善肠道微生态环境[74]。

（二）改善肠黏膜通透性

在肠黏膜受到损伤时，肠黏膜细胞中的血清二胺氧化酶（diamine oxidase，DAO）会进入淋巴循环和血循环，使其在血清中的浓度升高。因此，血清 DAO 的浓度可以一定程度上反映出肠黏膜屏障功能障碍[75]。仇瑞莉等学者通过对比使用常规治疗和常规加上参苓白术散辅助治疗功能性腹泻的观察实验发现，使用参苓白术散治疗后血清 DAO 水平较低，即参苓白术散有助于使肠黏膜的通透性降低，使肠黏膜屏障功能更好地恢复[76]。

（三）改善胃肠动力障碍与胃肠激素水平

对于单味中药的研究表明，在加快胃肠排空方面，木香、槟榔等行气类药物有很好的效果；对于大、小肠的蠕动方面，则枳实、藿香等药物可以取得很显著的效果；而对于既能促进胃肠道的排空，又能加快肠道蠕动的药物如大腹皮、白术等[77]。郭军鹏等学者通过大黄水煎剂制造的脾虚小鼠模型，与空白组对比发现，莫沙必利组和附子理中汤组的小鼠胃肠动力明显增加，血清 MTL、SP 和 Ghrelin 水平均显著增加，从而改善脾虚小鼠的胃肠动力水平[78]。许惠娟等研究发现，IBS-D 模型大鼠结肠组织 VIP 与 VPAC1 蛋白、mRNA 表达均上调，而痛泻要方可使结肠组织 VIP 与 VPAC1 蛋白、mRNA 表达均上调[79]。

（四）调节内脏高敏感

李佃贵等观察痛泻要方对 IBS 模型大鼠内脏敏感性的影响,发现模型组大鼠与正常组相比,腹部抬起和背部拱起的扩张容量阈值明显降低,腹壁肌肉收缩次数明显增加;而痛泻要方干预组腹部回缩反射(abdomined withdrawl reflex,AWR)和腹壁肌电活动均有恢复正常的趋势[80]。陈冠林等通过研究引起内脏高敏感的机制及中药干预后的变化,发现内脏敏感性 IBS 模型大鼠结肠背根神经元(DRG)兴奋性增高,可能提高对疼痛的感受性;而中药康泰胶囊(组方:白术、白芍、防风、延胡索等)可显著抑制 DRG 兴奋性[81]。针灸在改善内脏高敏感症状也表现出良好作用,裴丽霞等发现电针天枢穴可以改善大鼠内脏高敏感状态,可能与改善结肠肥大细胞活化状态,降低 SP 表达等因素有关[82]。

（五）调节免疫功能

中药治疗 IBS 免疫介导机制的研究主要是对肥大细胞(MC)数目及活化程度,细胞因子如 IL-1β、IL-2、IL-10、IL-8 的测定。李华燕等研究发现 IBS-D 模型大鼠比正常组结肠中 MC 增多;而痛泻要方治疗组大鼠结肠 MC 数目减少[83]。徐海珍等观察温中健脾方(组方:炮姜、柴胡、陈皮、白芍、防风等)对 IBS-D 模型大鼠黏膜的 MC 的影响。结果显示中药不仅能减少 IBS-D 模型大鼠黏膜的 MC 数目,而且能使结肠黏膜 MC 面积明显减少,周长缩短、圆度增大、等效直径减小,抑制 MC 活化脱颗粒[84]。不同学者分别采用安肠汤(组方:白芍、白术、木香、茯苓、黄连、赤芍等)结肠水疗、黄术灌肠液(组方:大黄、黄芩、黄连、黄芪、白术)灌肠、温中健脾方口服对 IBS-D 患者或模型大鼠干预后观察血清或结肠黏膜 IL-1β、IL-10 的表达。结果均显示 IBS-D 患者促炎因子 IL-1β 水平升高而抗炎因子 IL-10 水平降低,说明中药能纠正抗炎/促炎因子的失衡[85-87]。

（六）调节肠水通道蛋白表达

水通道蛋白(AQP)是与水通透有关的细胞膜上转运水的特异孔道,广泛分布于机体水分代谢活跃的组织器官中。水通道蛋白 3(AQP3)、水通道蛋白 8(AQP8)和水通道蛋白 4(AQP4)广泛存在于人体肠组织中,对肠道吸收和分泌起重要的调节作用。不同学者分别探索了 IBS 的中药治疗与其水通道蛋白表达的关系,结果发现 IBS 模型大鼠或患者结肠 AQP3 和 AQP8 的表达均明显升高[88-89];但中药干预后 AQP4 的含量较正常组升高,中药组 AQP4 含量与模型组无明显差异[90]。AQP3 和 AQP8 介导的水液转运障碍可能是 IBS 发生的重要原因,中药治疗 IBS 的作用机制之一可能与上调结肠组织 AQP3、AQP8 的表达有关。

三、FC 和 IBS-C

中医药治疗便秘的作用以促进或恢复肠道运动为基础,包括润肠或促进肠道蠕动、影响卡哈尔间质细胞、调节神经递质、调节水通道蛋白、调节肠道菌群、调节肠神经系统、促进平滑肌活动和功能恢复这些方面。

（一）润肠或促进肠道蠕动

果实类中药富含丰富的油脂，具有润肠作用。润肠通便中药可增加肠道内水分的含量，使粪便软化[91]。另外，中药车前子中含有多聚糖，在体内不被消化吸收，在肠内吸水膨胀，具有软化大便作用[92]。

（二）影响卡哈尔间质细胞

研究表明卡哈尔间质细胞（ICC）在肠道中的结构、形态和数量的变化与便秘的发生密切相关[93]，中药药物中某些成分能修复并增加 SCF 的表达，促进肠道细胞中 C-Kit 的阳性面积，增加 ICC 的数量，从而改善肠道运输功能。杨倩等将含有火麻仁、枳实、厚朴等中药的麻枳化浊方作用于糖尿病胃轻瘫大鼠，发现麻枳化浊方能增加大鼠胃窦 C-Kit 阳性细胞的平均密度，并调控其卡哈尔细胞数量，促进大鼠胃肠排空[94]。

（三）调节肠神经递质

便秘的发生与结肠存在肠神经递质的异常有关，如 ACh 释放异常影响胃肠肌肉的收缩，由生白芍、生甘草组方的芍药甘草汤可降低大鼠肠道组织中抑制性肠神经递质 VIP、NO 和 NOS 的水平，提高肠道平滑肌的运动，从而改善便秘症状[95]。

（四）调节 AQP

部分中药如决明子可改善结肠的运动功能，减少肠黏膜的 AQP3 的表达，减少消化道细胞对水的吸收，增加大便的含水量，对慢传输型便秘具有显著的疗效[96]。

（五）调节肠道菌群

中药具有调节肠道菌群的作用，研究发现乌药的挥发油可对金黄色葡萄球菌、大肠球菌等均有抑制作用，通过抑制相关致病菌从而改善患者肠道微生态[97]。此外，部分中药可以增强便秘患者肠道细胞抗氧能力，降低肠细胞自由基的损伤，保护肠黏膜和肠道菌群[98]。

（六）调控肠神经系统

针刺疗法可调控肠神经系统，改善便秘的症状。研究发现采用针刺疗法对便秘大鼠肠神经进行研究，针刺可改变大鼠肌间神经丛超微结构，从而改善结肠的运输功能，进一步起到治疗便秘的作用[99]。

（七）促进平滑肌活动和功能的恢复

FC 患者存在不同程度的结肠平滑肌的改变。中医药可改善平滑肌的结构和形态，鲁海燕将含有中药槟榔、沉香、白术、木香、乌药、生地黄、升麻等药物组方的白术七物颗粒对 ICR 小鼠肠道平滑肌的影响进行研究。结果显示，白术七物颗粒可以兴奋小鼠结肠平滑肌，促进小鼠排便[100]。

［1］肖洪玲,吴元洁,王翔,等.基于CNKI分析中医药治疗功能性消化不良用药规律[J].中国中药杂志,2015,40(19):
　　3866-3869.

［2］陈苏宁,梁靓靓,史业东.胃痛消痞方对脾胃虚寒型功能性消化不良大鼠胃肠动力和胃动素的影响[J].世界华人消
　　化杂志,2010,18(7):699-702.

［3］丁宏,陈苏宁.胃痛消痞方对功能性消化不良肝郁模型大鼠胃肠运动影响的实验研究[J].中华中医药学刊,2010,
　　28(5):1057-1059.

［4］白璐.和胃理气方治疗功能性消化不良的实验研究[J].四川中医,2012,30(2):25-27.

［5］方银玲.胃痛消痞方治疗肝郁型功能性消化不良模型大鼠的疗效研究[D].北京:中国医科大学,2010.

［6］王煜姣,凌江红,张钰琴,等.复合病因造模法制备功能性消化不良大鼠模型[J].世界华人消化杂志,2014(2):
　　210-214.

［7］岳利峰,丁杰,陈家旭,等.肝郁脾虚证大鼠模型的建立与评价[J].北京中医药大学学报,2008(6):396-400.

［8］郝建军.胃必欢颗粒治疗功能性消化不良的实验研究[D].武汉:湖北中医学院,2005.

［9］段嘉川.中药复方苓术颗粒治疗功能性消化不良的药效机理研究[D].成都:成都中医药大学,2002.

［10］李建锋,谢胜,陈广文,等.碘乙酰胺在消化系统疾病动物模型研究中的应用概况[J].中国实验动物学报,2018,26
　　(4):533-539.

［11］吕林,唐旭东,王凤云,等.胃动力障碍型功能性消化不良动物模型的建立[J].中国中西医结合杂志,2017,37(8):
　　944-949.

［12］阚甸嘉,滕静茹,傅湘琦,等.用耗气破气理论塑造脾气虚动物模型[J].吉林中医药,1990(2):32-34.

［13］张勇,王振华.大鼠胃电节律失常模型的建立[J].中国实验动物学杂志,1996(1):15-17.

［14］周红,邵征洋,连俊兰.脾虚肝旺型功能性消化不良幼рат模型的建立与评价[J].中医儿科杂志,2017,13(4):17-20.

［15］郭璇,王小娟,胡淑娟,等.舒胃汤对功能性消化不良大鼠胃排空、胃动素和P物质表达的影响[J].世界中西医结合
　　杂志,2011,6(8):663-665.

［16］孙建辉,唐纯玉,霍海如,等.小儿扶脾颗粒对小儿功能性消化不良的实验研究[J].中医药导报,2018,24(21):
　　71-74.

［17］吴晓芳.疏肝健脾活血方治疗肝郁脾虚型FD的临床观察及实验研究[D].广州:广州中医药大学,2017.

［18］吕瑶.小柴胡汤对实验性功能性消化不良大鼠(肝郁脾虚型)胃肠运动及胃肠激素的影响[D].长沙:湖南中医药大
　　学,2012.

［19］肖政华,谭芊任,崔峻松,等.慢性应激对小鼠胃肠运动及血清GAS、MTL的影响[J].贵阳中医学院学报,2018,40
　　(1):23-26,54.

［20］朱洁,王叶,郭璇,等.新型造模法制备功能性消化不良肝郁脾虚证大鼠模型[J].湖南中医药大学学报,2018,38(4):
　　372-375.

［21］刘乐平,朱洁,郭璇,等.功能性消化不良肝郁脾虚证模型的建立[J].中华中医药杂志,2019,34(7):2944-2948.

［22］普行艺.疏肝和胃治疗肝郁脾虚证功能性消化不良有效部位的筛选[D].成都:西南交通大学,2017.

［23］钟子劭,黄穗平,张望,等.脾虚证功能性消化不良大鼠胃窦平滑肌CNP-NPRB-cGMP通路改变及四君子汤的干预
　　作用[J].中国实验方剂学杂志,2017,23(13):133-137.

［24］徐派.电针通过脑肠轴途径对功能性消化不良肝郁脾虚型大鼠作用机制的研究[D].武汉:湖北中医药大
　　学,2016.

［25］戴维.基于脑肠轴途径探讨小柴胡汤对功能性消化不良大鼠SP、Ghrelin、VIP的影响[D].长沙:湖南中医药大
　　学,2016.

［26］殷燕,任晓阳,刘亚萍,等.以内脏高敏感为靶点的肠易激综合征大鼠模型评价研究[J].胃肠病学和肝病学杂志,
　　2017,26(11):1263-1267.

［27］张薇,赵映,郑倩华,等.肠易激综合征内脏高敏模型不同制作方法的比较研究[J].中国实验动物学报,2020,28(4):
　　503-509.

［28］周天然,张瑶,逯晓旭,等.慢性束缚应激腹泻型肠易激综合征大鼠模型的改良与评价[J].广州中医药大学学报,
　　2018,35(1):163-168.

［29］Keszthelyi D, Troost FJ, Masclee AA. Irritable Bowel Syndrome: Methods, Mechanisms, and Pathophysiology. Methods to
　　Assess Visceral Hypersensitivity in Irritable Bowel Syndrome[J]. Am J Physiol Gastrointest Liver Physiol, 2012,303(2):

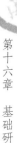

G141-G154.

［30］张亚楠.电针对便秘及腹泻型肠易激综合征模型大鼠的影响及机制研究［D］.济南:山东中医药大学,2013.

［31］张声生,魏玮,杨俭勤.肠易激综合征中医诊疗专家共识意见(2017)［J］.中医杂志,2017,58(18):1614-1620.

［32］张北华,王微,王凤云,等.腹泻型肠易激综合征大鼠模型不同造模方法的比较研究［J］.中华中医药学刊,2018,36(5):1092-1095.

［33］吴先哲.大承气汤对出口梗阻性便秘大鼠相关胃肠激素的影响［J］.湖北中医学院学报,2008(2):6-8.

［34］王朝晖,赵延红,肖美芳,等.大鼠便秘模型制作的初步实验研究［J］.现代中医药,2004(3):53-54.

［35］辛玉,张红星,周利.功能性便秘大鼠模型的研究进展［J］.湖北中医杂志,2014,36(3):74-76.

［36］Kakino M, Tazawa S, Maruyama H, et al. Laxative Effects of Agarwood on Low-Fiber Diet-Induced Constipation in Rats ［J］. BMC Complement Altern Med, 2010(10): 68.

［37］邹百仓,董蕾,李红,等.5-HT_7受体对肠道运动的调节作用［J］.西安交通大学学报(医学版),2013,34(1):34-37.

［38］岳峰杰.电针对功能性便秘大鼠胃肠及血清中GAS的影响［D］.咸阳:陕西中医学院,2013.

［39］包云光,李小兵,赵婵.复方苯乙哌啶对大鼠肠传输功能、病理和神经递质的远期影响［J］.浙江医学教育,2012,11(2):43-45,49.

［40］唐学贵,刘芳,伍静.便塞通合剂调节慢性便秘大鼠模型远端结肠AQP4表达的实验研究［J］.中华中医药学刊,2010,28(10):2072-2074.

［41］吴迪,范明松,李志雄,等.小檗碱诱导大鼠便秘模型的初步研究［J］.中国医药导报,2011,8(36):62-63.

［42］David LA, Maurice CF, Carmody RN, et al. Diet Rapidly and Reproducibly Alters the Human Gut Microbiome［J］. Nature, 2014, 505(7484): 559-563.

［43］Shepherd SJ, Parker FC, Muir JG, et al. Dietary Triggers of Abdominal Symptoms in Patients with Irritable Bowel Syndrome: Randomized Placebo-Controlled Evidence［J］. Clin Gastroenterol Hepatol, 2008, 6(7): 765-771.

［44］Murray K, Wilkinson-Smith V, Hoad C, et al. Differential Effects of FODMAP (Fermentable Oligo-, Di-, Mono-Saccharides and Polyols) on Small and Large Intestinal Contents in Healthy Subjects Shown by MRI［J］. Am J Gastroenterol, 2014, 109(1): 110-119.

［45］Saito YA, Petersen GM, Larson JJ, et al. Familial Aggregation of Irritable Bowel Syndrome: A Family Case-Control Study ［J］. Am J Gastroenterol, 2010, 105(4): 833-841.

［46］Beyder A, Mazzone A, Strege PR, et al. Loss-of-Function of the Voltage-Gated Sodium Channel NaV1.5 (channelopathies) in Patients with Irritable Bowel Syndrome［J］. Gastroenterology, 2014, 146(7): 1659-1668.

［47］Wouters MM, Lambrechts D, Knapp M, et al. Genetic Variants in CDC42 and NXPH1 as Susceptibility Factors for Constipation and Diarrhoea Predominant Irritable Bowel Syndrome［J］. Gut, 2014, 63(7): 1103-1111.

［48］Grasberger H, Chang L, Shih W, et al. Identification of a Functional TPH1 Polymorphism Associated with Irritable Bowel Syndrome Bowel Habit Subtypes［J］. Am J Gastroenterol, 2013, 108(11): 1766-1774.

［49］Walker MM, Talley NJ, Inganäs L, et al. Colonic Spirochetosis is Associated with Colonic Eosinophilia and Irritable Bowel Syndrome in a General Population in Sweden［J］. Hum Pathol, 2015, 46(2): 277-283.

［50］Mearin F, Perelló A, Balboa A, et al. Pathogenic Mechanisms of Postinfectious Functional Gastrointestinal Disorder: Results 3 Years After Gastroenteritis［J］. Scand J Gastroenterol, 2009, 44(10): 1173-1185.

［51］Coëffier M, Gloro R, Boukhettala N, et al. Increased Proteasome-Mediated Degradation of Occludin in Irritable Bowel Syndrome［J］. Am J Gastroenterol, 2010, 105(5): 1181-1188.

［52］Hughes PA, Harrington AM, Castro J, et al. Sensory Neuro-Immune Interactions Differ between Irritable Bowel Syndrome Subtypes［J］. Gut, 2013, 62(10): 1456-1465.

［53］Henningsen P, Zimmermann T, Sattel H. Medically Unexplained Physical Symptoms, Anxiety, and Depression: A Meta-Analytic Review［J］. Psychosom Med, 2003, 65(4): 528-533.

［54］Patel P, Bercik P, Morgan DG, et al. Irritable Bowel Syndrome is Significantly Associated with Somatisation in 840 Patients, Which May Drive Bloating［J］. Aliment Pharmacol Ther, 2015, 41(5): 449-458.

［55］Tanaka Y, Kanazawa M, Fukudo S, et al. Biopsychosocial Model of Irritable Bowel Syndrome［J］. J Neurogastroenterol Motil, 2011, 17(2): 131-139.

［56］Wessely S, Nimnuan C, Sharpe M. Functional Somatic Syndromes: One or Many? ［J］ Lancet, 1999, 354(9182): 936-939.

［57］邓郁,李子俊.微生物-肠-脑轴在功能性胃肠病发病中的作用新诠释［J］.西南医科大学学报,2022,45(1):21-25.

［58］Triantis V, Saeland E, Bijl N, et al. Glycosylation of Fibroblast Growth Factor Receptor 4 is a Key Regulator of Fibroblast

Growth Factor 19-Mediated Down-Regulation of Cytochrome P450 7A1[J]. Hepatology, 2010, 52(2): 656-666.

[59] Bajor A, Törnblom H, Rudling M, et al. Increased Colonic bile Acid Exposure: A Relevant Factor for Symptoms and Treatment in IBS[J]. Gut, 2015, 64(1): 84-92.

[60] Ke M, Tack J, Quigley EM, et al. Effect of Prucalopride in the Treatment of Chronic Constipation in Asian and Non-Asian Women: A Pooled Analysis of 4 Randomized, Placebo-controlled Studies[J]. J Neurogastroenterol Motil, 2014, 20(4): 458-468.

[61] El-Salhy M, Gundersen D, Ostgaard H, et al. Low Densities of Serotonin and Peptide YY Cells in the Colon of Patients with Irritable Bowel Syndrome[J]. Dig Dis Sci, 2012, 57(4): 873-878.

[62] Coskun T, O'Farrell LS, Syed SK, et al. Activation of Prostaglandin E Receptor 4 Triggers Secretion of Gut Hormone Peptides GLP-1, GLP-2, and PYY[J]. Endocrinology, 2013, 154(1): 45-53.

[63] Vargas-Caraveo A, Sayd A, Maus SR, et al. Lipopolysaccharide Enters the Rat Brain by a Lipoprotein-Mediated Transport Mechanism in Physiological Conditions[J]. Sci Rep, 2017, 7(1): 13113.

[64] Pusceddu MM, Barboza M, Keogh CE, et al. Nod-Like Receptors are Critical for Gut-Brain Axis Signalling in Mice[J]. J Physiol, 2019, 597(24): 5777-5797.

[65] Rooks MG, Garrett WS. Gut Microbiota, Metabolites and Host Immunity[J]. Nat Rev Immunol, 2016, 16(6): 341-352.

[66] Sudo N. Biogenic Amines: Signals Between Commensal Microbiota and Gut Physiology[J]. Front Endocrinol (Lausanne), 2019, 10: 504.

[67] Reigstad CS, Salmonson CE, Rainey JF, et al. Gut Microbes Promote Colonic Serotonin Production Through an Effect of Short-Chain Fatty Acids on Enterochromaffin Cells[J]. FASEB J, 2015, 29(4): 1395-1403.

[68] Yano JM, Yu K, Donaldson GP, et al. Indigenous Bacteria from the Gut Microbiota Regulate Host Serotonin Biosynthesis [J]. Cell, 2015, 161(2): 264-276.

[69] McEwen BS. Brain on Stress: How the Social Environment Gets Under the Skin[J]. Proc Natl Acad Sci USA, 2012, 109(Suppl 2): 17180-17185.

[70] 张一驰,凌云,周春祥.益气养阴健脾法对小鼠胃肠动力影响的实验研究[J].时珍国医国药,2018,29(4):806-808.

[71] 徐珊,陈燕,朱君华.乐胃饮干预功能性消化不良大鼠 SP 和 VIP 的研究[J].浙江中医药大学学报,2006(2):180-182,188.

[72] 张声生,王垂杰,李玉锋,等.泄泻中医诊疗专家共识意见(2017)[J].中医杂志,2017,58(14):1256-1260.

[73] 李岩.功能性腹泻与肠道菌群失调[J].中国实用内科杂志,2016,36(9):744-746.

[74] 祝丽超,毕夏,陈晓杨.真人养脏汤合参苓白术散加减对虚寒型泄泻患者免疫功能及肠道微生态的影响[J].现代中西医结合杂志,2018,27(31):3451-3454.

[75] 计敏,王建蔚,蓝显朋,等.不同亚型肠易激综合征患者肠道机械屏障的改变[J].甘肃医药,2016,35(5):324-326.

[76] 仇瑞莉,张小瑞,刘江波.参苓白术散治疗功能性腹泻(脾胃虚弱证)疗效及对 DAO、TNF-a 等炎症因子的影响[J].中华中医药学刊,2018,36(8):1957-1959.

[77] 朱金照,冷恩仁,陈东风,等.15 味中药促胃肠动力作用的筛选研究[J].第三军医大学学报,2000(5):436-438.

[78] 郭军鹏,李予煊,周庆莹,等.附子理中汤对脾虚小鼠胃肠动力和激素水平的影响[J].中国老年学杂志,2019,39(22):5605-5606.

[79] 许惠娟,滕超,钱永清,等.痛泻要方对腹泻型肠易激综合征模型大鼠结肠组织血管活性肠肽及受体1表达影响[J].中华中医药学刊,2012,30(2):268-270,452.

[80] 李佃贵,赵玉斌.痛泻要方对肠易激综合征作用机制的实验研究[J].中草药,2006(11):1681-1685.

[81] 陈冠林,韩棉梅,梁嘉恺,等.康泰胶囊对肠易激综合征内脏高敏感性大鼠背根神经元兴奋性的影响[J].广州中医药大学学报,2012,29(1):37-40,44.

[82] 裴丽霞,张伟,宋亚芳,等.电针"天枢"穴对感染后肠易激综合征内脏高敏感模型大鼠结肠肥大细胞活化和 P 物质的影响[J].针刺研究,2018,43(7):419-423.

[83] 李华燕,张涛,潘锋.痛泻要方对腹泻型肠易激综合征大鼠结肠肥大细胞及辣椒素受体的影响[J].中国中医药科技,2011,18(5):400-402.

[84] 徐海珍,谢建群,施斌,等.温中健脾方对腹泻型肠易激综合征大鼠结肠粘膜肥大细胞的影响[J].江西中医学院学报,2007(4):58-60.

[85] 黄适,林寿宁,雷立民,等.安肠汤结肠水疗对腹泻型肠易激综合征患者 IL-1β 和 IL-10 的影响[J].现代中西医结合杂志,2010,19(1):11-12.

[86] 胡俊,胡团敏,何文钦,等.黄术灌肠液对腹泻型肠易激综合征大鼠 IL-1β、IL-10 表达的影响[J].世界华人消化杂

志,2009,17(21):2188-2191.

[87] 徐海珍,谢建群,施斌,等.腹泻型肠易激综合征大鼠结肠黏膜炎性细胞因子的表达及温中健脾方对其影响的研究
[J].上海中医药杂志,2007(6):69-72.

[88] 滕超,许惠娟,刘慧慧,等.痛泻要方及拆方对腹泻型肠易激综合征模型大鼠结肠组织水通道蛋白3表达的影响[J].
中国中西医结合消化杂志,2011,19(5):290-294.

[89] 谭远忠,魏文斌,刘华,等.运脾化湿中药对肠易激综合征脾胃湿阻证患者 AQP8 表达的影响研究[J].中药材,2009,
32(9):1487-1490.

[90] 胡瑞,张桐茂,唐方.胃肠安丸对肠易激综合征大鼠消化酶、水通道蛋白的影响[J].中国中药杂志,2010,35(21):
2899-2903.

[91] 冯硕,刘绍能.中医药治疗功能性便秘机制的研究进展,世界华人消化杂志[J].2013,21(6):459-463.

[92] 于天蔚.车前子不同炮制方法治疗慢性功能性便秘临床研究[J].河南中医,2015,35(5):1064-1065.

[93] 周胗,颜帅,张丹,等.Cajal 间质细胞自噬在慢性传输型便秘中的实验研究进展[J].辽宁中医杂志,2018,45(3):
660-662.

[94] 杨倩,张云凤,才艳茹,等.麻枳化浊方对糖尿病胃轻瘫大鼠胃窦 Cajal 间质细胞的影响[J].山东中医药大学学报,
2017,41(2):174-177,185.

[95] 朱飞叶,谢冠群,徐珊.芍药甘草汤对慢传输型便秘大鼠 ICC 及肠神经递质的影响[J].中华中医药杂志,2016,31
(1):248-251.

[96] 刘旭,杜爱林,姜洪波,等.决明子对便秘小鼠结肠肌电和水通道蛋白3表达的影响[J].中国老年学杂志,2015,35
(8):2145-2147.

[97] 邢梦雨,田崇梅,夏道宗.乌药化学成分及药理作用研究进展[J].天然产物研究与开发,2017,29(12):2147-2151.

[98] 王韶,刘蕾蕾,崔丽娜,等.中药治疗功能性便秘的机制研究[J].四川中医,2017,35(2):210-213.

[99] 高洋,温志军,杨波,等.针刺对便秘大鼠模型排便功能的影响[J].长春中医药大学学报,2008(3):246-247.

[100] 鲁海燕.白术七物颗粒剂对慢传输型便秘小鼠多机理干预机制研究[D].武汉:湖南中医药大学,2016.

功
能
性
胃
肠
病
的
中
西
医
结
合
治
疗